このシールをはがしたところに，Web動画の視聴に必要なログインIDとパスワードが記載されています。

↙ ここからはがしてください．

本Web動画の利用ライセンスは，本書1冊につき1つ，個人所有者1名に対して与えられるものです．第三者へのログインIDとパスワードの提供・開示は固く禁じます．また，図書館・図書施設など複数人の利用を前提とする場合には，本Web動画を利用することはできません．

Learning Cognitive-Behavior Therapy:
an Illustrated Guide Second Edition

認知行動療法
トレーニングブック

Jesse H. Wright, M.D., Ph. D.　Gregory K. Brown, Ph. D.　Michael E. Thase, M.D.　Monica Ramirez Basco, Ph. D.

[第2版]

DVD Web動画付

監訳
大野　裕　　　認知行動療法研修開発センター理事長
奥山真司　　　トヨタ自動車株式会社人事部主査・統括精神科医

翻訳（50音順）
磯谷さよ　　　トヨタ自動車株式会社人事部（臨床心理士）
入江美帆　　　トヨタループス（臨床心理士）
奥山祐司　　　トヨタ自動車株式会社人事部
川崎志保　　　トヨタ自動車株式会社人事部（臨床心理士）
工藤寛子　　　トヨタ自動車株式会社人事部（臨床心理士）
齋藤竹生　　　藤田医科大学精神神経科学
柴田枝里子　　前 トヨタ自動車株式会社人事部（臨床心理士）
森下夏帆　　　八事病院（臨床心理士）

医学書院

First Published in the United States by American Psychiatric Association Publishing, Washington, D.C., Copyright©2017. All rights reserved.

First Published in Japan by Igaku-Shoin Ltd. in Japanese. Igaku-Shoin Ltd. is the exclusive translation publisher of Learning Cognitive-Behavior Therapy, An Illustrated Guide, Second Edition, (Copyright©2017) authored by Jesse H. Wright, M.D., Ph.D., Gregory K. Brown, Ph.D., Michael E. Thase, M.D., and Monica Ramirez Basco, Ph.D. in Japanese for distribution Worldwide.

Permission for use of any material in the translated work must be authorized in writing by Igaku-Shoin Ltd.

本原書はワシントン D.C. にある米国精神医学会（American Psychiatric Association; APA）の出版局によって発行されたもので，本書の著作権は APA に帰属する．株式会社医学書院は "Learning Cognitive-Behavior Therapy, An Illustrated Guide, Second Edition"（2017 年発行，邦題：認知行動療法トレーニングブック 第 2 版）日本語版の第一発行者（著作権者）であり，世界市場における独占的頒布権を有する．日本語版の内容を使用するには，株式会社医学書院から書面による許諾を得なければならない．

The American Psychiatric Association played no role in the translation of this publication from English to the Japanese language and is not responsible for any errors, omissions, or other possible defects in the translation of the publication.

【免責事項】APA は，本書の日本語訳作成については関与していないため，日本語版における誤字・脱字，その他起こりうる欠陥に関して責任は負いかねる．

認知行動療法トレーニングブック

発　行　2007 年 5 月 1 日　　第 1 版第 1 刷
　　　　2015 年10月 1 日　　第 1 版第 5 刷
　　　　2018 年11月15日　　第 2 版第 1 刷
　　　　2021 年11月15日　　第 2 版第 3 刷

監　訳　大野　裕・奥山真司

発行者　株式会社　医学書院
　　　　代表取締役　金原　俊
　　　　〒113-8719　東京都文京区本郷 1-28-23
　　　　電話　03-3817-5600（社内案内）

印刷・製本　横山印刷

本書の複製権・翻訳権・上映権・譲渡権・貸与権・公衆送信権（送信可能化権を含む）は株式会社医学書院が保有します．

ISBN978-4-260-03638-2

本書を無断で複製する行為（複写，スキャン，デジタルデータ化など）は，「私的使用のための複製」など著作権法上の限られた例外を除き禁じられています．大学，病院，診療所，企業などにおいて，業務上使用する目的（診療，研究活動を含む）で上記の行為を行うことは，その使用範囲が内部的であっても，私的使用には該当せず，違法です．また私的使用に該当する場合であっても，代行業者等の第三者に依頼して上記の行為を行うことは違法となります．

JCOPY 〈出版者著作権管理機構　委託出版物〉
本書の無断複製は著作権法上での例外を除き禁じられています．複製される場合は，そのつど事前に，出版者著作権管理機構（電話 03-5244-5088, FAX 03-5244-5089, info@jcopy.or.jp）の許諾を得てください．

第2版 監訳者の序

　10年あまりの歳月を経て改訂された本書に目を通したとき，私はよい意味で強いショックを受けた．第2版では，初版の内容に丁寧に手が加えられていて，すでに完成形に近かった初版をはるかにしのぐ優れた内容になっていたからだ．

　本書は，米国精神医学会がレジデント（研修医）の教育で必須としている認知行動療法の教科書として出版されただけあって，認知行動療法を勉強したいと考えている初心者だけでなく，すでに経験を積んでいる専門家にも役に立つ貴重な実践的助言がじつに多く含まれている．

　米国で『認知行動療法トレーニングブック』が刊行されることになったのは，精神科のレジデントの精神療法のトレーニングのなかで，認知行動療法の研修が必須になったことがきっかけだった．その研修では，まず支持的精神療法を身につけたうえで認知行動療法と精神力動的精神療法を学ぶことになっている．そのためのテキストとして，本書，そして『動画で学ぶ　支持的精神療法』（医学書院）や『精神力動的精神療法　基本テキスト』（岩崎学術出版社）が出版・邦訳されている〔続いて，認知行動療法の領域では『認知行動療法トレーニングブック　統合失調症・双極性障害・難治性うつ病編』『認知行動療法トレーニングブック　短時間の外来診療編』（ともに医学書院）が出版・邦訳されている〕．

　これらの書籍で特に印象的だったのが，面接場面のビデオが提供されていたことだった．認知行動療法に限ったことではないが，わが国では，精神療法の勉強に不可欠と考えられる実際の面接場面への同席やスーパービジョンはごく限られていた．そのために，精神療法を勉強しようとする多くの臨床家はテキストを読んで勉強するしかなかった．

　しかし，いくら丁寧に説明されていても文字で伝えられる情報はごく限られている．その文章を読んでいるそれぞれの人の受け取り方によって，その内容は大きく変わってくる．頭で考えるだけでは全く不十分だし，思いがけない誤

第2版 監訳者の序

解が生まれる可能性があることは，認知行動療法がまさに指摘していることだ．

百聞は一見にしかず．映像を通して面接を見ることは，実際に認知行動療法の面接に同席できない臨床家にとって大きな力になる．ビデオを効果的に使って情報を提供していた本書の初版に刺激を受けて，私たちも自分たちのロールプレイの映像を活用した研修を続けている．その研修の様子は，一般社団法人認知行動療法研修開発センターのホームページで見ていただくことができる．

そのビデオだが，第2版では全面的に刷新されている．それも米国の精神科レジデント教育の全国組織 American Association of Directors of Psychiatric Residency Programs のプレジデントを務めている Durexel 大学教授の Donna Sudak などの第一人者が面接者として登場している．米国の認知行動療法の第一人者の認知行動療法面接を実際に見て確かめることができる貴重な資料だ．

頭のなかの考えにとらわれず，現実に目を向けるというのは認知行動療法の治療者の基本的な姿勢である．ビデオの視聴がその助けになるのは間違いない．ぜひ，動画を通して認知行動療法の基本を学び，自分の面接を振り返り，さらにはそれを題材に仲間とディスカッションするなどして，認知行動療法の臨床家としてのスキルアップを続けてほしい．

なお，ビデオ動画の会話が本文中に多く使われていて，ビデオと本文が融合して作られていることがわかる．訳出にあたっては，ビデオの日本語字幕には表示秒数に限りがあるため，動画を見ながらスムーズに読み取れるように文章を調整した．一方，本文は会話の内容を正確に反映できる形で訳出した．

最後になるが，改訂版の翻訳にあたっては，トヨタ自動車株式会社の統括精神科医の奥山真司先生とそのスタッフに全面的に協力していただき，英語版の出版からあまり時間をおかずに出版することができた．認知行動療法を活用しているすべての臨床家に本書を活用していただくことを心から願っている．

2018年9月

監訳者を代表して

大野　裕

初版 訳者の序

　本書は，米国精神医学会の出版局による認知行動療法の教科書的著作である．J.H. Wright, M.R. Basco, M.E. Thase "Learning Coginitive-Behavior Therapy, An Illustrated Guide" の日本語訳である．

　認知行動療法の有効性はさまざまな実証的研究で明らかにされてきており，すでに欧米ではその臨床的評価は定着したものとなっている．その結果，認知行動療法が最初に使われたうつ病性障害はもちろんのこと，パニック障害や強迫性障害，社会不安障害などの不安障害，外傷後ストレス障害，パーソナリティ障害，さらには双極性障害や統合失調症などの精神病性の障害まで治療効果に関するエビデンスが蓄積され，その対象が大きな広がりを見せている．

　わが国でも，認知行動療法の臨床効果に関するエビデンスの報告はまだ少ないとはいえ，その効果研究は着実に積み重ねられている（厚生労働科学研究「精神療法の実施方法と治療効果に関する研究」，主任研究者：大野裕）．また，このような精神疾患の治療法としての認知行動療法の効果が広く知られるようになるにつれて，患者さんやご家族から認知行動療法を受けたいという希望が多く寄せられるようになってきており，そうした要望に応えて認知行動療法を取り入れて臨床場面を改善したいと考える専門家も増えてきている．

　しかし，残念なことに，わが国ではまだ認知行動療法を実践できる専門家は多くないのが現状である．そうした状況の中で，日本認知療法学会や日本精神神経学会の学術総会の中で，また個別の施設で研修のためのワークショップが開催されてはいるが，認知行動療法の専門家を育てるシステムはまだまだ不十分である．

　しかし，これは新しい精神療法を広めていくときには避けて通れない問題でもある．実際に，認知行動療法先進国の米国や英国でも，専門家はまだまだ不足しているとされている．そうした状況を改善する目的もあって米国精神医学会の出版局が出版したのが，この『認知行動療法トレーニングブック』である．

初版 訳者の序

　こうした背景があることからも，本書には，認知行動療法を身につけようとする専門家が学ばなくてはならない具体的な内容がきちんと組み込まれている．

　しかも，本書は，面接場面を描写したDVDがついていることで，単に文字を通してだけでなく，視聴覚的に認知行動療法の実際を勉強することができる点が特徴になっている．認知行動療法に限らず，精神療法は，単なる言葉のやりとりではなく，声のトーンや姿勢，その場の雰囲気など，多くの要素が複合的に作用しあって治療的な効果が現れると考えられている．そのことを考えると，文章を通して理解した内容をDVDで確認したり，逆に文章を読むことでDVDの理解を深めたりすることができるというのは，認知行動療法を学習する際に大きな力になるはずである．

　また，面接の進め方は治療者によってさまざまである．本書の中でも指摘されているように，いわゆるエキスパートの面接が必ずしもパーフェクトではない．認知行動療法的な立場から言えば，パーフェクトな面接を期待すること自体が認知の歪みでもある．したがって，DVDで提示された面接場面をもとに自分の面接を振り返ったり，仲間で面接のあり方について議論したりすることも，認知行動療法のスキルを高めるためにきわめて有用な方法である．

　このように本書は，テキストとDVDの2つを通して，初心者はもちろん，経験を積んだ専門家にも十分に役に立つ優れた内容の本になっている．今回，こうした貴重な本のテキストとDVDの日本語版をお届けできるのは，私にとっても非常に嬉しく光栄である．ぜひ，多くの方に手に取っていただき，わが国の精神科医療の発展に役立てていただきたいと願っている．

　最後になるが，本書の出版に当たって細やかな配慮をいただいた医学書院の方々に心から感謝したい．

2007年4月

大野　裕

緒言

　第2版の執筆にあたり，筆者らは，かけがえのない恩師である Aaron T. Beck, M.D. の変革的業績に対して特別な思いをもって作業を進めてきた．Beck 博士が認知過程を研究し始めた今から50年以上前には，精神障害に対するエビデンスに基づいた心理社会的治療法は存在していなかった．現在は，認知行動療法(CBT)が幅広い精神医学的状態に対して有効であるという数多くのエビデンスが積み重ねられてきている．そして CBT は，世界中の計り知れない数の患者に症状の改善をもたらす第1選択治療法となった．本書は，CBT の中核的理論を提唱し，何十年にもわたり研究を指導し刺激を与え，高齢になるまで続けてきたキャリアのなかで知恵を分け与えてきた Beck 博士の貢献があって生まれたものである．

　筆者らはまた，ほかの教師や同僚のおかげで，こうした人たちのアイディアを第2版に組み入れることができた．本書で説明した概念は，CBT の基礎となる知識を構築してきた多くの研究者や臨床家の献身的な取り組みの成果である．筆者らが教育した人たちもまた，CBT の教育者として筆者らが成長するために重要な役割を果たした．本書は，筆者らがルイビル大学とペンシルベニア大学で担当している講座の一部と，専門家の学術大会での発表に基づいて書かれている．教え子たちや同僚からのフィードバックと助言は，優れた CBT の実施者になるように手助けするための方法についての知識を豊かなものにした．

　筆者らが本書を執筆した目的は，CBT の中心的なスキルを学ぶことができる使いやすい手引き書を提供し，読者がこの治療法を実施する能力を獲得できるように手助けすることにある．まず，CBT モデルの起源をたどり，中核となる理論と技法の概要について説明する．次に，CBT における治療関係について解説し，CBT モデルを用いて症例を概念化する方法を説明し，セッションを構造化する効果的な方法について詳しく説明する．これらの CBT の基本

緒言

的特徴を理解すれば，本書の中盤の章で説明されている認知と行動を変化させる特定の手法（例えば，自動思考の修正法／低いエネルギー状態，興味の喪失および回避を治療する行動的戦略／非適応的な中核信念を修正するための介入）を学ぶ地固めができたこととなる．本書の後半のいくつかの章は，基本的なスキルの先にある，自殺のリスクを減らす方法について，さらには複雑で重篤な障害を治療するためのCBT戦略について学ぶことに役立つ．本書の初版を出版してから，自殺のリスクがある患者に対するCBTの効果を示すエビデンスが増えている．筆者らは，本書の読者が，救命の可能性のあるこれらの手法を使いこなせるようになってほしいと考えている（第9章「自殺のリスクを軽減するための認知行動療法」を参照）．

ほかにも初版以降の動きとして，CBTに関連してはいるがそれに代わり補完する治療法への関心の高まりがある．そのようなアプローチには，弁証法的行動療法，マインドフルネスに基づいたCBT，およびウェルビーイング療法がある．本書でこれらのアプローチの基礎知識について完全に説明することはできないが，第10章「重度，慢性または複合的な障害を治療する」で，パーソナリティ障害，慢性または再発性のうつ病のような状態に用いられている代わりの方法を読者に提示するとともに，さらにどのようなものを読み，研究すればよいかについての提案を行った．本書の最終章では，CBTの能力を高め，燃え尽きを回避するあるいはうまく処理するための，そして認知行動療法家として知識と経験を築き続けるための提案と秘訣を重点的に紹介している．

CBTを実践するための特有の能力についてはAmerican Association of Directors of Psychiatric Residency Training（AADPRT）が解説している．これらの能力については，第11章「CBTにおけるコンピテンシーの向上」で議論した．しかしながら，本書ではこれらの能力について体系的にまとめることはしなかった．なぜなら，さまざまな分野の現役の臨床家や研修生を含む幅広い読者の人たちに役立つ手引き書を書きたかったからである．とはいえ，本書が提供している背景情報やLearning Exerciseは精神科レジデントのみならず，ほかの誰もがAADPRTの能力に記載されているスキルを獲得するのに役立つはずである．

CBTの本質を把握する最もよい方法は，読書と講義で得た知識を，実際に

行われているセッションを見る機会（ビデオ，ロールプレイ，もしくは実際のセッションの見学いずれであっても）に結びつけることであると筆者らは考えている．本書には，臨床家と患者とのやりとりが23のビデオとして収められている〔この緒言の直後にある，ビデオに関する情報とアクセス方法についての「ビデオガイド」を参照してほしい（訳注：日本語版はDVDにも収められている）〕．次のステップは，その方法を患者に対して実践することであるが，それらは熟練した認知行動療法家の注意深いスーパービジョンのもとで行うのが理想的である．筆者らは，CBTスキルの習得に役立つように，さまざまなLearning ExerciseとTroubleshooting Guideを本書に掲載した．Learning Exerciseは，鍵となる認知的および行動的技法を使う力を高められるようにデザインされている．また，Troubleshooting Guideは，難しい治療場面での解決方法を見出すのに役立つだろう．

　筆者らは，ビデオの症例の過去の経過を説明する際に，あたかもその人が実在しているかのように記載した．実際，症例は，同様の問題をもつ患者を治療している臨床家の経験を組み合わせて作った模擬事例である．本書全体を通して実在の患者のように描写することにしたが，それはこのようなコミュニケーションスタイルを用いることによって，症例の資料を描写しやすく，かつ読みやすくするためである．症例の資料を用いる場合には，性別，背景情報，およびそのほかのデータを変更し，筆者らまたは同僚が治療した患者の身元を匿名化した．また，特定の事例について描写する場合を除き，「彼または彼女」という扱いにくい言い回しを避け，男女の人称代名詞の性別を代えてある．

　ワークシート，チェックリスト，思考記録，およびそのほかのエクササイズ用紙などを利用すればCBTの実践をよりよいものにすることができる．そこで筆者らは，本書にCBTの計画もしくは実践に使用する際に役立つ多くの用紙を収載することにした．例えば，それは本文および付録1「ワークシートおよびチェックリスト」に掲載した．付録1は，American Psychiatric Association Publishingのウェブサイト：https://www.appi.org/wright から完全版を無料でダウンロードすることもできる．

　CBTのスキルを習熟するための学習経験はきわめて刺激的で実りの多いものになるだろう．CBTの豊かな歴史に関する書物を読めば，治療的介入を行

緒言

う際に，哲学的，科学的および文化的な幅広い枠組みを拠り所にすることができるようになるだろう．認知行動的アプローチの根底にある理論を学ぶことによって，精神医学的障害の心理学的理解を深めることができ，精神療法を実践するための有益な指針を得ることできるようになる可能性がある．また，CBTの方法を学ぶことによって，多岐にわたる臨床的問題に対する，実用的で実証されたツールを手に入れることができるようになるだろう．

本書がCBTの学習に役立つ必携の手引きとなることを願っている．

Jesse H. Wright, M.D., Ph.D.
Gregory K. Brown, Ph.D.
Michael E. Thase, M.D.
Monica Ramirez Basco, Ph.D.

謝辞

　ビデオ実例が付いた書籍を作成するにあたっては，同僚や友人からの大きなサポートが必要だった．筆者らはビデオのなかで自発的に治療者や患者の役割を演じた以下の臨床家の方々に心から感謝している：Catherine Batscha, D.N.P., Gerry-Lynn Wichmann, M.D., Meredith Birdwhistell, M.D., Eric Russ, Ph.D., Francis Smith, D.O., Donna Sudak, M.D., Millard Dunn, Ph.D., Lloyd Kevin Chapman, Ph.D., Maria Jose Lisotto, M.D., Elizabeth Hembree, Ph.D., そして Delvin Barney．これらの方々は，多くの読者に CBT のスキルを実演することに賛同し，本書に多大な貢献をした．ビデオはルイビル大学の Ron Harisson と Michael Peak，およびフィラデルフィアの Ries ビデオ制作会社が細心の注意を払いながら映像化したものである．Ron Harrison は，編者と共同してビデオを編集した．

　テキスト，ビデオ，Learning Exercise，ワークシートを組み合わせた本書の制作は，ルイビル大学の Carol Wahl の素晴らしい支援があったからこそ可能になった．彼女は目を見張るべき落ち着きで原稿を準備し，非常に優れた専門的知識をもち，問題解決をするチーフとしてこのプロジェクトの完成に貢献した．

情報開示

　Jesse H. Wright, M.D., Ph.D. は本書で示されたコンピュータプログラム「*Good Days Ahead*」から収益を得ていて，このソフトウェアの開発とコンピュータによる CBT の効果の検証のために，政府の助成金 (R21-MH57470, R41-MH62230, RO1-MH082762, R18-HSO24047) を受け取っている．「*Good Days Ahead*」の研究に付随する利益相反についてはルイビル大学が管理している．彼は Empower Interactive Mindstreet 社の株主で，Simon & Schuster 社，Guilford Press 社，American Psychiatric Association Publishing から本

の印税を受け取っている．Gregory K. Brown, Ph.D. と Michael E. Thase, M.D. は Dr. Wright のコンピュータ支援型 CBT の研究（RO1-MH082762）に参加しており，Monica Ramirez Basco, Ph.D. は，R21-MH57470 の支援を受けた研究に携わっている．すべての共著者（Drs. Brown, Thase, Basco）は，「*Good Days Ahead*」による金銭的な利益を一切得ていない．

目次

1 認知行動療法の基本原則　　1

CBT の起源 ··· *1*

認知行動モデル ··· *4*

基本概念 ·· *7*

   1. 認知処理のレベル　*7*

   2. 自動思考　*8*

   3. 認知の誤り　*11*

   4. スキーマ　*13*

うつ病と不安症にみる情報処理 ·· *16*

   1. 絶望と自殺とのつながり　*16*

   2. うつ病の帰属スタイル　*16*

   3. フィードバックに対する反応の歪み　*18*

   4. 不安症にみられる思考スタイル　*19*

   5. 学習，記憶および認知能力　*19*

治療法の概要 ·· *20*

   1. 治療の期間と様式　*20*

   2. いまここで起こっていること(here and now)に焦点を当てる　*22*

   3. 事例の概念化　*22*

   4. 治療関係　*23*

   5. ソクラテス的質問法　*24*

   6. 構造化と心理教育　*24*

   7. 認知再構成　*25*

   8. 行動的手法　*25*

   9. 再発防止のための CBT スキルの構築　*26*

まとめ ··· *27*

2　治療関係　治療における協働的経験主義　33

共感性，温かさ，そして誠実さ ———————————————— 34
協働的経験主義 ——————————————————————— 36
    1. CBTにおける治療者の活動レベル　37
    2. 教師-コーチとしての治療者　40
    3. CBTにおけるユーモアの利用　41
    4. 柔軟性と感受性　43
CBTにおける転移 ——————————————————————— 48
逆転移 ———————————————————————————— 50
まとめ ———————————————————————————— 51

3　アセスメントと定式化　53

アセスメント ————————————————————————— 53
CBTにおける事例の概念化 ——————————————————— 58
まとめ ———————————————————————————— 69

4　構造化と教育　73

CBTの構造化 ————————————————————————— 74
    1. 目標設定　74
    2. アジェンダ設定　78
    3. 症状のチェック　81
    4. セッション間の橋渡し　85
    5. フィードバック　86
    6. ペース調整　88
    7. ホームワーク　89

CBT のコース全体を通じたセッションの構造化 ………………………… 93
心理教育 ……………………………………………………………………… 95
    1. ミニレッスン　96
    2. エクササイズ・テンプレート　97
    3. 治療ノート　98
    4. 読書　99
    5. CBT の提供におけるコンピュータ技術　101
まとめ ………………………………………………………………………… 104

5　自動思考に取り組む　　　　　　　　　　　　　　　　　　　109

自動思考の同定 ……………………………………………………………… 110
    1. 気分の変化を認識する　110
    2. 心理教育　111
    3. 誘導による発見　111
    4. 思考記録　116
    5. 心的イメージ　118
    6. ロールプレイ　120
    7. 自動思考のチェックリスト　121
自動思考の修正 ……………………………………………………………… 123
    1. ソクラテス的質問法　123
    2. 根拠の検証　125
    3. 認知の誤りを同定する　127
    4. 思考変化記録　131
    5. 合理的な別の考えを作り出す　136
    6. 脱破局視　140
    7. 再帰属　142
    8. 認知的リハーサル　146
    9. コーピングカード　147
まとめ ………………………………………………………………………… 149

6　行動的手法Ⅰ　気分の改善，活力増加，課題遂行および問題解決　151

行動的アクションプラン ･･･ *152*
活動スケジュール作成 ･･ *155*
　　1. 活動アセスメント　*157*
　　2. 達成感および快感を高める　*164*
　　3. 活動スケジュール作成を用いて問題に取り組む　*166*
段階的課題設定 ･･ *171*
行動リハーサル ･･ *175*
問題解決 ･･ *176*
　　1. 問題解決に向けた対策——パフォーマンス欠如　*176*
　　2. 問題解決に向けた対策——スキル欠如　*182*
まとめ ･･ *186*

7　行動的手法Ⅱ　不安の抑制および回避パターンの打破　189

不安症および関連した状態の行動分析 ･･･ *189*
行動的治療法の概要 ･･ *192*
不安症状に対する行動的介入の順序づけ ･･･ *193*
　　1. ステップ1：症状，トリガーおよび対処方略のアセスメント　*193*
　　2. ステップ2：介入における標的の特定　*196*
　　3. ステップ3：基礎的スキルトレーニング　*196*
　　4. ステップ4：暴露　*205*
段階的暴露のためのヒエラルキー作成 ･･･ *206*
イメージ暴露 ･･ *212*
現実暴露 ･･ *216*
反応妨害 ･･ *217*
報酬 ･･ *218*
まとめ ･･ *218*

8 スキーマの修正　221

スキーマの特定 ─────────────────────── 223
 1. 質問技法の使用　223
 2. スキーマに関する患者教育　227
 3. 自動思考のパターンの発見　230
 4. 生活史の回顧　231
 5. スキーマ調査票の使用　234
 6. 個人のスキーマリストの作成　235

スキーマの修正 ─────────────────────── 238
 1. ソクラテス的質問法の実施　238
 2. 根拠の検証　240
 3. 長所と短所のリスト作成　244
 4. 認知の連続体の使用　245
 5. 別の選択肢の生成　247
 6. 認知および行動リハーサルの実施　249

成長志向的 CBT ─────────────────────── 250
まとめ ──────────────────────────── 253

9 自殺のリスクを軽減するための認知行動療法　257

絶望的になっている患者に CBT に取り組んでもらう ──── 258
CBT の情報を提供する ────────────────── 259
治療に対するコミットメントを強める ──────────── 260
自殺リスクのスクリーニングとアセスメント ────────── 260
安全対策 ────────────────────────── 262
生きる理由 ───────────────────────── 268
希望キットを作り出す ────────────────── 269
自動思考と中核信念を修正する ──────────────── 269

自殺のリスクを軽減させる行動的な手法 ---------------------------------- *271*
スキルの強化と再発予防 -- *272*
    1．鍵となるスキルを強化する　*272*
    2．再発予防課題をガイドする　*272*
自殺する危険のある患者を治療する苦しさへの対処 ------------------------ *274*
まとめ -- *276*

10　重度，慢性または複合的な障害を治療する　　279

重度，反復性，慢性および治療抵抗性うつ病 ------------------------------ *280*
    1．標準的なCBT　*280*
    2．ウェルビーイング療法　*282*
    3．認知行動分析システム精神療法　*283*
    4．マインドフルネス認知療法　*284*
双極性障害 ---*285*
パーソナリティ障害 --- *292*
    1．弁証法的行動療法　*293*
物質使用障害 --- *297*
摂食障害 --- *300*
統合失調症 --- *301*
まとめ --- *305*

11　CBTにおけるコンピテンシーの向上　　315

CBTにおけるコアコンピテンシー -- *316*
有能な認知行動療法家への道 --- *318*

進捗状況の評価 ··· *319*
    1. 認知療法尺度　*319*
    2. 認知の定式化評価尺度　*321*
    3. 認知療法意識尺度　*321*
    4. 認知行動療法スーパービジョンチェックリスト　*323*

CBT における継続的な経験の蓄積およびトレーニング ······················· *323*

治療者の疲労または燃え尽き ··· *325*

まとめ ··· *328*

第 11 章の付録　認知療法尺度 ··· *331*

付録 1　ワークシートおよびチェックリスト ···································· *337*
付録 2　認知行動療法のリソース ··· *353*

索引 ··· *357*

💡 Troubleshooting Guide

1. アジェンダに取り組む際の課題 ·· *82*
2. セッションのペース調整の難しさ ··· *90*
3. ホームワークの実施に伴う問題 ··· *168*
4. 暴露療法における問題 ·· *209*
5. 服薬アドヒアランスの問題 ·· *290*
6. 燃え尽きを回避する ·· *326*

xix

目次

 Learning Exercise

1-1.	自動思考の認識：3つのコラム思考記録表	*10*
3-1.	CBT 事例定式化ワークシート	*70*
4-1.	CBT の構造化	*95*
4-2.	CBT における心理教育	*100*
5-1.	自動思考の同定	*122*
5-2.	根拠の検証	*128*
5-3.	思考変化記録の利用	*133*
5-4.	合理的な別の考えを作り出す	*139*
5-5.	脱破局視および再帰属	*145*
5-6.	認知的リハーサルとコーピングカード	*149*
6-1.	活動スケジュール作成	*171*
6-2.	課題遂行	*175*
7-1.	リラクセーショントレーニング	*197*
7-2.	呼吸の訓練	*205*
7-3.	暴露療法	*219*
8-1.	中核信念に関する質問技法	*228*
8-2.	自動思考のパターンからスキーマを発見する	*232*
8-3.	スキーマ調査票を用いた自己チェック	*236*
8-4.	個人のスキーマリストの作成	*237*
8-5.	長所と短所をあわせもつスキーマの特定	*244*
8-6.	スキーマの修正	*253*
9-1.	自殺リスク軽減のために CBT の手法を使う	*274*
11-1.	CBT におけるコンピテンシーの自己評価	*316*
11-2.	認知療法尺度の使用	*320*
11-3.	事例定式化の練習	*322*

目次

Video

1. 治療開始—実際の認知行動療法の様子　ライト医師とケイト(12:26) ···· *37, 97*
2. 自動思考の修正　ライト医師とケイト(8:47) ························ *37, 127*
3. アジェンダ設定　ウィッチマン医師とメレディス(3:25) ···················· *80*
4. アジェンダ設定の難しさ　ブラウン医師とエリック(2:52) ················· *81*
5. 自動思考を引き出す　スダック医師とブライアン(9:15) ················· *116*
6. 思考記録に伴う困難　ブラウン医師とエリック(6:38) ··················· *118*
7. 心的イメージを用いて自動思考を明らかにする
　　ブラウン医師とエリック(6:53) ································· *119*
8. 根拠の検証　スダック医師とブライアン(12:06) ························ *127*
9. 合理的な考えを生み出す　スダック医師とブライアン(8:48) ··········· *138*
10. 合理的な考えを見つけ出す難しさ　ブラウン医師とエリック(10:41) ········ *139*
11. 認知的リハーサル　ライト医師とケイト(9:40) ························ *147*
12. 行動的アクションプラン　ウィッチマン医師とメレディス(3:43) ·········· *154*
13. 活動スケジュール作成　ウィッチマン医師とメレディス(9:41) ············ *164*
14. 活動スケジュール作成を用いる際の問題
　　チャップマン医師とチャールズ(8:14) ····························· *168*
15. 段階的評価課題を展開する　チャップマン医師とチャールズ(7:48) ········ *174*
16. パニック発作に対する呼吸の訓練　ライト医師とケイト(7:48) ·········· *204*
17. 不安に対する暴露療法　ライト医師とケイト(10:04) ···················· *208*
18. 強迫症のイメージ暴露　ヘンブリー医師とミア(9:38) ···················· *215*
19. 強迫症に対する現実暴露治療　ヘンブリー医師とミア(8:35) ············ *216*
20. 非適応的スキーマを明らかにする
　　スダック医師とブライアン(12:19) ······························· *224*
21. 非適応的スキーマの修正　スダック医師とブライアン(12:22) ············ *247*
22. 修正したスキーマを行動に組み込む
　　スダック医師とブライアン(10:45) ······························· *250*
23. 安全対策　ブラウン医師とデヴィッド(8:33) ························· *266*

ビデオガイド

　本書(第2版)は，読む，見る，実践するという3つの主要な方法でCBTを学習できるように作られている．その目標のために，ビデオでは，本書の内容に沿ってCBTの中核的な特徴が描き出されている．

　これらのビデオは，自分たちが通常使っているCBTの手法を提示することに同意し協力を申し出てくれた臨床家の面接の特徴を描き出している．ビデオはシンプルで自然な形で撮影されている．なぜなら筆者らは，台本に従ってプロの役者たちがスムーズに演じたビデオや専門のビデオではなく，臨床家が実際のセッションで使う可能性のある方法を紹介したいと考えたからである．筆者らは実際の治療セッションでみられる長所と不完全さが現れた現実感のある介入を描き出したいと考えた．そのため，筆者らは，さまざまな分野の臨床家たちに，CBTを用いて患者の治療をした経験に基づいたシナリオをロールプレイしてもらうように依頼した．ナースプラクティショナーのCatherine Batscha, D.N.P. は，不安症をもつ患者を演じている(筆頭著者のJ.H.Wが面接を実施)．精神科レジデントのMeredith Birdwhistell, M.D. は，抑うつを抱えた妊婦を演じている(別の精神科レジデント，Gerry-Lynn Wichmann, M.D. が面接)．サイコロジストのEric Russ, Ph.D. はCBTを理解するのに苦しみながら，変化を必要としている抑うつをもつ若い男性を演じている(本書の共著者であるG.K.B. が面接)．精神科レジデントのFrancis Smith, D.O. は，自尊心が低く，地元から引っ越したことをきっかけにうつになった男性を演じている(CBTの第一人者のDonna Sudak, M.D. が面接)．引退した英語教授のMillard Dunn, Ph.D. は，抑うつに苦しんでいる高齢の男性を演じている(個人開業をしている経験豊富な認知行動療法家のLloyd Kevin Chapman, Ph.D. が面接)．別の精神科レジデントのMaria Jose Lisotto, M.D. は強迫症の女性を演じている(サイコロジストのElizabeth Hembree, Ph.D. が面接)．そしてDelvin Barneyは希死念慮をもつ学生を演じている(共著者であるG.K.Bが面接)．

ビデオガイド

　各事例のセッションのすべてを見せる代わりに，筆者らは臨床家たちに，協働的治療関係，アジェンダの設定，自動思考の同定，根拠の検証，恐怖を感じている刺激要因への段階的暴露，そして中核信念の修正のような，CBTの鍵となる技法を示した簡単な面接場面を描き出してほしいと依頼した。こうした形式を選んだのは，本書のなかでそうしたものが現れた特定のポイントを描き出し，中核的な手法の説明とビデオとを直接結びつけたいと考えたからである。

　このビデオは，本書に登場する順に，特定のトピックについて読んでいるときにあわせて視聴してほしいと考えている。例えば，最初の2つのビデオは，第2章「治療関係 治療における協働的経験主義」に沿って見ることができるように作られている。**筆者らは，ビデオを見る前に，そのなかで示されている手法を説明した本文を読むことを勧める。**

　筆者らはまた，さまざまな技法や面接法の例を見ることができるように，ほかのセッションの記録を見ることによって，本書に付いているビデオを補足することができると考えている。認知行動療法の卓越した専門家（たとえば，A.T. Beck, Christine Padesky, Jacqueline Persons）が行ったセッション全体のビデオは，付録2「認知行動療法のリソース」に記載している。

　本書で描かれている臨床事例，およびそれに対応するビデオはフィクションである。現実の人々とどのような類似点があったとしても，それは全くの偶然である。このビデオは面接技法を実演することに同意し自ら申し出た臨床家たちによって作成されたものである。

ビデオへのアクセス

　本文中に掲出されている「Video」表記は，以下のようにタイトルと再生時間が示されたVideoと一致している。

Video 1
治療開始―実際の認知行動療法の様子
ライト医師とケイト（12：26）

ビデオガイド

　Videoは付録DVDおよびWeb上で見ることができる（両者の内容に違いはなく，同一のものである）．Web動画は，次頁の「視聴方法」に示したURL，あるいは本文中の二次元バーコードを介してアクセス可能である．

付録DVDについて

- 本製品はDVD-VIDEO形式である．片面二層式のDVD-VIDEOが再生可能なDVDプレイヤーあるいはPCなどで視聴できる．
- 本DVDに収録した内容は本書の内容に準拠している．
- 本DVDの著作権は原著者および原出版社が保有する．無断での引用・上映，あるいは複製などは禁止されている．また，本DVDの日本語字幕に関する著作権は株式会社医学書院が保有する．
- 本DVDは書籍の付録のため，ユーザーサポートの対象外となっている．

Web動画について

- PCとiPad，iOS/Androidスマートフォンで視聴できる．フィーチャーフォンには対応していない．
- 本Web動画に収録した内容は本書の内容に準拠している．
- 本Web動画の著作権は原著者および原出版社が保有する．無断での引用・上映，あるいは複製などは禁止されている．また，本Web動画の日本語字幕に関する著作権は株式会社医学書院が保有する．
- 本Web動画は書籍の付録のため，ユーザーサポートの対象外となっている．
- 携帯端末でパケット定額制サービスに加入していない場合，多額のパケット通信料が発生するので，注意すること．
- 本Web動画は予告なしに変更・修正したり，配信を停止したりする場合がある．
- 本Web動画の利用ライセンスは，本書1冊につき1つ，個人所有者1名に対して与えられる．第三者へのログインIDとパスワードの提供・開示は固く禁じる．また，図書館・図書施設など複数人の利用を前提とする場合には，本Web動画を利用することはできない．

ビデオガイド

▶ 視聴方法

① 下記 URL の入力または二次元バーコードの読み取りを行い，本書の Web ページにアクセスする．
　　http://www.igaku-shoin.co.jp/prd/03638/

② 「付録 Web 動画ログインページへ」からログイン画面にアクセスする．
③ 見返しに記載されている「ログイン ID」と「パスワード」を入力すると動画目次が表示される．
④ 視聴したい Web 動画を選択して再生する．

認知行動療法の
基本原則

1

　認知行動療法 cognitive-behavior therapy（CBT）は，治療プランを作成し，治療者の活動を方向づけるために用いられる，一連の考え抜かれた原則を基盤としている．本章では，これらの中核となる概念を説明するとともに，基本的な認知行動モデルが，具体的な技法の開発にどのような影響を与えたかについて，実例を挙げて説明することに主眼を置く．まず，CBT の歴史的背景の全体像を簡潔にとらえることとする．CBT の基本原則は，はるか昔にはじめて記された考え方と関連している（Beck ら 1979 ; D.A. Clark ら 1999）．

CBT の起源

　CBT はコモンセンス（常識）に基づくアプローチであり，以下の2つの中心的な教えに基盤を置いている．(1)認知は情動と行動に対して支配的影響力をもつ．(2)活動や行動の仕方が思考パターンや情動に強い影響を及ぼす可能性がある．認知的要素に関するこのような見方は，CBT が導入される 2,000 年前にストア哲学者の Epictetus, Cicero, Seneca らによって認識されていた（Beck ら 1979）．例えば，ギリシャのストア哲学者 Epictetus は『提要（*Enchiridion*）』に「人間は，生じる物事によってではなく，その物事に対する考え方によって煩わされるのである」と記載している（Epictetus 1991）．また，老荘思想や仏教をはじめとする東洋哲学の伝統のなかでも，認知は人間の行動を

1

決定する中心的な力とみなされている(Beck ら 1979 ; Campos 2002). Dalai Lama(1999)は,著書『*Ethics for the New Millennium*』で次のように記載している.「私たちが自分の思考や情動を新たな方向に向かわせ,自らの行動を整理し直すことができれば,苦悩をうまく処理する術をより簡単に習得することができるだけでなく,そうした苦悩の発生を前もって防ぐことができる」.

健全な思考スタイルを育てれば苦悩を軽減したり大きな幸福感を得たりすることができるという視点は,幾多の世代および文化に共通したテーマである.古代ペルシャの哲学者 Zoroaster は,よく考える,よく行動する,よく話すという3本柱をその教えの基盤とした.アメリカ建国の父の1人である Benjamin Franklin は,建設的態度の育成が行動によい影響を与えると信じていると詳しく記載している(Isaacson 2003).19〜20世紀に,Kant, Heidegger, Jaspers および Frankl をはじめとするヨーロッパの哲学者らは,意識的認知過程が人間存在において基本的役割を果たしているという考え方を発展させ続けた(D.A. Clark ら 1999 ; Wright ら 2014).例えば,Frankl(1992)は,人生に意義を見出すことが絶望や幻滅の軽減につながると結論づけた.

Aaron T. Beck は,情動障害に対して認知的および行動的介入を用いるという理論と手法を全面的に発展させた最初の人物であった(Beck 1963, 1964).Beck は精神分析の概念から出発しており,自身の認知理論が Adler, Horney および Sullivan といった何人かのポストフロイディアンの精神分析学者の業績から影響を受けたと述べている.彼らが歪んだ自己イメージに着目したことによって,精神障害とパーソナリティ構造に関する認知行動的定式化がより体系化された形で発展することになったのである(D.A. Clark ら 1999).Kelly (1955)の個人構造 personal constructs(中核信念および自己スキーマ)理論および Ellis の論理情動療法 rational-emotive therapy も,認知行動理論とその手法の発展に貢献した(D.A. Clark ら 1999 ; Raimy 1975).

Beck の初期の定式化は,うつ病と不安症における非適応的な情報処理が果たす役割を中核に据えている.1960年代初期に発表した一連の文献のなかで,Beck はうつ病の認知的概念化について記載し,うつ病の症状は自己,世界および将来という3領域の否定的思考スタイルとに関連があるとした(「否定的認知の3徴 negative cognitive triad」; Beck 1963, 1964).その後,非機能的認

知とそれに関連した行動を逆転させることを目的としたBeckが提唱する認知志向的療法は，多数の効果研究によって検証された(Cuijpersら 2013；Wrightら 2014)．BeckおよびCBTに寄与したほかの多数の貢献者らが概要をまとめた理論と手法は，うつ病，不安症，摂食障害，統合失調症，双極性障害，慢性痛，パーソナリティ障害および物質乱用を含めた多くの障害に広く用いられるように拡大された．さまざまな精神障害を対象に，数百件を超すCBTの比較対照試験が行われている(Bandelowら 2015；ButlerとBeck 2000；Cuijpersら 2013)．

　CBTモデルの行動的側面の始まりは，PavlovやSkinner，そのほかの実験的行動主義心理学者の考え方を臨床研究家らが取り入れ始めた1950年代と1960年代のことである(Rachman 1997)．Joseph Wolpe(1958)とHans Eysenck(1966)は先駆的に，(恐怖を抱く対象や状況との接触を徐々に増やしていく)脱感作やリラクセーショントレーニングといった行動的介入の潜在的可能性を探っていった．行動原理を用いた精神療法の初期のアプローチのなかで，精神障害に含まれる認知過程に関心が向けられることは少なかった．その代わりに，強化因子による測定可能な行動形成と暴露プロトコールによる恐怖反応の消去に重点が置かれていた．

　行動療法の研究が進むにつれて，Meichenbaum(1977)およびLewinsohnら(1985)などの著名な研究者が認知理論と戦略を治療プログラムのなかに取り入れ始めた．彼らは，認知的観点によって行動的介入に文脈，深みおよび理解が加わったと言及している．Lewinsohnの行動理論を応用するなかで，AddisとMartell(2004)は，うつ病患者がしばしば，適応的行動を維持するための環境からの正の強化を十分に得られていないことを観察した．患者は活動性が低下するにつれて，抑うつがよりひどくなる．楽しみもしくは達成感のある活動に対する興味の欠如は，悲しみ，疲労感，意欲低下などのさらなる抑うつ症状を引き起こし，より一層の活動性の低下をもたらす．時間が経つうちに，このパターンは重症うつ病へと向かう負のスパイラルとなる悪循環を作り出す可能性がある．また，Beckは，これらのツールが症状の軽減に有効であることに気づいており，認知と行動の密接な関係を概念化したことによって，行動的手法を組み入れることを自身の研究のなかで当初から主張している．なかには依

然として認知または行動アプローチの単独使用によるメリットについて議論するような純粋主義者もいるが，実用性を重視するほとんどの治療者は，認知および行動的手法の併用が理論と実践の両面において効果的であると考えている．

パニック症の治療プログラムに対するD.M. Clark(1986；D.M. Clarkら1994)とBarlow(BarlowとCerney 1988；Barlowら1989)の研究は，認知理論と行動理論の統合のよい例である．彼らは，典型的なパニック症の患者には，一連の(例えば，身体的危機やコントロールの喪失などの破局的恐怖といった)認知面の症状と(逃避または回避といった)行動面の症状が，典型的な形で認められることを明らかにした．広範囲にわたる研究からは，暴露療法，呼吸トレーニング，およびリラクセーションなどの行動的手法とともに，(恐怖認知を修正する)認知的技法を併用するアプローチの効果が示されている(Barlowら1989；D.M. Clarkら1994；Wrightら2014)．

認知行動モデル

図1-1に，認知行動モデルの重要な構成要素を図示する．このモデルでは認知プロセスが中心的な役割を果たしているが，それは人間が，自分を取り巻く環境や自分自身の内面に生じる出来事(ストレスフルな出来事，他者からのフィードバックまたはその欠如，過去の出来事の記憶，身体的感覚など)の重要性を評価しており，認知が情動反応と結びついていることが多いという理由のためである．例えば，社交不安症をもつリチャードという男性が近所のパーティに参加する準備をしていたときに，次のような考えが浮かんだとする：「何を言ったらよいのか分からない…自分が緊張していることは全員に分かるだろう…自分は場違いな人間に見えるかもしれない…緊張してすぐにその場を立ち去りたくなるだろう」．これらの非適応的な認知によって，重度の不安，身体的緊張および自律神経の覚醒状態などの情動反応および生理反応が引き起こされることが予測できた．リチャードは冷や汗をかき，不安で落ち着かなくなり，口も乾いてきた．彼がとった行動面の反応もまた問題をはらんでいた．その状況に立ち向かい，社交状況を克服するスキルを獲得するように努めるの

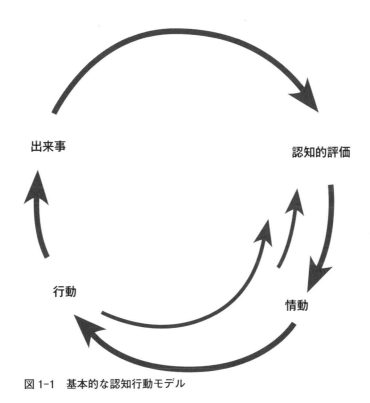

図 1-1　基本的な認知行動モデル

ではなく，主催者に電話してインフルエンザにかかってしまったと言ったのである．

　恐怖場面の回避はリチャードの否定的思考を強化し，思考，情動および行動という悪循環の一部に組み込まれ，彼が抱えている社交不安の問題が深刻化することになった．社交状況から逃避するための手だてを考えるたびに，自分は弱くて無能だという考えが強まっていった．そして，こうした恐怖の認知によってリチャードの不快な感情が強まり，社交的な活動にますます参加できなくなってきた．図 1-2 に，リチャードの認知，情動および行動を図示する．

　リチャードが抱えているような問題に対処する場合，認知行動療法家は，CBT の基本モデルに規定された 3 領域(認知，情動および行動)の病的機能すべてに照準を定めたさまざまな手法を選んで使うことができる．具体例を挙げ

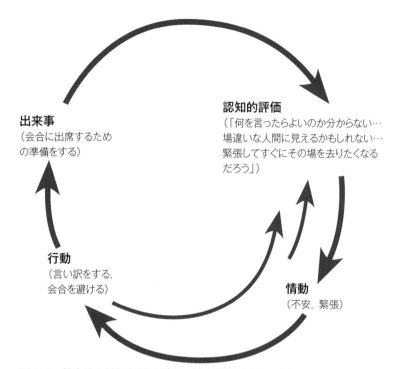

図1-2 基本的な認知行動モデル：社会恐怖患者の一例

れば，どのようにして不安に満ちた思考を認識して変化させ，不安情動を軽減するためのリラクセーションや心的イメージを利用し，回避のパターンを打破して社会的スキルを構築するための方法を1歩1歩段階を追っていくかについて，リチャードに教えることができるのである．

CBTの理論と手法を詳しく記載する前に，図1-1で概要を示したモデルが臨床の場でどのように使用されるか，そしてそれが精神障害の病因と治療に関する幅広い概念とどのように関連しているかについて説明しておきたい．CBTの基本モデルは，臨床家が臨床的な問題を概念化し，的確なCBT手法を実践できるように使われる構成概念である．これはワーキングモデルであり，意図的に簡略化されているが，それは，思考，情動および行動の関係に臨床家の注意を向け，治療的介入の手引きになるように考えたためである．

認知行動療法家も，生物学的過程(遺伝的特徴，脳機能，神経内分泌系，炎症など)，周囲の環境や対人関係の影響，および精神障害の発症と治療における認知行動的要素が複雑に関連し影響し合っていることを認識している(Wright 2004 ; Wright と Thase 1992)．CBT モデルは，認知と行動の変化が生物学的過程を通じて調整され，向精神薬およびほかの生物学的治療も認知に影響を与えると想定している(Wright ら 2014)．こうした見解は，薬物療法とCBT は脳の異なる領域を標的としており，効果が現れる場合は，脳回路に相補的に作用している可能性がある(例：McGrath ら 2013 を参照)ということを示す最近の研究によって裏づけられている．

また，薬物療法と精神療法の併用に関する研究からも，CBT モデルの実践にあたって生物学的影響を検討する必要性があることが分かる．CBT と投薬の併用によって治療の有効性が高まるが，これは特に慢性または治療抵抗性うつ病，統合失調症および双極性障害などの重度な障害で顕著である(Hollon ら 2014 ; Lam ら 2003 ; Rector と Beck 2001)．ただし，アルプラゾラムなどの高力価のベンゾジアゼピン系薬剤は，CBT の効果を低下させることがある(Marks ら 1993)．

全体的な治療の指針を立てるためには，認知行動的，生物学的，社会的および対人関係的な諸側面について綿密かつ統合的に定式化することがきわめて重要である．多面的な事例の概念化を展開するための手法については，第 3 章「アセスメントと定式化」で考察し，具体例を提示している．

本章では以降，CBT の中核となる理論と手法について説明する．

基本概念

1. 認知処理のレベル

3 つの主要な認知処理レベルが，Beck らによって明らかにされた(Beck ら 1979 ; D.A. Clark ら 1999 ; Dobson と Shaw 1986)．最も高いレベルの認知は**意識** consciousness であり，合理的根拠に基づいて判断を下すことができる意

識の状態である．意識的に注意することによって，以下のことが可能になる．(1)周囲の環境との相互作用をモニタリングし，評価すること，(2)過去の記憶と現在の経験とを結びつけること，(3)今後の行動をコントロールし，計画を立てること(Sternberg 1996)．CBT では，治療者は，合理的思考や問題解決などの，適応的で意識的な思考過程を発達させて応用できるように促していく．さらに治療者は，比較的自律した情報処理過程である**自動思考** automatic thought および**スキーマ** schema という 2 つの認知レベルで患者が非適応的考えを認識し，変化させることに大きな努力を払う(Beck ら 1979；D.A. Clark ら 1999；Wright ら 2014)．

- **自動思考**とは，私たちがある状況に置かれた(または出来事を思い出した)ときに，心のなかをすばやく通過する認知のことである．私たちは潜在意識で自動思考の存在に気づいていることがあるが，一般にはこれらの認知を綿密に論理分析することはない．
- **スキーマ**は中核信念であり，情報処理用のテンプレートや基盤となるルールとしての役割を果たす．これらは，人間が周囲の環境から得た情報をスクリーニングし，フィルターにかけ，コード化して意味づけさせるという点で，きわめて重要な機能を果たしている．

精神力動志向的セラピーとは異なり，CBT では意識から生じる思考を遮断するような特別な構造や防衛は想定していない(D.A. Clark ら 1999)．その代わりに CBT は，患者が，うつ，不安，怒りなどの情動に関連した症状に伴う自動思考とスキーマに気づいて修正するのを手助けするようにデザインされた技法に重点を置いている．自動的に生じる認知を意識的に自覚してコントロールできるようにするという目標を達成するために，CBT では患者に「自分が考えていることについて考える」ことを教えていく．

2．自動思考

私たちが毎日抱く多くの思考は，意識の表面のすぐ下にある認知処理の流れの一部である．これらの自動思考は一般には心のなかに秘められたままになっていて語られることはないが，生活のなかで起こる事柄を私たちが評価するときに矢継ぎ早に現れてくるものである．D.A. Clark ら(1999)は自動思考を説明

出来事	自動思考	情動
母親から電話があり，なぜ姉の誕生日を忘れたのかと問いただされる．	「またやってしまった」 「もう母を喜ばせる方法などない」 「どうせ何をやってもうまくいかない」 「どうしたらよいのか？」	悲しみ，怒り
仕事で締め切りが近い大きなプロジェクトについて考える．	「私には荷が重すぎる」 「期限に間に合わせることなどできるわけがない」 「上司に顔向けできない」 「仕事と生活のすべてを失うだろう」	不安
夫から，いつもイライラしていると不平を言われる．	「夫は私に心の底から嫌悪感を抱いている」 「私は妻として失格だ」 「何も楽しくない」 「私と一緒にいたい人などいるのだろうか？」	悲しみ，不安

図 1-3　マーサの自動思考

するために**前意識** preconscious という用語を使用しているが，それは，私たちが注意を向ければこれらの認知を認識して理解することができるからである．うつ病もしくは不安症などの精神疾患をもつ人は，非適応的もしくは歪んだ自動思考があふれ出すような経験をすることがよくある．そしてこれらの思考が，苦痛を伴う情動反応と非機能的行動をもたらすことがある．

　自動思考が起こっているということに気づく最も重要な手がかりの1つは，強い情動の存在である．うつ病（DSM-5）major depressive disorder を体験しているマーサという女性の治療を例に，出来事，自動思考および情動の関係を図示する（**図 1-3**）．

　この例では，マーサの自動思考から，うつ病によくある負のバイアスのかかった認知の所見が認められる．マーサはうつ状態にあり，家族と仕事に問題を抱えていたが，現実には，彼女の過度に批判的な自動思考から考えられるよりもよく活動できていた．多くの研究によって，うつ病，不安症，およびそのほかの精神疾患をもつ患者には歪んだ自動思考が高頻度で認められることが確認されている（Blackburn ら 1986；Haaga ら 1991；Hollon ら 1986）．うつ病で

は，自動思考が絶望，自己評価 self-esteem の低下および失敗といったテーマに集中することが多い．また，不安症をもつ人たちには，危険，被害，制御不能感，または脅威に対処できないというような自動思考がみられることが多い（D.A. Clark ら 1990 ; Ingram と Kendall 1987 ; Kendall と Hollon 1989）．

　自動思考は誰にでもある．うつ病や不安症，そのほかの情動障害をもつ人にだけ認められるわけではない．臨床家は自分自身の自動思考を認識して，ほかの認知行動過程を取り入れることによって，基本概念の理解を向上させ，患者への共感性を高め，治療関係に影響を与える可能性のある自身の認知および行動パターンに対する自覚を深めることができる．

　本書では，CBT の核となる原則を習得する助けになると筆者らが確信しているエクササイズを紹介する．これらの学習エクササイズ（Learning Exercise）の大半は，患者に対する CBT 的介入の実践や同僚とのロールプレイエクササイズであるが，ときには読者自身の思考や感情を検証してもらうものも含まれている．最初のエクササイズ（**Learning Exercise 1-1**）は，自動思考の実例を書き出すというものである．あなた自身の生活の一場面について，このエクササイズを実行するよう試みてほしい．個人的な具体例が思い浮かばない場合には，これまでに面接した患者の例を用いてもよい．

 Learning Exercise 1-1.
自動思考の認識：3 つのコラム思考記録表

1. 1 枚の紙に縦線を引いて 3 列に分割し，それぞれ「出来事」「自動思考」および「情動」と標記する．
2. 次に，最近の場面（または出来事の記憶）のなかで，不安，怒り，悲しみ，身体的緊張または幸福感などの情動がかき立てられた状況を思い出す．
3. その場面に戻って，今ちょうど遭遇したかのように想像してみる．
4. その場面でどのような自動思考が生じただろうか？　その出来事，自動思考および情動を 3 つのコラム思考記録表に書き出す．

場合によっては自動思考がきわめて論理的で，現実の状況を正確に反映していることがある．例えば，マーサが仕事を失う恐れがあるということや，夫が彼女の行動に対して批判的意見を述べるということは真実かもしれない．CBTは，現実に抱えている問題のうわべだけを取り繕うようなことはしない．その人が重大な困難に直面している場合には，臨床家は，その人がその状況にうまく対処できるように手助けするために，認知的および行動的手法を用いながら，理解と共感を示すべきである．しかしながら，精神疾患をもつ人の場合は通常，CBTの介入によって修正可能な推論の誤りおよびそのほかの認知の歪みを見つけ出すことができる素晴らしい機会に恵まれるものである．

3. 認知の誤り

　Beck(1963, 1964；Beckら 1979)は初期の定式化のなかで，情動障害をもつ人の自動思考およびそのほかの認知のロジックに特徴的な誤りがみられることを理論化した．そして，その後の研究から，病的な情報処理スタイルにみられる認知の誤りの重要性が確認された．例えば，うつ状態にある人は，対照群の被験者に比べると，認知の誤りがかなり高頻度に認められることが分かっている(Lefebvre 1981；WatkinsとRush 1983)．Beckら(1979；D.A. Clarkら 1999)は，認知の誤りを選択的抽象化，恣意的推論，過剰な一般化，拡大解釈と過小評価，自己関連づけ，完全主義的(全か無か)思考という6つの主要なカテゴリーに類別した．表1-1に認知の誤りの定義と具体例をそれぞれ提示する．

　表1-1の具体例から分かるように，認知の誤りには相当重複している部分がある．ダンという人物には完全主義的思考がみられるが，このほかにも自分の長所を裏づける根拠を無視し，友人エドが抱えている問題を過小評価している．クリスマスカードをもらえなかったため選択的抽象化(根拠の無視)にとらわれるようになったこの男性には，全か無か思考(「もう誰も自分に関心をもってくれない」)などの認知の誤りも認められる．認知の誤りを和らげるためにCBT手法を実践する場合，治療者は患者に対して，一般に患者にとって最も重要な目標は，ただ自分が認知の誤りをおかしていることを認識することであって，実際にみられるロジックの誤り1つひとつをすべて突き止めて，明らかにすることではないと伝える．

第1章　認知行動療法の基本原則

表1-1　認知の誤り

選択的抽象化（**根拠の無視**または**心のフィルター**とも呼ばれている）
定　義：入手できる情報の一部分にだけ目を向けて結論を引き出す．自身の偏った状況のとらえ方に対する確信を深めるために，目立つデータをふるい落とすか無視する．
具体例：自己評価が低くうつ病をもつ男性．旧友からクリスマスカードが届かない．彼は「友人を失ってしまう．もう誰も自分に関心を抱いてくれない」と考えている．この男性は，ほかの友人たちからカードを受け取っていること，当の旧友は過去15年間，毎年カードを送ってきていること，この友人は転居と転職のためこの1年間が多忙であったこと，自分はほかの友人たちとは相変わらず良好な関係を保っていることを無視している．

恣意的推論
定　義：相反する根拠があるにもかかわらず，または根拠がないのに結論を出す．
具体例：エレベータ恐怖をもつ女性に対して，自分が乗り込んだエレベータが墜落する確率を予測してもらう．この女性は，エレベータが地上に墜落する確率は10％以上であり，自分はケガをするだろうと回答．大惨事につながるエレベータ事故の確率は無視できるほど小さいことを，多くの人々がこの女性に納得させようとしてきた．

過剰な一般化
定　義：1つまたは複数の独立した出来事について出した結論を，非論理的に拡張して，多岐にわたる機能領域にまで適用する．
具体例：うつ病をもつ大学生．テストでB評価を受けた．彼はこの判定を不満に感じている．この学生が「私は，人生の至るところで失敗することになるだろう．どうせ何をやってもダメだ」という自動思考をもつ場合，過剰な一般化をしている．

拡大解釈と過小評価
定　義：属性，出来事または感覚の意味を誇張，または軽視してとらえる．
具体例：パニック症をもつ女性が，パニック発作中に頭がふらふらするように感じ始める．彼女は，「気を失ってしまうだろう．心臓発作か脳卒中ではないか」と考えている．

自己関連づけ
定　義：自分との関連性を裏づける根拠がきわめて乏しい，あるいは根拠が全くない場合に，関係のない出来事と自分自身とを関連づける．負の出来事に対して過剰な責任や責めを負う．
具体例：景気が下降しており，これまで順調だったビジネスが今や年間予算の達成に苦しんでいる．一時解雇も検討中である．多数の要因によって予算が危機的状況に至ったが，マネジャーの1人は「自分のせいだ．こうなることを予測して何らかの対策を講じておくべきだった．会社の期待を裏切ってしまった」と考えている．

（つづく）

表 1-1 （つづき）

完全主義的（全か無か）思考

定　義：自分自身や個人的経験，またはそのほかの事項に関する判断が，２つのカテゴリーのいずれかに当てはめられる（例えば，すべて悪いかすべてよい，完全な失敗か完全な成功，欠陥だらけか申し分なく完璧，など）．

具体例：うつ病をもつダンという男性は，自分と友人エドを比較している．エドは恵まれた結婚をし，彼の子どもたちは学校でもうまくいっているように思える．エドは家庭では非常に幸せであるが，彼の生活は理想からは程遠いものである．エドは，仕事，経済的逼迫および体調不良などさまざまな問題を抱えている．ダンが「エドはすべてうまくいっているのに，自分には何もない」と自分自身に言い聞かせるとき，完全主義的思考に陥っている．

4．スキーマ

　認知行動理論において，スキーマは，自動思考の基底にある情報処理の基本的なテンプレートやルールとして定義されている（D.A. Clark ら 1999 ; Wright ら 2014）．スキーマは思考を生み出す持続的で基本的な原理であり，小児期の早い段階で形成され始め，遺伝，および親の教育とモデリング，公式または非公式な教育活動，仲間体験，トラウマおよび成功を含むさまざまな人生経験の影響を受けている可能性がある．

　Bowlby（1985）らは，人間が毎日遭遇する大量の情報を管理してタイミングよく適切な判断をするには，スキーマを発達させる必要があることを観察によって確認した．例えば，「必ず事前に計画を立てる」という基本ルールをもっている人は，事前準備をせずに新たな状況に入っていくことの利点について時間をかけて議論をしたりはせず，むしろ新たな状況をうまく管理するための下地作りを自然に始めるであろう．

　D.A. Clark ら（1999）は，スキーマが３つの主なグループに分けられるとしている．

１．単純スキーマ

　　定　義：環境の物理的特性，日常活動の実質的管理，もしくは精神症状に

一切またはほとんど影響を与えないと考えられる自然法則に関するルール．
具体例：「防衛運転をしよう」「よい教育はよい結果をもたらす」「雷雨のときには避難する」

2．媒介信念 intermediary belief と媒介仮定 intermediary assumption
定　義：自己評価と情動の調整および行動に影響を与える，もし～だったら型の表現 if-then statements などの条件つきルール．
具体例：「自分は完璧に受け入れられなければならない」「ほかの人をいつも喜ばせられなければ，拒絶されてしまう」「一生懸命働けば成功を収めることができる」

3．自己に対する中核信念 core belief
定　義：自己評価に関連した周囲の情報を解釈するための包括的かつ絶対的なルール．
具体例：「私は愛されない」「私は愚かだ」「私はダメ人間だ」「私はよい友人だ」「私はほかの人を信頼することができる」

　筆者らは一般に臨床場面で，異なったレベルのスキーマ（例えば，媒介仮定と中核信念）について患者に説明することはない．筆者らは，ほとんどの患者にとって，スキーマないしは中核信念（筆者らはこれらの用語を同義として使用している）が自己評価と行動に対して強い影響力をもつという一般的な概念を認識することが有用であるということを知っている．また，誰にでも適応的な（健全な）スキーマと非適応的な中核信念が混在していることも患者に教えている．CBT における筆者らの目標は，適応的スキーマを同定して構築するとともに，非適応的スキーマの影響を修正したり軽減したりすることにある．**表 1-2** に適応的スキーマと非適応的スキーマのリストを簡潔に列挙する．
　スキーマと自動思考との関係は，**ストレス素因仮説** stress-diathesis hypothesis によって詳しく説明されてきた．Beck らは，うつ病およびそのほかの状態では，ストレスを感じるような出来事が起こって中核信念が活性化するまでは，非適応的なスキーマは休止状態にある，もしくは弱い状態にあるとしている（Beck ら 1979；D.A. Clark ら 1999；Miranda 1992）．そうした出来事が

表1-2　適応的スキーマと非適応的スキーマ

適応的スキーマ	非適応的スキーマ
たとえ何が起こっても，なんとか対処することができる	何かをしようと決めたら，成功しなければならない
何かに取り組めば，それを会得することができる	自分は愚かだ
自分は逆境に負けない	自分は見せかけだけの人間だ
他者は自分を信頼してくれる	人がそばにいると，全く心が安まらない．
自分には人に好かれる魅力がある	男(女)であるということ以外，自分は何者でもない
人々は自分を尊重してくれている	受け入れてもらうためには，完璧でなければならない
前もって準備をすれば，普通はうまくいく	何をやっても成功しないだろう
怖いものなど，ほとんどない	この世は恐ろしいことばかりだ

出典：Wright ら 2014 を書き改めた．

起こると，非適応的スキーマが強まり，それによって否定的な自動思考が刺激され，次々と流れるように表面に引き出される．この現象について，仕事を一時解雇された後にうつ病を発症したマークという中年男性の治療を例に挙げて説明することにする．

　マークは失業前は落ち込んでいなかったが，新しい職探しで苦労するうちにさまざまな面で自分に対する疑問を抱くようになった．地方紙の求人欄を見ていると，「彼らが求めているのは自分じゃない」「前回の職業ほどよい仕事につくことは絶対にできない」「たとえ面接を受けたとしても，緊張して何を話したらよいか分からなくなるだろう」といった自動思考が頭をよぎった．CBTのなかで，治療者は，長年にわたって離れることなく存在し続けてきた能力に関するいくつかのスキーマにマークが気づけるように手助けすることができた．このうちの1つが「私には能力が欠けている」という中核信念で，調子がよいときには休止状態にあったが，今では仕事を探そうとするたびに一連の否定的な自動思考を次々と引き出す働きをしていた．

うつ病と不安症にみる情報処理

　自動思考，スキーマおよび認知の誤りに関する理論と手法に加え，認知志向型の治療的介入の発展に影響を与えた研究成果がほかにも多数存在する．次章以降で説明する治療法の広範な理論的背景を提供するため，ここではうつ病と不安症に関するいくつかの研究所見を簡潔に記載することにする．**表 1-3** に，うつ病と不安症にみられる病的な情報処理の中核的な特徴をまとめた．

1．絶望と自殺とのつながり

　うつ病の研究で得られた臨床上最も重要な所見の 1 つに，絶望と自殺との関連性がある．多くの研究から，うつ病の人たちは強い絶望感を抱きやすく，希望の欠如が自殺のリスクを高めることが明らかになっている(Beck ら 1975, 1985, 1990；Fawcett ら 1987)．うつ病で入院していた患者を退院後 10 年間にわたって追跡調査した結果，絶望感が自殺の最も重要な予測因子であることが明らかになった(Beck ら 1985)．外来通院患者を対象とする類似した研究でも，これとほぼ同じ所見が記載されている(Beck ら 1990)．Brown と Beck ら(2005)は，これらの観察を研究に発展させ，認知療法は通常の臨床的ケアに比べて，自殺企図率を低下させることを見出した．この治療は自殺予防に特化した方略を含んでおり，それは，治療をガイドする手助けをするために最近の自殺危機に関するナラティブインタビューを行うこと，安全のための計画 safety plan を作成すること，生きる理由を明らかにすること，希望キット hope kit を作成すること，および自殺の危機に直面しているときにそれらのスキルを使いながら心的イメージ課題を患者に行わせ，練習させることなどを含んでいる．自殺リスクを低下させる CBT の手法は，基本的な臨床スキルであるべきと筆者らは考えているため，本書の後半にこのテーマに関する章を設けた(第 9 章「自殺のリスクを軽減するための認知行動療法」を参照)．

2．うつ病の帰属スタイル

　Abramson ら(1978)およびほかの研究者らは，うつ状態にある人たちがライ

表1-3 うつ病と不安症にみられる病的な情報処理

うつ病に顕著	不安症に顕著	うつ病と不安症の双方に共通
絶望	被害や危険に対する恐怖	自動情報処理の亢進
自己評価の低下	潜在的脅威に関する情報への着目度が高い	非適応的スキーマ
環境に対する否定的な見方	場面におけるリスクを実際よりも大きく見積もる	認知の誤りの頻度が高い
否定的テーマの自動思考		問題解決に関する認知能力が低い
誤帰属	危険，リスク，制御不能，能力欠如に関連する自動思考	自己に対する，特に知覚した欠陥や問題に対する着目度が高い
負のフィードバックを実際より大きく見積もる	恐ろしい場面をうまく処理できる能力を実際よりも小さく見積もる	
努力や抽象的思考を要する認知課題の遂行能力が低い	身体刺激に対する誤った解釈	

出典：Wright ら 2014 を書き改めた．

フイベントに対して，以下の3つの領域で否定的に歪曲された意味づけ（帰属）を行うと提唱している．

1. **「内的」対「外的」**．うつ病では，ライフイベントに対して内的方向に偏った帰属を示す傾向がみられる．このため，うつ病をもつ人は一般にネガティブな出来事に対して過剰に自分を責めるようになる．一方，うつ病をもたない人は，よくない出来事を不運，宿命，ほかの人の行為のせいなど外的な力によるものとしてとらえることが多い．

2. **「包括的」と「特異的」**．うつ病をもつ人は，ネガティブな出来事がほかから独立している，または限られた意味しかもたないと考えるのではなく，これらの出来事には広範囲に及ぶ包括的または総括的な意味があると結論づけることがある．うつ病をもたない人は，ネガティブな出来事をうまく壁で仕切ることによって，自己評価や行動への影響を防ぐ力をもっている．

3. **「固定的」と「可変的」**．うつ病のときには，否定的な状況や困難な場面は変えることができない，もしくは将来的に改善の見込みがないと受け取られる可能性がある．うつ病をもたない人では，より健全な思考スタイルが

認められ，否定的な状態や状況は時間の経過とともにおさまると信じている場合が多い(例：「これもまた過ぎ去るはずだ」など).

うつ病の帰属スタイルに関する研究は，初期に実施されたものが学生や患者ではない人を対象としていたという理由で批判されてきた．また，ほかの研究では一貫した結果が得られていない．とはいえ，これまでのエビデンスからは，うつ病では帰属に歪みが生じている可能性があり，CBTの手法はこの種の偏った認知処理を逆転させるのに役立つという概念が支持される．筆者らは臨床活動のなかで，うつ病をもつ多くの患者が，自分の思考スタイルが内的，包括的および固定的帰属の方向に逸れているということを短期間のうちに把握できることに気づいた．

3. フィードバックに対する反応の歪み

フィードバックへの反応に関する一連の研究から，うつ病をもつ人ともたない人との間に差が認められることが明らかになった．この差は，治療上重要な意義をもっている．うつ病をもつ被験者は，与えられるポジティブなフィードバックの量を実際よりも小さく見積もり，出来が悪いと言われた後は課題に対してあまり努力しなくなることが分かっている．うつ病をもたない対照被験者では，**自分に都合のよいポジティブなバイアス** positive self-serving bias を示すと思われるパターンが認められ，実際に与えられるフィードバックよりも肯定的なフィードバックに耳を傾けるか，あるいは負のフィードバックの重要性を低くみる傾向が認められる(AlloyとAhrens 1987).

CBTの目標は，患者が正確で合理的な情報処理スタイルを発達させる手助けをすることである．したがって，治療者は予想されるフィードバックの歪みを認識してそれを伝える必要がある．それを行う基本的な手法の1つである，治療セッションにおいて詳細なフィードバックを行ってそれについて尋ねる方法については，第2章「治療関係　治療における協働的経験主義」と第4章「構造化と教育」に記載している．これらの技法では，フィードバックに適切に耳を傾け，反応し，フィードバックを与えることを学習する機会として治療体験を利用している．

4. 不安症にみられる思考スタイル

　不安症をもつ人では，情報処理にいくつかの特徴的な偏りが認められることが分かっている(表1-3)．これらの機能障害の領域の1つは，潜在的脅威に関する環境の情報に対して高いレベルの注意を向けるという点にある．例えば，表1-1に記載したエレベータ恐怖をもつ女性の場合，エレベータ内で安全性を懸念させるような音を耳にするかもしれない．そのような恐怖を感じたことがない人は，これらの刺激に対してほとんど，あるいは全く注意を払わないだろう．また，不安症をもつ人たちは，恐怖を引き起こすトリガーを非現実的なほどに危険なものとして，または有害なものとしてとらえることがよくある．パニック症をもつ多くの人たちは，パニック発作(または発作を誘発する状況)が心臓発作や脳卒中，死といった破局的なダメージを引き起こすかもしれないという恐怖を抱いている．

　情報処理に関するほかの研究からは，不安症をもつ患者が，恐怖を感じる状況にうまく対処したり切り抜けたりする自分の能力を低く評価していて，コントロールできないという感覚をもち，自分に対して否定的な言葉を投げかけ，身体的刺激を誤解し，将来の災難のリスクを過大評価している場合が多いことが確認されている．臨床家がこのようにバイアスのかかった異なるタイプの情報処理について知っていれば，不安症の治療計画を立て治療を行う助けになる．

5. 学習，記憶および認知能力

　うつ病は，集中力の著しい障害に加えて，難しい，努力を要する，または抽象的な学習および記憶機能の遂行能力に著しい障害を伴っていることが多い(Weingartnerら1981)．うつ病と不安症の双方で，問題解決能力と課題遂行能力が低下していることも観察されている(D.A. Clarkら1990)．CBTでは，学習スキルを高め，患者が自己の問題解決スキルを向上させるのを助けるようにデザインされた特異的介入法(構造化，心理教育的手法およびリハーサルなど)を用いて，これらの認知遂行の障害に取り組む(第4章「構造化と教育」を参照)．

治療法の概要

　臨床家がCBTを学び始めたとき，ときとしてこのアプローチを単なる技法や介入法の寄せ集めとみなす過ちをおかすことがある．そうすると，CBTの最も重要な構成要素のいくつかを踏まえることなく，すぐに思考の記録，活動スケジュール作成または暴露療法などの技法の実践に進んでしまう．CBTは有効な介入法であることがよく知られており，患者が特定の明確なエクササイズを実施することを好む場合が多いため，この落とし穴に陥りやすい．技法の実践に主眼を置くのが早すぎたり，そこに重点を置きすぎたりすると，CBTの本質を見失うことになってしまう．

　技法を選んで適用する前に，患者固有の心理状態や問題を認知行動理論と直接結びつけるような個別的概念化を行う必要がある（第3章「アセスメントと定式化」を参照）．事例の概念化は，認知行動療法家にとって基本的な指針となる．このほかにもCBTの中核をなす特徴として，きわめて協働的な治療関係，ソクラテス的質問法の巧みな利用，および効果的な構造化と心理教育などが挙げられる（**表1-4**）．本書は，一般的な精神疾患に対する特異的な介入法に加えて，CBTにとって重要な一般的スキルを習得できるように構成されている．次章以降で詳しい説明を行う前の序章として，ここでは治療法の全体像について簡潔に記載する．

1．治療の期間と様式

　CBTは問題志向型の治療法であり，短期間で実施されることが多い．併存症を伴わないうつ病もしくは不安症では一般に，5～20回のセッションで治療が行われる．しかしながら，併存症を伴っている場合や慢性ないし治療抵抗性の症状を伴っている患者の場合には，より長期にわたるCBTが必要になることがある．パーソナリティ障害，精神病，または双極性障害に対するCBTでは，セッション回数を20回以上にまで延長しなくてはならないことがある．慢性ないし再発性の疾患をもつ患者に対しては，CBTの大半を治療開始から何か月間かにわたって集中して（毎週あるいは隔週の来院などで）行う治療デザ

表1-4 認知行動療法(CBT)の鍵となる手法

問題志向を重視
事例の個別的な概念化
協働的経験主義的治療関係
ソクラテス的質問法
構造化,心理教育およびリハーサルを利用して学習を高める
自動思考の誘発と修正
スキーマを明らかにして変化させる
絶望,自滅的行動および回避のパターンを逆転させるための行動的手法
再発防止のためのCBTスキルの構築

インが効果的であると考えられる.しかし,臨床家は,その後も長期間にわたって断続的なブースターセッションを通して患者の診察を続ける.この手法の経験が豊富な精神科医は,反復性うつ病,双極性障害またはそのほかの慢性疾患の維持期におけるショートセッションで,CBTと薬物療法とを併用することがある.

　伝統的様式では,CBTは通常,1回45〜50分間のセッションで実施される.しかし,セッションの長さは,患者のニーズに合わせるため,治療効果を改善するため,および／または結果を増強するために調整することがある.例えば,90分やそれ以上のより長い時間のセッションは不安症の患者を短期間で治療しようとする場合には有用であり(Östら 2001),また特に心的外傷後ストレス障害をもつ患者(McLeanとFoa 2011)や強迫症をもつ患者にも有用であろう(Foa 2010).入院患者や精神病をもつ患者のほか,症状が重く集中力が低下している患者には,通常50分より短いセッションが推奨される(KingdonとTurkington 2004;Stuartら 1997;Wrightら 2009).また,第4章「構造化と教育」で詳述しているように,CBTスキルを高めるコンピュータプログラムを併用する場合には,ブリーフセッションがうつ病の治療に効果的であることが分かっている(Thaseら 2017;Wright 2016;Wrightら 2005).

　こうしたもの以外の簡略化された治療セッションも,CBTの経験豊富な精神科医もしくはナースプラクティショナー nurse practitionerによって用いら

21

れている．ブリーフセッションは，従来の「50分1コマ」に代わるものとして，薬物療法やコンピュータ支援治療，自助本などの補助的療法とともに用いられうる．本書の筆者である2人の精神科医師 J.H.W と M.E.T は彼らの患者の一部にブリーフセッションを実施している．そして彼らはさまざまな手法について学ぼうとする臨床家向けに別の本『High-Yield Cognitive-Behavior Therapy for Brief Sessions: An Illustrated Guide』（Wright ら 2010）〔『認知行動療法トレーニングブック 短時間の外来診療編』（医学書院）〕も共同で執筆した．筆者らは，CBT の訓練をしている人や学生には，まず最初に 45～50 分の伝統的な様式でどのように治療を実践するのかを学ぶことを勧めている．セッションを短くしようとする試みの前に，基本的な手法をしっかりとおさえた基盤作りが必要である．

2．いまここで起こっていること（here and now）に焦点を当てる

　現在の出来事に注意を向けることが絶望感，無力感，回避およびぐずぐずと先延ばしにする傾向などの症状に対抗するためのアクションプラン作成を促すのに役立つという理由から，いまここで起こっていること（here and now）問題志向型アプローチが重視されている．また，最近の出来事に対する認知的反応や行動的反応は，遠い過去の出来事に対する反応よりも対処しやすく，確認しやすい．このほかにも，主に現在できていることに取り組む利点として，治療関係における依存と退行を抑えられることが挙げられる．

　CBT の介入は典型的には，現在の出来事，思考，感情および行動に焦点を当てるが，小児期早期の発達，家族背景，トラウマ，ポジティブおよびネガティブに性格形成に作用する体験，教育，職歴および社会的影響の検討を含めた時間的経緯を視野に入れておくことは，患者を十分に理解し，治療計画を立てるうえできわめて重要である．

3．事例の概念化

　筆者らは，CBT のセッションで最大限の努力をしているとき，事例の概念化が，1つひとつの質問や非言語反応，介入，そして患者とのコミュニケーションをよくするために行う数多くの治療的工夫の直接的な指針となっていると感

じている.言い換えれば,私たちには綿密に考え抜かれた方略があり,勘に頼って治療を行っているわけではないということである.実力のある認知行動療法家になるために学んでいるのであれば,診断アセスメントによって得られた情報,患者に固有の背景の観察所見,および詳細な治療プランに含まれる認知行動理論をまとめあげて定式化できるように練習する必要がある.事例の概念化の方法については,第3章「アセスメントと定式化」で説明する.

4. 治療関係

　治療関係に役立つ数多くの特徴は,CBT,精神力動的治療,非指示的療法,そしてそのほかのよく用いられる精神療法に共通してみられるものである.これらの特性には,理解,優しさ,共感が含まれる.優れた治療者であれば誰もがそうであるように,CBTの治療者は,信頼関係を築く能力を備えていて,プレッシャーのもとで冷静さを示す必要がある.しかし,ほかのよく知られている治療法と比べると,CBTにみる治療関係は協働作業に重点を置き,経験を中心に据え,行為志向的介入を用いるという点で異なっている.

　Beckら(1979)は,CBTにおける患者と治療者の関係を説明するために,**協働的経験主義** collaborative empiricism という用語を作り出した.患者と治療者が研究チームとして一緒に取り組み,さまざまな認知や行動の正確さや対処上の価値について仮説を立てる.次に,協力し合ってより健康な思考スタイルを培い,コーピングスキルを構築し,非生産的な行動パターンを逆転させる.認知行動療法家は一般に,ほかの治療法を実践している治療者よりも活動性が高い.認知行動療法家はセッションを構造化するのを助け,フィードバックを与え,患者にCBTのスキルの利用法について指導する.

　また,患者も治療関係のなかで重大な責任を果たすように促される.患者は,治療者にフィードバックを行い,治療セッションのアジェンダを設定する手助けをし,毎日の生活場面でCBTの介入を実践し続けるように求められる.総合的にみると,CBTの治療関係の特徴は,自由なコミュニケーションと,問題を処理するための作業志向的,実用主義的,そしてチーム志向的アプローチにある.

5．ソクラテス的質問法

　CBT で使用される質問形式は協働的経験主義的関係と一致しており，患者が非適応的思考を認識し，それを変える手助けをすることが目標である．**ソクラテス的質問法** Socratic questioning では，患者に対して，好奇心と知的欲求を刺激するような質問をする．臨床家は，治療の概念を講義形式で披露するのではなく，患者を学習過程に携わらせるように努める．ソクラテス的質問法の特殊な形式に，**誘導による発見** guided discovery があり，治療者は一連の質問を行って非機能的な思考パターンや行動を明らかにしていく．

6．構造化と心理教育

　CBT では，治療セッションの効率性を最大限に活用するために，アジェンダ設定やフィードバックなどの構造化手法を使用して，患者の回復に向けた努力を系統立てる手助けをし，学習効果を高めるようにする．セッションに明確な方向を与え，進捗状況を測定できるようにするために，治療のアジェンダをはっきりさせるように努力する．具体例を挙げると，明確に表現されたアジェンダ項目とは，例えば「仕事に復帰するためのプランを作成する」「息子との緊張関係を和らげる」「離婚を乗り越えるための方法を見つける」などである．

　セッションのなかで治療者は，患者がアジェンダを用いて重要な話題を生産的に探索できるように導き，治療目標の達成に役立つ見込みがほとんどない方向に脱線するのを避けるように努める．ただし，重要な新しい話題や考えが出てきた場合，または現行のアジェンダにとどまっていても望ましい結果が得られない場合には，治療者の裁量でそのアジェンダから離れることができる．患者と治療者の双方が定期的にフィードバックをやり取りし，理解内容を確認し，セッションの方向づけを行うようにする．

　CBT では，さまざまな心理教育的手法が用いられる．セッション内の典型的な教育体験は，患者の生活場面を用いて概念を具体的に説明するというものである．通常，治療者は手短に説明した後，患者が学習過程に携われるようにするための質問を続ける．心理教育を行う際に治療者の手助けとなるツールも多数存在する．具体的には，自助本，パンフレット，評価尺度およびコンピュー

タプログラムなどが挙げられる．これらのツールの詳細な説明は，第4章「構造化と教育」に記載している．

7．認知再構成

　CBT の大半は，患者が非適応的な自動思考やスキーマを認識して変化させることを手助けすることにあてられる．最もよく用いられる手法はソクラテス的質問法である．CBT では思考記録もよく利用される．自動思考を用紙に記録することによって，さらに合理的な思考スタイルが身につくようになることが多い．

　このほかによく使用される手法としては，認知の誤りの同定，根拠の検証（プラスとマイナスの分析），再帰属（帰属スタイルの修正），合理的な別の考えのリスト作成，および認知的リハーサルなどがある．最後に挙げた技法は，心的イメージやロールプレイによって新しい思考方法を練習するというものである．これは，治療者が手助けすることによって，治療セッション内で実施することができる．また，患者がリハーサル法を用いて経験を積んだ後，自宅で自主的に練習することもできる．

　認知再構成の全体的な方略は，治療セッションで自動思考とスキーマを同定し，患者に認知を変えるスキルを教えることであり，その後，治療で学んだことを実社会の場面に広げるように設計された一連のホームワークエクササイズを患者に実践させることである．深く根づいた非適応的認知を患者が容易に修正できるようになるためには，通常，繰り返し練習する必要がある．

8．行動的手法

　CBT モデルは，認知と行動の関係が双方向的であることを強調している．上記の認知的介入がうまく実行されれば，行動によい影響がもたらされると考えられる．また，プラスの行動変化は一般に，考え方の改善やそのほかの望ましい認知変化と結びついている．

　CBT で最も使用される行動的手法は，以下の事柄を実践する手助けとなるように設計されている．(1)気分が改善されるような活動への参加を増やす，(2)回避または無力状態のパターンを変える，(3)恐怖場面と徐々に向き合う，

(4)コーピングスキルを構築する，(5)苦痛を伴う情動や自律神経の覚醒状態を軽減する．第6章「行動的手法Ⅰ 気分の改善，活力増加，課題遂行および問題解決」と第7章「行動的手法Ⅱ 不安の抑制および回避パターンの打破」では，うつ病と不安症に対する有効な行動的手法について詳しく説明することにする．読者の方々が学ぼうとしている介入法で重要なのは，行動活性化，ヒエラルキーを用いた暴露(系統的脱感作)，段階的課題設定，リラクセーショントレーニングなどである．これらの技法は，症状を軽減してプラスの変化を促す手助けをするための強力なツールになりうる．

9．再発防止のための CBT スキルの構築

CBT アプローチによってもたらされる恩恵の1つに，再発リスクを軽減するスキルの獲得がある．自動思考を認識して変化させる方法，一般的な行動的手法の用い方，本章の前半に記載したほかの介入の実践法を学べば，患者はその後，症状を再発させるトリガーをうまく処理できるようになる．例えば，自動思考にみられる認知の誤りを認識することを学習した人は，治療終了後にストレス場面に遭遇したときに，破局的思考をうまく回避することができると考えられる．CBT の後半段階で治療者はしばしば再発防止に焦点を当て，困難の原因となる可能性の高い潜在的問題に患者が気づけるように手助けをする．その後，リハーサル技法を用いて効果的な対処法を練習する．

再発防止のための CBT アプローチを説明するために，自殺企図で入院後に退院した人の例を考えてほしい．この人はずいぶんよくなっていて，今では自殺の恐れはないかもしれないが，その人に対する有効な認知行動治療プランには，退院してさらに仕事に復帰する際に生じる可能性のあるアジェンダを検討し，次にこれらのアジェンダへの対応について指導することが含まれる．この患者に対する CBT には，具体的な安全対策も含まれるだろう．

まとめ

　CBT は，精神障害に対して最も広く実践されている精神療法の1つである．この治療アプローチは，古代から現在に至るまでに哲学者たちが記載している，人間の情動と行動をコントロールする際の認知の役割に関する教えに基礎を置いている．CBT を規定する構成概念は，Aaron T. Beck とそのほかの有力な精神科医やサイコロジストらの手によって1960年代初頭に発展した．CBT が際立っているのは，本理論を検証し，治療の有効性を立証した実証的研究の多さである．

　優れた認知行動療法家になるためには，基本的な理論と手法を学習し，CBT 的介入の具体例を見て，この治療アプローチを患者とともに実践する必要がある．本章では，認知行動モデル，自動思考を認識して修正することの重要性，情報処理と精神病理に対するスキーマの影響，治療的介入法の計画を立てる際に行動原理が果たす重要な役割など，CBT の中核をなす概念について紹介した．次章以降では，CBT の基本原理をどのように治療で用いていくかについて，例を挙げながら詳しく説明することにする．

文献

Abramson LY, Seligman MEP, Teasdale JD: Learned helplessness in humans: critique and reformulation. J Abnorm Psychol 87: 49-74, 1978(PMID: 649856)

Addis ME, Martell CR: Overcoming Depression One Step at a Time: The New Behavioral Activation Approach to Getting Your Life Back. Oakland, CA, New Harbinger, 2004

Alloy LB, Ahrens AH: Depression and pessimism for the future: biased use of statistically relevant information in predictions for self versus others. J Pers Soc Psychol 52: 366-378, 1987(PMID: 3559896)

Bandelow B, Reitt M, Röver C, et al: Efficacy of treatments for anxiety disorders: a meta-analysis. Int Clin Psychopharmacol 30: 183-192, 2015(PMID: 25932596)

Barlow DH, Cerney JA: Psychological Treatment of Panic. New York, Guilford, 1988

Barlow DH, Craske MG, Cerney JA, et al: Behavioral treatment of panic disorder. Behav Ther 20: 261-268, 1989

Beck AT: Thinking and depression. Arch Gen Psychiatry 9: 324-333, 1963(PMID: 14045261)

Beck AT: Thinking and depression, II: theory and therapy. Arch Gen Psychiatry 10: 561-571, 1964(PMID: 14159256)

Beck AT, Kovacs M, Weissman A: Hopelessness and suicidal behavior: an overview. JAMA 234: 1146-1149, 1975(PMID: 1242427)

Beck AT, Rush AJ, Shaw BF, et al: Cognitive Therapy of Depression. New York, Guilford, 1979

Beck AT, Steer RA, Kovacs M, Garrison B: Hopelessness and eventual suicide: a 10-year prospective study of patients hospitalized with suicidal ideation. Am J Psychiatry 142: 559-563, 1985(PMID: 3985195)

Beck AT, Brown G, Berchick RJ, et al: Relationship between hopelessness and ultimate suicide: a replication with psychiatric outpatients. Am J Psychiatry 147: 190-195, 1990 (PMID: 2278535)

Blackburn IM, Jones S, Lewin RJP: Cognitive style in depression. Br J Clin Psychol 25: 241-251, 1986(PMID: 3801730)

Bowlby J: The role of childhood experience in cognitive disturbance, in Cognition and Psychotherapy. Edited by Mahoney MJ, Freeman A. New York, Plenum, 1985, pp 181-200

Brown GK, Ten Have T, Henriques GR, et al: Cognitive therapy for the prevention of suicide attempts: a randomized controlled trial. JAMA 294: 563-570, 2005(PMID: 16077050)

Butler AC, Beck JS: Cognitive therapy outcomes: a review of meta-analyses. Journal of the Norwegian Psychological Association 37: 1-9, 2000

Campos PE: Special series: integrating Buddhist philosophy with cognitive and behavioral practice. Cogn Behav Pract 9: 38-40, 2002

Clark DA, Beck AT, Stewart B: Cognitive specificity and positive-negative affectivity: complementary or contradictory views on anxiety and depression? J Abnorm Psychol 99: 148-155, 1990(PMID: 2348008)

Clark DA, Beck AT, Alford BA: Scientific Foundations of Cognitive Theory and Therapy of Depression. New York, Wiley, 1999

Clark DM: A cognitive approach to panic. Behav Res Ther 24: 461-470, 1986(PMID: 3741311)

Clark DM, Salkovskis PM, Hackmann A, et al: A comparison of cognitive therapy, applied relaxation and imipramine in the treatment of panic disorder. Br J Psychiatry 164: 759-769, 1994(PMID: 7952982)

Cuijpers P, Berking M, Andersson G, et al: A meta-analysis of cognitive-behavioural therapy for adult depression, alone and in comparison with other treatments. Can J Psychiatry 58: 376-385, 2013(PMID: 23870719)

Dalai Lama: Ethics for the New Millennium. New York, Riverhead Books, 1999

Dobson KS, Shaw BF: Cognitive assessment with major depressive disorders. Cognit Ther Res 10: 13-29, 1986

Epictetus: Enchiridion. Translated by George Long. Amherst, NY, Prometheus Books, 1991

Eysenck HJ: The Effects of Psychotherapy. New York, International Science Press, 1966

Fawcett J, Scheftner W, Clark D, et al: Clinical predictors of suicide in patients with major affective disorders: a controlled prospective study. Am J Psychiatry 144: 35-40, 1987 (PMID: 3799837)

Foa EB: Cognitive behavioral therapy of obsessive-compulsive disorder. Dialogues Clin Neurosci 12: 199-207, 2010(PMID: 20623924)

Frankl VE: Man's Search for Meaning: An Introduction to Logotherapy. Boston, MA, Beacon Press, 1992

Haaga DA, Dyck MJ, Ernst D: Empirical status of cognitive theory of depression. Psychol Bull 110: 215-236, 1991(PMID: 1946867)

Hollon SD, Kendall PC, Lumry A: Specificity of depressotypic cognitions in clinical depression. J Abnorm Psychol 95: 52-59, 1986(PMID: 3700847)

Hollon SD, DeRubeis RJ, Fawcett J, et al: Effect of cognitive therapy with antidepressant medications vs antidepressants alone on the rate of recovery in major depressive disorder: a randomized clinical trial. JAMA Psychiatry 71: 1157-1164, 2014(PMID: 25142196)

Ingram RE, Kendall PC: The cognitive side of anxiety. Cognit Ther Res 11: 523-536, 1987

Isaacson W: Benjamin Franklin: An American Life. New York, Simon & Schuster, 2003

Kelly G: The Psychology of Personal Constructs. New York, WW Norton, 1955

Kendall PC, Hollon SD: Anxious self-talk: development of the Anxious Self-Statements Questionnaire (ASSQ). Cognit Ther Res 13: 81-93, 1989

Kingdon DG, Turkington D: Cognitive Therapy of Schizophrenia. New York, Guilford, 2004

Lam DH, Watkins ER, Hayward P, et al: A randomized controlled study of cognitive therapy for relapse prevention for bipolar affective disorder: outcome of the first year. Arch Gen Psychiatry 60: 145-152, 2003(PMID: 12578431)

Lefebvre MF: Cognitive distortion and cognitive errors in depressed psychiatric and low back pain patients. J Consult Clin Psychol 49: 517-525, 1981(PMID: 6455451)

Lewinsohn PM, Hoberman HM, Teri L, et al: An integrative theory of depression, in Theoretical Issues in Behavior Therapy. Edited by Reiss S, Bootzin R. New York, Academic Press, 1985, pp 331-359

Marks IM, Swinson RP, Basoglu M, et al: Alprazolam and exposure alone and combined in panic disorder with agoraphobia: a controlled study in London and Toronto. Br J Psychiatry 162: 776-787, 1993(PMID: 8101126)

McGrath CL, Kelley ME, Holtzheimer PE, et al: Toward a neuroimaging treatment selection biomarker for major depressive disorder. JAMA Psychiatry 70: 821-829, 2013 (PMID: 23760393)

McLean CP, Foa EB: Prolonged exposure therapy for post-traumatic stress disorder: a review of evidence and dissemination. Expert Rev Neurother 11: 1151-1163, 2011(PMID: 21797656)

Meichenbaum DH: Cognitive-Behavior Modification: An Integrative Approach. New York, Plenum, 1977

Miranda J: Dysfunctional thinking is activated by stressful life events. Cognit Ther Res 16: 473-483, 1992

Öst LG, Alm T, Brandberg M, Breitholtz E: One vs five sessions of exposure and five sessions of cognitive therapy in the treatment of claustrophobia. Behav Res Ther 39: 167-183, 2001(PMID: 11153971)

Rachman S: The evolution of cognitive behavior therapy, in Science and Practice of Cognitive Behavior Therapy. Edited by Clark DM, Fairburn CG. New York, Oxford University Press, 1997, pp 3-26

Raimy V: Misunderstandings of the Self. San Francisco, CA, Jossey-Bass, 1975

Rector NA, Beck AT: Cognitive behavioral therapy for schizophrenia: an empirical review. J Nerv Ment Dis 189: 278-287, 2001(PMID: 11379970)

Sternberg RJ: Cognitive Psychology. Fort Worth, TX, Harcourt Brace, 1996

Stuart S, Wright JH, Thase ME, Beck AT: Cognitive therapy with inpatients. Gen Hosp Psychiatry 19: 42-50, 1997(PMID: 9034811)

Thase ME, Wright JH, Eells TD, et al: Improving efficiency and reducing cost of psychotherapy for depression: computer-assisted cognitive-behavior therapy versus standard cognitive-behavior therapy. Unpublished paper submitted for publication; data available on request from authors. Philadelphia, PA, January 2017

Watkins JT, Rush AJ: Cognitive Response Test. Cognit Ther Res 7: 125-126, 1983

Weingartner H, Cohen RM, Murphy DL, et al: Cognitive processes in depression. Arch Gen Psychiatry 38: 42-47, 1981(PMID: 7458568)

Wolpe J: Psychotherapy by Reciprocal Inhibition. Stanford, CA, Stanford University Press, 1958

Wright JH: Integrating cognitive-behavioral therapy and pharmacotherapy, in Contemporary Cognitive Therapy: Theory, Research, and Practice. Edited by Leahy RL. New

York, Guilford, 2004, pp 341-366

Wright JH: Computer-assisted cognitive-behavior therapy for depression: progress and opportunities. Presented at National Network of Depression Centers Annual Conference, Denver, Colorado, September, 2016

Wright JH, Thase ME: Cognitive and biological therapies: a synthesis. Psychiatr Ann 22: 451-458, 1992

Wright JH, Wright AS, Albano AM, et al: Computer-assisted cognitive therapy for depression: maintaining efficacy while reducing therapist time. Am J Psychiatry 162: 1158-1164, 2005(PMID: 15930065)

Wright JH, Turkington D, Kingdon DG, Basco MR: Cognitive-Behavior Therapy for Severe Mental Illness: An Illustrated Guide. Washington, DC, American Psychiatric Publishing, 2009

Wright JH, Sudak DM, Turkington D, Thase ME: High-Yield Cognitive-Behavior Therapy for Brief Sessions: An Illustrated Guide. Washington, DC, American Psychiatric Publishing, 2010

Wright JH, Thase ME, Beck AT: Cognitive-behavior therapy, in The American Psychiatric Publishing Textbook of Psychiatry, 6th Edition. Edited by Hales RE, Yudofsky SC, Roberts L. Washington, DC, American Psychiatric Publishing, 2014, pp 1119-1160

# 治療関係
治療における協働的経験主義

2

　認知行動療法(CBT)の明らかな特徴の1つとして，協働的で単純明快な活動志向型の治療関係の活用を挙げることができる．ほかの精神療法のように，治療者と患者との関係を，変化を生じさせる主要なメカニズムだとは考えないが，良好な作業同盟はきわめて重要な治療の要素である(Beckら 1979)．ほかの主要な精神療法を用いている臨床家と同じように，認知行動療法家も，有能な治療者に共通の資質である誠実さ，温かさ，肯定的配慮，および的確な共感を，治療環境で生かそうとする(Beckら 1979; Keijsersら 2000; Rogers 1957)．CBTの治療関係は，ほかの精神療法と共通したこうした特徴に加えて，**協働的経験主義** collaborative empiricism という作業同盟が特徴的であり，こうした関係を通して認知と行動の修正を進めることを目指している．

　さまざまなタイプの精神療法における治療関係の研究で，治療転帰と治療者-患者同盟の強さとの間に強い相関があることが繰り返し確認されている(Beitmanら 1989; Kleinら 2003; WrightとDavis 1994)．また，CBTにおける治療関係に関する研究のレビューからも，認知行動療法の治療同盟の質が治療の結果に影響を与えることが明らかになっている(Keijsersら 2000)．このように，CBTで治療関係を構築しようとする取り組みが治療の経過に強い影響を及ぼすことを裏づける十分なエビデンスが存在している．

　最も効果的な治療者-患者関係を作り上げるための学習は，治療者が生涯を通じて取り組まなくてはならないことである．どのような臨床家も，それまでの自分の治療関係の経験を基礎にしてこの学習が始まる．職業として治療者を

選択した理由の1つとして，ほかの人を理解する能力，そして豊かな感受性や優しさ，冷静さをもって感情的な話題を話し合える能力が自分に生得的に備わっているということを挙げる人も多い．そうはいっても，こうした才能を最大限に活用する術を習得するには，通常，相当量の臨床経験を要するほか，ケーススーパービジョンと個人的な内省が必要である．ほかの治療と共通するCBTの治療関係について概説した後，本章の主眼である協働的経験主義の作業同盟について取り上げることにする．

共感性，温かさ，そして誠実さ

　認知行動の視点からみれば，的確な共感には，患者の立場に自分自身を置くことができる能力などが含まれる．それゆえに，治療者は，問題の一因になっていると考えられる歪みや非論理的な推論，非適応的な行動を明らかにするための客観性を維持しながら，患者が感じたり考えたりしていることに気づくことができる．Beckら（1979）は，共感性とそれに伴う人間的な温かさをどの程度示すかを適切に調節することが何にも増して重要であると強く主張している．患者が治療者に対して，距離感や冷淡さ，無関心さを感じれば，良好な治療転帰が得られる見込みは低くなる．その一方で，治療者が示す温かさや共感性が過剰な場合も，逆効果になる可能性がある．例えば，長年にわたって自己評価が低いまま過ごしてきた患者や基本的信頼感が欠如してきた患者は，治療者の熱心すぎる取り組みを否定的にとらえる可能性がある（「なぜ私のような敗北者をこれほど気遣ってくれるのか？　治療者が私のことを知ろうと必死に努力しているのであれば，治療者自身も孤独に違いない．治療者は，私から何を得ようとしているのだろうか？」など）．

　共感的コメントをする際には，タイミングもきわめて重要である．患者が自分の苦しみを治療者に十分に理解してもらったと感じる前に，共感性を示すことに比重を置きすぎてしまうという誤りがよくみられる．しかし，たとえ治療の早期であっても，情緒的苦痛を強く表したときにそれを無視してしまうと，関係が切れた，または反応がないと思われてしまう恐れがある．共感的コメン

トを伝えようとするときには，次のような質問を自分自身に問いかけるとよい：自分は相手の生活状況と思考スタイルをどの程度よく理解しているか？　今は共感を示すのに適した時期か？　今，どの程度の共感が必要なのか？　この患者にこの時点で共感を示す場合に，何らかのリスクはないか？

　的確に照準を定めた共感的コメントは，関係の強化と情動的緊張の緩和に役立つことが多いが，理解しようとする試みが負の歪んだ認知を強化する場合がある．例えば，自分は失敗した，または自分の人生はどうすることもできないと信じ込んでいる患者に対して，「私はあなたの感じ方を理解できる」というように繰り返し保証し続けると，患者の自己非難や絶望的態度をうっかり正当化してしまう可能性がある．患者が非適応的な認知について長々と話している間ずっと，あなたが積極的に耳を傾け，繰り返し「そうですね」とうなずけば，患者は自分が導き出した結論に同意が得られたと考えるかもしれない．あるいは，あなたが広場恐怖をもつ患者を担当しており，障害に伴う感情的苦痛にあまりにも共感しすぎてしまい，回避パターンを打破するための行動的手法を利用しないでいる場合には，治療の有効性が損なわれる恐れがある．

　的確な共感を示すために最も重要な鍵の1つは誠実さである．誠実さを示すことのできる治療者は，実直かつ自然で情緒的な結びつきに基づく手法で言語的および非言語的コミュニケーションを図ることができ，治療者が状況を正しく理解していることを患者に示すことができる．患者に建設的なフィードバックをうまく伝え，真実を隠そうとしないのが真の治療者といえる．治療者は常に，実際のネガティブな出来事や転帰をそうしたものとして認めつつ，人生の浮き沈みにうまく対処するのに役立つ長所を患者から見つけ出そうとする．したがって，認知行動療法家にとって望ましい人としての特質の1つは，純粋な楽観的感覚と，回復し成長していく患者の力への信頼である．

　CBTにおける的確で十分な共感には，積極的に解決法を探ることもまた含まれる．敏感な配慮を示すだけでは十分とはいえない．治療者は，こうした配慮を，苦痛の軽減と患者が生活上の問題を処理するのに役立つ行動に転換させる必要がある．したがって，認知行動療法家は，適切な共感的コメントをソクラテス的質問法，および合理的に考えて健全な対処行動がとれるようにするほかのCBT手法と組み合わせて使用する．多くの場合，最も効果的な共感的反

応には，非機能的な一連の思考の流れに同調するのではなく，患者が新たな視点で物事をとらえるのに役立つような質問をすることなどが含まれる．

協働的経験主義

　CBTにおける治療関係を説明するのに最もよく使用される用語は，**協働的経験主義** collaborative empiricism である．この「協働的」と「経験主義」という2つの単語は，治療同盟の本質をうまくとらえている．治療者はきわめて協働性の高いプロセスのなかで患者にかかわり，目標とアジェンダの設定，フィードバックのやり取り，CBTの手法を日常生活の行動に組み入れるなどの責務を共有する．治療者と患者がともに，問題のある思考や行動にねらいを定め，次にその妥当性や有用性を経験に基づいて吟味する．実際の問題点や欠陥が見出されれば，これらの難題に対する対処方略を計画立案して実践する．ただし，治療関係の主な役割は，経験というレンズを通して認知の歪みと非生産的な行動パターンをとらえることにより，合理性を高め，症状を軽減し，個人として有効に動けるようにすることにある．

　協働的経験主義という治療関係のスタイルについては，本書のさまざまな場面で，CBTの中心的な手法を実演した一連のビデオを用いて，詳しく説明している．ここで，不安症を抱えたケイトという女性のライト医師による治療映像から，2つの短い場面をご覧いただきたい．最初は，ケイトの不安のトリガーとなる恐怖に満ちた思考，不安感情，および回避のパターンを彼女が転換していくにあたってCBTがどのように助けてくれるのか，彼女が理解できるようライト医師が援助している初期のセッションである．治療者と患者は互いに症状の軽減を目指して前進できるようしっかりとした関係を築きつつある．次の場面では，ケイトは一連の非適応的な認知を修正するための経験主義的アプローチを取り入れるように勧められている．良好な治療同盟は，この種の治療作業を行う際の必須要件である．

　最初のビデオを見る前に，これらの場面を見てできるだけ多くのことを得るための方法をいくつか提案したい．「緒言」で述べたように，筆者らがビデオ

を作成した目的は，臨床家が実際のセッションでどのように CBT を実践するのか，その具体例を提示することにある．ビデオにきちんとした台本はなく，各場面で唯一の実行可能な取り組み方を示す完璧な実例となるように作られているわけでもない．ビデオ作成の際，筆者らは臨床家に対して最大限の努力を払って介入するように求めており，ビデオでは全般的にしっかりとした CBT の介入が見られると確信しているが，読者の方々はこれよりも効果的である可能性のある別の手法や別の治療スタイルを思いつくかもしれない．

筆者らが講義でビデオを見せる場合，たとえその映像が Aaron T. Beck のような大家が実施したセッションであっても，長所と，治療者によっては別のやり方をする可能性の両方にいつも気づくものである．したがって，本書のビデオを見るときには，以下の質問を自分に問いかけるとよい：この短い映像のどこが CBT の鍵となる原理を例示しているのか？　自分はこの治療者のやり方をどれくらい好ましく感じるか？　しいて言えば，自分ならどのような別の手法を実践していただろうか？　また，同僚やスーパーバイザーと一緒にビデオを見て，意見を交換し合ったり，治療介入に関してさらなるアイディアを出し合ったりすることも有用であると思われる．最後に，各手法を具体的に示したビデオは，その手法の説明を本書で読みながら視聴するように構成されていることを思い出してほしい．

Video 1
治療開始―実際の認知行動療法の様子
ライト医師とケイト（12：26）

Video 2
自動思考の修正
ライト医師とケイト（8：47）

1．CBT における治療者の活動レベル

すべての有能な治療者に共通する非特異的な関係の質 nonspecific relationship qualities に加えて，認知行動療法家は，治療セッションで高レベルの活動を身をもって示すことに習熟する必要がある．認知行動療法家は一般に，治療の構造化に熱心に取り組み，利用できる時間で最大限の成果を得るためにセッションのペースを調整し，事例の定式化を絶えず新しいものにしながら，CBT の手法を実践していく．

通常，治療者の活動レベルは治療前期に最も高いが，それは患者の症状が強く現れていて，認知行動モデルが患者に紹介される時期でもある．この治療段階では一般に，治療者がセッションの流れを方向づける責任の大半を担い，相当な時間を使って基本的な CBT 概念を具体的に説明する（第 4 章「構造化と教育」を参照）．このほかにも治療者は，エネルギー，活気および希望に満ちた感覚を治療に吹き込む必要があるが，それは患者が重症のうつ病で，顕著な快感消失や精神運動緩慢を呈している場合に特に必要なものである．次に挙げるうつ病をもつ男性の治療例から，患者が CBT の手法を理解して利用できるように非常に積極的に行動しなければならないときがあることが分かる．

◆◆症例◆◆

マットは 2 回目のセッション後にホームワークとして思考記録をつけるように求められていたが，この課題を仕上げるのに苦労した．

治療者：先週お出ししたホームワークの見直しに少し時間を使うことになっていましたね．いかがでしたか？

マット：分かりません．やろうとしたんですが，毎晩帰宅後はひどく疲れていました．ホームワークに取り組めるほど十分な時間がありませんでした．
（自分の治療ノートを開き，ホームワークを取り出す）

治療者：あなたがシートに書き込んだ内容を一緒に見てもよいですか？

マット：もちろんです．でも出来映えがよいとは思いません．

治療者とマットは，マットの思考記録を見る．最初のコラムには，出来事が 1 項目記入されている（「あなたにはもうおもしろみがない，と妻から言われた」）．2 番目のコラム（思考）には何も書かれていない．3 番目のコラムには，マットの感情の評点が書き込まれている（「悲しい，100％」）．

治療者：マット，ホームワークのことであなたが自分自身を責めているのは分か

ります．私たちは，落ち込んでいるときにこのようなことをするのはつらいものです．でも，あなたはよくやっていますし，いろいろな気持ちを感じた状況に気づいています．よろしければ，ここで残りのコラムに一緒に書き込んでみませんか．

マット(安堵の様子をみせ)：自分がホームワークを台無しにしてしまった，先生にホームワークをやろうとしなかったと思われるんじゃないかと心配していたのです．

治療者：そんなことはありません，あなたがよいか悪いか決めようとは思っていません．あなたがよくなるために，このような練習をするお手伝いをしたいだけです．奥さんがそのようにおっしゃったときの出来事について，お話ししていただくことはできますか？

マット：ええ．

治療者：あなたは，出来事とそのときに生じた悲しみの感情を書き込まれています．でも，思考の欄には何も書き込まれていません．奥さんが，あなたにはもうおもしろみがない，とおっしゃったときのことを思い出して，まさにそのときにあなたの心を通り抜けていったものを思い出してみていただけますか？

マット：まさに撃沈されたような感じでした．仕事で大変な1日を送っていたのです．ですから帰宅後，椅子に倒れ込むように座り，新聞を読み始めました．そのときに妻がそんな発言をしたのです．それで私はとても動揺したのだと思います．自分が考えていることを書き出そうという気にはなりませんでした．

治療者：分かります．とても動揺されたと思います．でも，あなたが考えていたことを一緒に突き止めることができれば，あなたのうつ病との闘い方の手がかりをいくつか見つけることができるかもしれません．

マット：今ここでお話しすることはできます．

治療者：この思考記録表を使って，あなたがそのときに抱いた思考のいくつかを書き出してみましょう．（思考記録表を手に取り，書き込む用意をする）

マット：ええと，最初の思考は「妻は私に愛想が尽きた」だったと思います．次に，自分の人生の大切なものがすべて失われてしまうと思い始めました．

治療者：あなたが失ってしまうと考えていたものは何ですか？

マット：「妻はきっと出ていくだろう．家族と子どもたちを失ってしまう．人生すべておしまいだ」と考えていました．

治療者：これらは混乱した思考です．これがすべて正しいとお考えですか？　うつ病があなたの考え方に影響を与えているように私には思えるのですが．

次に,治療者は自動思考の性質について説明し,マットがこの一連の否定的認知の根拠を検証する手助けをした.介入によってマットは,妻は夫婦関係を維持し続けようとしているが,夫のうつ病に対するフラストレーションが高まっている可能性が高いという結論に至った.認知の完全主義的な性質が薄らぎ,妻の心配に対応するための行動プランを作成したところ,マットの悲しみと緊張のレベルは低下した.このケースは,概念を説明し,CBTの中心的な考え方を示し,患者が治療過程に全面的に参加できるようになる手助けをするために,治療者がいかに積極的な役割を果たさなければならないかをはっきりと示している.

 読者は,このやり取りの大半の部分で,治療者がマットよりも多く話していることに気づいたかもしれない.CBTで治療者がどの程度話さなければならないかという点については,患者やセッションによって大きな違いがあるものの,初期のセッションでは,治療者の言語的活動量が比較的多い部分が目立つ.通常は,治療が進行し,CBTの概念をどのように使うかを患者が学習するにつれて,治療者は初期ほどの言葉かけや努力をしなくても,ポイントを理解させて共感的配慮を示し,治療を進行させることができるようになる.

2. 教師-コーチとしての治療者

 あなたは教えることが好きだろうか? これまでに誰かからコーチを受けたり,誰かのコーチになったりした経験はあるだろうか? CBTでは学習が重要な意義をもつことから,治療関係の質は,ほかの大半の治療よりも教師-学生という側面が強くなる.CBTの優れた教師-コーチはきわめて協働的な方法で知識を伝え,ソクラテス的質問法を用いて患者が学習過程に全面的に参加するように促す.以下に挙げる治療関係の属性によって,効果的な教育とコーチをすることができるようになる.

- **フレンドリー(親しみやすい)**
  患者は一般に,よい治療者-教師を,威圧的でなく,過度にせかしすぎず,または説教をしないフレンドリーで優しい人物として受け取る.このような人たちは,肯定的かつ建設的な形で情報を伝える.

- 懸命に取り組む

  CBTでの教師の役割をとりわけ効果的にするためには，刺激的な学習環境を創造する必要がある．患者をソクラテス的質問法と治療を活性化する学習エクササイズに取り組ませるようにしたときに，患者が処理できないほど多くの材料や複雑すぎるものを与えて患者を圧倒してはならない．チームワークと協働作業による学習過程を強調するようにしよう．

- 創造力

  患者が治療に訪れたときには，固定した単眼視的な思考スタイルをとっていることが多いため，臨床家は状況を概観して解決策を探る，より独創性の高いモデルを作り出さなくてはならなくなるかもしれない．患者自身の創造力を引き出し，そうした長所を問題に対処する際に発揮できるようにする学習法を使うように努めよう．

- エンパワーリング

  よい教育では通常，患者が自分の人生を大幅に修正することができるような考え方やツールが与えられる．CBTのエンパワーリングという特質は，治療関係の教育的性質に大きく依存している．

- 活動志向的 action oriented

  CBTの学習は，受動的で実践を伴わないプロセスではない．治療者と患者は現実場面での活動につながる知識を獲得できるよう一緒になって取り組む．

3．CBTにおけるユーモアの利用

　なぜ，CBTでユーモアの利用を検討すべきなのか？　要するに，私たちが担当する患者のほとんどは，愛する人の死や結婚生活の破綻，内科疾患のほか，精神疾患による痛々しい被害など，きわめて深刻な問題に直面しているのである．ユーモアを試みることによって，あなたが患者の抱えている問題の重大性を軽視，一蹴，あるいは無視しようとしていると，誤って解釈される恐れはないのだろうか？　あなたのユーモアのある取り組みを，患者が嫌がらせと受け取る恐れはないのだろうか？　患者があなたのことを，自分と**一緒**に笑ってくれる人物ではなく，自分を笑いものにしている人物だとみなす可能性はないのだろうか？

第2章　治療関係

　当然のことながら，治療にユーモアを用いる場合にはリスクを伴う．臨床家は潜在的な落とし穴を見きわめ，両者の関係にユーモアを盛り込むことによって患者が利益を得ることができるかどうか，細心の注意を払って判断しなくてはならない．とはいえ，ユーモアは認知の歪みを認識し，健全な情動を表出し，喜びを体験する患者の能力に対して非常に効果的に働く．多くの人たちにとって，ユーモアはきわめて適応的な対処方法である．これによって，人々の生活に情動の解放や笑い，楽しみが生み出される（Kuhn 2002）．ただ，治療に訪れる患者には，ユーモア感覚の欠如，あるいは大幅な低下がみられる場合が多い．

　CBTでユーモアを利用する理由は主に3つある．第1に，ユーモアは治療同盟をノーマライズして人間的なものにすることができる．ユーモアは生活のなかで重要な役割を果たしており，良好な関係を築くための構成要素となっていることが多いために，よく考えられた適切でユーモラスなコメントによって，CBTのフレンドリーで協働作業的な質が高められる．ユーモアを用いる第2の理由は，患者が硬直化した思考および行動のパターンを打破できるように手助けするためである．治療者と患者が状況を極端にとらえる癖を一緒に軽く笑い飛ばすことができれば，患者が認知の修正について考え，それを受け入れる可能性が高まるであろう．第3の理由は，CBTでユーモアがもつ潜在的可能性を利用することによって，症状と闘い，ストレスに対処するための重要なリソースとしてユーモアの技法を明らかにして，強化し，広げていける可能性があるためである．

　CBTにおけるユーモアでは，治療者や患者がジョークを飛ばすことはまれである．よく使われるのは，非適応的な信念や効果的でない硬直化した行動パターンに固執することの影響を説明する際の誇張である．この種のユーモアの鍵となる要素としては以下のようなものがある．(1)自然発生的でうそ偽りがないこと，(2)建設的であること，(3)個人の弱点ではなく，外的な問題や不適切な思考法に焦点が当てられていること．これらのガイドラインを踏まえたユーモアは，一連の硬直化した非機能的な認知や行動の支配を緩めることができる．**Video 2**には，CBTによる治療でユーモアを利用した具体例がいくつか収録されている．ライト医師とケイトは，彼女の不安症状に対するCBTモデルを使った取り組みが進むなかで，ともに声を出して笑うことができた．

セッションのなかで適度なユーモアを用いるのがもともと上手な治療者もいれば，この種の治療的側面にぎこちなさや難しさを感じる治療者もいる．ユーモアは決してCBTに不可欠な要素というわけではない．したがって，あなたがユーモアを取り入れることを好まない場合やこれらのスキルがない場合には，治療のこうした側面にあまり重点を置かず，協働的経験主義に基づく関係のほかの要素に主眼を置けばよい．しかしながら，それでも筆者らは，ユーモア感覚が患者の長所の1つであるかどうかを患者自身に尋ね，ユーモア感覚をポジティブな対処方略として利用できるように患者を手助けするのがよいと考えている．

4. 柔軟性と感受性

患者は多種多様な期待，生活経験，症状およびパーソナリティ特性をもって治療に訪れるため，有効な作業関係を構築しようとする場合には，治療者が個人差に合わせる必要がある．融通の利かない画一的な治療関係は避け，個々の患者のユニークな特性を敏感に感じ取った，そして個人に合わせた柔軟なスタイルを優先するようにすべきである．個人に合わせた治療同盟を構築する際には，(1)その状況での課題，(2)社会文化的背景，(3)診断と症状，という臨床的に重要な3つの主要領域からの影響について検討してみるとよい（WrightとDavis 1994）．

▶ その状況での課題

愛する人の死の後の死別反応，別居や離婚，失業，経済的問題または医学的疾患など，現在の生活ストレスを治療関係のなかで調整する必要があるかもしれない．筆者らの臨床実践のなかから1例として，最近10代の息子が自殺で亡くなるという経験をしたうつ病をもつ女性の治療について紹介したい．この女性は，深い悲嘆griefを体験していたために，治療者は共感して理解し，支持するために多大な努力をする必要があった．思考記録や根拠の検証などの一般的な認知行動的介入は，この治療の初期段階では使用しなかった．なぜなら，治療者は温かい配慮，熱心な傾聴および行動的介入を用いることによって，この患者の大きく開いた傷口によりよい形で反応し，彼女がもう1度本来

の日常生活を送れるように手助けできるからである．

　周囲の環境の影響やストレッサーのせいで，ときとして患者が特殊な要求をすることがある．夫婦関係に問題を抱えている男性患者からは，自分が治療者に会っていることを妻に知られないようにするため，治療の請求書を自宅に送付しないように頼まれるかもしれない．手術で合併症を発症したために主治医を告訴しようと考えている人は，外科医が接触してきても診療記録を提供しないように要求するかもしれない．子どもの親権をめぐって係争中の女性は，治療者に対して法廷で自分を擁護するように要求するかもしれない．治療早期のこのような要求に対応する際の一般的なルールは，額面通りに患者を受容し，倫理的葛藤や職業的限界に触れるような問題がない限り，患者の期待に応えるように努めるというものである．しかし，なかには，非現実的な期待や有害な可能性のある期待を抱く患者もいる．直接的なものであろうと暗示的なものであろうと，親密な友人関係や身体的親密性に関する要求については，倫理的に信頼のおける確固としたガイドラインに基づいてそれを認識して対処する必要がある（GutheilとGabbard 1993；WrightとDavis 1994）．このほかにも，通常の時間枠を超えてセッションを延長したり，患者が頻繁にかけてくる電話に応対したりしなくてはならないなど，ある種の要求が治療同盟によくない影響を与えることがある．患者はときにこれらの要求を正当化するために途方もない理由を口にすることがあるが，鋭い治療者であれば，特別な要求に応じるような行きすぎた行動の危険性に気づくだろう．

▶ 社会文化的背景

　社会文化的問題に対する感受性は，機能性の非常に高い確固とした作業同盟を形成するために不可欠な要素である．そのほかの個人変数のなかでは，ジェンダー，人種，民族性，年齢，社会経済的地位，宗教，性的指向，身体障害，および教育レベルが，治療関係を構築しようとする際に治療者と患者の双方に影響を与える可能性がある．臨床家は一般に，先入観をもたずに多様な背景，信念，および行動を尊重しようとするが，治療同盟に支障をきたしたり，患者との関係を築こうとする取り組みを完全に挫折させたりしかねない盲点や知識の欠如が存在している場合もある．また，治療者のパーソナリティの特徴が患

者の期待に合致していない場合には，患者の偏った考えのために，治療者との作業から利益を得る能力が著しく損なわれる可能性がある．

　治療同盟に対する社会文化的影響のインパクトを十分に理解するのに役立つ方略がいくつかある．まず最初に勧めたいことは，さまざまな背景をもつ患者と作業を行う際に内省的になることである．治療者は，患者の多様性を完全に感じ取り許容していると思い込んではならない．患者に対する否定的な反応や社会文化的要因が自分の治療努力を制限しているということを裏づける証拠によく目を向けなくてはならない．特定の患者に共感を示すことに苦労してはいないだろうか？　治療セッションで堅苦しさや不自然さを感じていないだろうか？　この患者の予約に対して気が進まないというようなことはないだろうか？　これらの反応はいずれも，あなたの個人的な偏見や態度に起因するものではないのだろうか？　このような反応が見出された場合には，患者をよりよく理解し受容できるように，自分の否定的な知覚を修正するための計画を練る必要がある．

　第2の方略は，治療関係に影響を与える可能性のある社会文化的差異に関する知識を深めるように協力し合うというものである．例えば，レズビアン，ゲイ，バイセクシャル，もしくはトランスジェンダー(LGBT)文化に関するトレーニングが不足しており，LGBTの患者との作業に嫌悪感を覚える異性愛者の治療者は，LGBT体験に関する文献を読み，感受性を高めるように計画されたワークショップに参加し，性的指向に関する問題への理解を深めるように意図された映画を見てもよいだろう(AustinとCraig 2015；Grahamら2013；SafranとRogers 2001；WrightとDavis 1994)．また，臨床家が多岐にわたる宗教的慣習や人生哲学について学べば，より効果的な治療同盟を形成することができるかもしれない．ごく一部の研究で，ある種の宗教的信仰をもつ患者は同様の宗教的背景をもつ治療者に親近感を抱くことが示されているが(Propstら1992)，さまざまな宗教的背景をもつ(または，特定の宗教的傾倒がない)患者に対してCBTを用いた筆者らの経験からは，異なる信念構造に対する理解，寛容および尊重が一般に，良好な治療同盟の構築を促すことが示唆されている．

　臨床家はまた，治療過程に影響を与える可能性のある民族やジェンダーの問

題に精通する必要がある(Grahamら2013；WrightとDavis 1994)．読書や感受性のトレーニングに加え，文化的多様性のエキスパートや同僚および友人たちとこの種の問題について話し合い，これらが治療関係に与える潜在的影響を見きわめる洞察力を獲得するのもよいだろう．筆者らは，自分たちの態度に関してフィードバックしてくれた同僚や仲間からの提供情報を特に尊重してきた．彼らは，人種，民族性，ジェンダー，そのほかの社会文化的要因が治療過程にどのような影響を与える可能性があるかについて，筆者らの認識を深める手助けをしてくれた．

治療関係への社会文化的影響についてさらに学ぼうとしているのであれば，患者に不快感を覚えさせる可能性のある偏見や蔑視が自分のオフィス環境に存在していないかをチェックする時間をもつように勧めたい．待合室は，身体障害者や著しい肥満者に対応できるように設計されているだろうか？　待合室にある雑誌や書籍類が特定の偏見を伝えていないだろうか？　オフィスのスタッフ全員が，すべての患者に対して平等に敬意と配慮をもって対処しているだろうか？　故意でないにしろ，診療室の装飾がある種の民族または文化的背景をもつ患者に嫌悪感を覚えさせるような意味を伝えていないだろうか？　治療同盟に負の影響を与える恐れのあるものが自分のオフィスに存在していることに気づいた場合には，それを是正し，治療環境を改善するように取り組まなくてはならない．

▶ 診断と症状

患者1人ひとりの疾患，パーソナリティおよび症状群が，治療関係に相当大きな影響を与える可能性がある．躁病患者は押しつけがましくて腹立たしく感じるような場合もあれば，非常に魅力的で人目を引くような場合もある．物質使用障害の患者は，治療者と自分自身を欺くように自分を鼓舞するという認知行動パターンをもつ場合が多い．摂食障害患者は，自分の非適応的な態度の正当性を治療者に納得させようと必死に働きかけることがある．

パーソナリティ障害とその性格特徴も，有効な作業同盟を確立しようとしている治療者の努力に対してきわめて重大な影響力をもつことがある．依存的な患者は治療者を頼りたがる場合がある．強迫性パーソナリティ障害の患者は，

治療上のやり取りで情動を表現するのに苦労するかもしれない．統合失調症の患者は警戒心が強く，治療者をなかなか信用できないことがある．また，当然のことながら，境界性パーソナリティ障害患者は無秩序で不安定な関係をもっている可能性が高く，これが治療の場にまで尾を引くことがある．

パーソナリティ障害を含めた特殊な状況に対するCBT手法の修正については，第10章「重度，慢性または複合的な障害を治療する」に記載している．ここでは，患者の疾患とパーソナリティ構造が治療同盟に与える影響に対処するための3つの一般的方略を列挙する．

1. **潜在的問題を突き止める**．症状やパーソナリティの多様性によって生じる影響を探ること，そして自分自身の行動を調節して，この違いを説明できるように心構えをしておくこと．例えば，トラウマがあり，心的外傷後ストレス障害がみられる患者との信頼関係を築くためには，特に配慮が必要かもしれない．あるいは，強迫性の特質をもつ患者の頑固さを打破するために，打ち解け，ユーモアを利用し，創造的なアプローチを試みたいと考えるかもしれない．不健全な行動（過食，浄化行動，緩下薬の乱用，過剰な運動など）の程度を正直に伝えているとは思えない摂食障害の女性を治療しているのであれば，治療者が心配していることについてオープンな話し合いを行う必要があるかもしれない．

2. **患者にラベルづけしない**．臨床家が知らないうちに軽蔑的な意味を込めて「**境界性**」「**アルコール性**」または「**依存性**」などの診断用語を使用しているような場合には，ラベルづけが起こっている．この種の行動に関する否定的態度は，ごく軽微なものである場合も，表面下に存在している場合も，また露骨である場合もある．いったんラベルづけが起こると，治療関係に距離ができて緊張が強まるために，治療者は症状に対して熱心に働きかけようとしなくなり，治療の質が低下してくるものと考えられる．

3. **冷静沈着であるよう努める**．台風の目の凪のような状態を維持するように努めること．あなたが感情的に張りつめた状況に対応している場合や，要求の多い患者に苦戦している場合であっても，客観性をもち，治療を明確な方向に導くこと．過剰な反応，怒りの行動，または防衛反応を回避しな

がら，さまざまな臨床場面やパーソナリティに対処できる能力を養成するように取り組まなくてはならない．あなたの気質には健全な量の冷静さがすでに備わっているかもしれない．しかし，この属性は練習を積めば強化することができる．冷静沈着でいられる能力を高めるための最も有用な手法の1つは，次に説明するように，転移および逆転移反応を認識してうまく処理するスキルを構築することである．

CBT における転移

　転移の概念は精神分析と精神力動的精神療法に由来するものであるが，CBT では認知行動の理論と手法に合致するように大幅に修正されている(Beck ら 1979 ; Sanders と Wills 1999 ; Wright と Davis 1994)．ほかの治療でも同様だが，転移現象は，それまでの重要な人間関係(両親，祖父母，教師，上司，同僚など)の鍵となる要素が，治療関係のなかで再演されているものと考えられる．ただし CBT では，転移の無意識的要素や防衛機制ではなく，治療の場で再現される習慣的な思考や活動の仕方に焦点を当てる．例えば，ある男性が深く根ざした中核信念(例：「自分が管理しなければならない」)をもち，他者を管理するという行動パターンを長年にわたってもち続けている場合，治療関係のなかでこれと同様の認知と行動を最後まで演じる場合がある．

　一般に，CBT は単純明快できわめて協働的な治療者−患者同盟による短期的な治療であるために，転移の強度は力動的志向性をもった長期の精神療法に比べて大幅に低い場合が多い．また，転移は学習や変化に対して必須ないし最も重要なメカニズムとしてはとらえられていない．とはいえ，患者にみられる転移反応を意識することや，治療関係の改善と非機能的思考パターンの修正にこの知識を利用する能力は，CBT の重要な要素である．

　CBT で転移のアセスメントを行う場合，治療者はそれまでの重要な人間関係のなかで培われてきたと考えられるスキーマとそれに伴う行動パターンに注意を払う．このような評価は主に2つの機能を果たす．1つ目は，治療者が治療関係を分析することによって，患者の中核信念について知ることができるほ

か，これらの認知が重要な人間関係における患者の行動に与える影響を，現実場面 in vivo で確かめることができるという点である．2つ目は，転移が治療同盟や治療の転帰に与える負の影響を軽減するための介入方法を治療者が計画立案できるという点である．

中核信念が治療者と患者の関係に影響を及ぼしていることを裏づける根拠がある場合，臨床家は以下の検討事項についてよく考える必要がある．

1. **その転移は健全または生産的な現象であるか？** そうであれば，治療者は転移に関するコメントを差し控え，そのまま続けさせておいてもよい．
2. **転移が負の影響を及ぼす可能性があると思うか？** おそらく現在の転移状況はよくも悪くもないか，あるいは当たり障りのないものであるかもしれないが，今後，治療関係が複雑化する可能性がある．転移反応を認めたら，治療の続行により患者との関係が強化した場合に生じる可能性のある事柄について事前に考えておくこと．予防措置(厳密な境界線を設ける，治療同盟を確立するためのしかるべきガイドラインを詳しく説明するなど)が今後の問題を回避する一助になるかもしれない．
3. **現時点で注意を要する転移反応が認められるか？** 転移反応が協働作業を妨げている場合，進展を阻んでいる場合，または治療に壊滅的な影響を与えている場合には，治療者が迅速に措置を講じて問題に取り組む必要がある．介入法として，転移現象に対する心理教育，転移に関与している自動思考とスキーマを修正するための標準的CBT手法の利用，行動リハーサル(治療セッションでほかの健全な行動を練習する)のほか，ある種の行動を制限するように，またはやめるようにという約束を交わすことなどが挙げられる．

◆◆ 症例 ◆◆

　中年の女性治療者が行った25歳のカーラという重症のうつ病をもつ女性の治療には，転移反応を明らかにして，患者の変化を促すために転移を利用するという作業が含まれていた．この患者は，専門家として成功している治療者と自分とを比較していたため，患者の中核信念(「自分は有能な人間になどなれるわけがな

い」「両親を満足させることなどできない」「自分はダメ人間だ」など)が治療関係に好ましくない影響を及ぼしていた．また，カーラには，治療者が自分を審査しているという自動思考があり，CBTの自助法を実践してもいつもよい成果を上げられるわけではなかったために，自分は怠惰で頭の鈍い人間であると考えていた．その結果，カーラは治療者と距離感があるように感じ，治療者は自分に対して好感をもっていない，要求のきびしい人物であると受け取っていた．

批判ばかりする両親をもち，他者よりも自分は劣っていると常に信じ込んでいたカーラの体験が，彼女の治療関係に緊張感を与えていることに治療者は気づいた．このため，治療者は転移反応について率直に話し合い，次にCBTの手法を用いて協調的な関係の妨げとなっていた歪みを修正した．

変化をもたらすための標的とした治療者に対する特定の認知をいくつか以下に列挙する：「彼女はすべてがうまくいっている．私には何もない」(認知の誤りを伴う自動思考．他者のプラスの側面を最大限に誇張してとらえ，自分の長所を過小評価している)；「彼女が実際に私のことを知ってしまったら，私をうそつきだと思うだろう」(患者と治療者との間に楔を打ち込む非適応的スキーマ)；「私は彼女が要求する基準を満たすことなどできない」(両親とかかわりのある信念が治療者に転移)．

これらの認知を引き出した後に治療者は，自動思考，中核信念，および他者との関係に由来する行動が治療や現在のほかの対人場面でどのように再演される可能性があるかについて説明した．次に治療者は，あなたを理解し尊重しており，あなたの自己評価を高める手助けをしたいと伝えて，カーラを安心させた．2人は，治療同盟について定期的に話し合い，治療者の態度と期待に関するカーラの思い込みをチェックすることがカーラの自己イメージを向上させるための1つの方法であるという合意に達した．治療の進展に伴って治療関係が健全に機能するようになると，カーラは自分自身を正しくとらえられるようになり，より現実的で機能的な態度をとれるようになっていった．

逆転移

認知行動療法家のもう1つの責務は，協働的治療関係の育成に支障をきたす恐れのある逆転移反応がみられるかどうかを探ることである．患者との関係が臨床家の自動思考とスキーマを活性化すると，CBTで逆転移が生じ，これらの認知が治療過程に影響を与える可能性がある．自動思考とスキーマが，あなたが完全には意識しないうちに働く可能性があることから，起こりうる逆転移

反応を見つけ出すよい方法は，あなたの認知によって刺激される可能性のある情動，身体知覚，または行動反応を認識することである．逆転移が生じていることを示す一般的な指標としては以下のようなものがある．患者に，怒り，緊張またはフラストレーションを感じる；治療中に退屈する；患者が予約時間に遅れたり，予約をキャンセルしたりするとほっとする；特定タイプの疾患，症状群，またはパーソナリティの特徴を伴っている場合，作業に苦労することが何度もある；ある特定の患者にとりわけ魅力を感じたり，引きつけられていることに気づく．

逆転移が生じているのではないかと感じた場合には，本書の至るところに記載されているCBTの理論と手法を応用すると，その反応をよく理解して対処することができる．まず，自分の自動思考とスキーマを同定するよう努めることから始める．次に，臨床的にみて望ましく，かつ実施可能な場合には，認知を修正するよう取り組めばよい．例えば，「この患者にはモチベーションがない…この患者のすることといったら，セッション全体を通じて愚痴をこぼすだけである…この治療はどうにもならない」というような自動思考がある場合，あなたは自己の認知の誤り（全か無か思考，根拠の無視，結論の飛躍など）を見つけ出すように努めて，患者の努力や可能性に対してよりバランスのとれた見方ができるように考えを修正することができる．

まとめ

　治療者と患者との効果的な同盟関係は，CBTの特異的な手法を実践するための必須条件である．CBTの過程で治療者が患者に働きかける場合，治療者は患者1人ひとりの症状，信念および社会文化的背景という個別の特徴に対応しながら，理解，適切な共感性と人間的な温かさ，そして柔軟性を示す必要がある．CBTの良好な治療関係の特徴は，高い協働作業性および経験に基づいて問いかけ学習するというスタイルである．協働作業的で経験主義的な治療同盟によって，治療者と患者はともに問題点を明らかにして解決法を探索していく協働作業に取り組めるようになるのである．

第2章 治療関係

文献

Austin A, Craig SL: Transgender affirmative cognitive behavioral therapy: clinical considerations and applications. Prof Psychol Res Pr 46: 21-29, 2015

Beck AT, Rush AJ, Shaw BF, et al: Cognitive Therapy of Depression. New York, Guilford, 1979

Beitman BD, Goldfried MR, Norcross JC: The movement toward integrating the psychotherapies: an overview. Am J Psychiatry 146: 138-147, 1989(PMID: 2643360)

Graham JR, Sorenson S, Hayes-Skelton SA: Enhancing the Cultural Sensitivity of Cognitive Behavioral Interventions for Anxiety in Diverse Populations. Behav Ther (N Y N Y) 36: 101-108, 2013(PMID: 25392598)

Gutheil TG, Gabbard GO: The concept of boundaries in clinical practice: theoretical and risk-management dimensions. Am J Psychiatry 150: 188-196, 1993(PMID: 8422069)

Keijsers GP, Schaap CP, Hoogduin CAL: The impact of interpersonal patient and therapist behavior on outcome in cognitive-behavior therapy: a review of empirical studies. Behav Modif 24: 264-297, 2000(PMID: 10804683)

Klein DN, Schwartz JE, Santiago NJ, et al: Therapeutic alliance in depression treatment: controlling for prior change and patient characteristics. J Consult Clin Psychol 71: 997-1006, 2003(PMID: 14622075)

Kuhn C: The Fun Factor: Unleashing the Power of Humor at Home and on the Job. Louisville, KY, Minerva Books, 2002

Propst LR, Ostrom R, Watkins P, et al: Comparative efficacy of religious and nonreligious cognitive-behavioral therapy for the treatment of clinical depression in religious individuals. J Consult Clin Psychol 60: 94-103, 1992(PMID: 1556292)

Rogers CR: The necessary and sufficient conditions of therapeutic personality change. J Consult Psychol 21: 95-103, 1957(PMID: 13416422)

Safren SA, Rogers T: Cognitive-behavioral therapy with gay, lesbian, and bisexual clients. J Clin Psychol 57: 629-643, 2001(PMID: 11304703)

Sanders D, Wills F: The therapeutic relationship in cognitive therapy, in Understanding the Counselling Relationship: Professional Skills for Counsellors. Edited by Feltham C. Thousand Oaks, CA, Sage, 1999, pp 120-138

Wright JH, Davis D: The therapeutic relationship in cognitive-behavioral therapy: patient perceptions and therapist responses. Cogn Behav Pract 1: 25-45, 1994

アセスメントと定式化　3

　認知行動療法（CBT）に向けて患者を評価し，事例の概念化を行うプロセスは，包括的な治療モデルを基盤としている．患者の疾患を理解するための認知的要素と行動的要素が最も重視されるが，生物学的影響と社会的影響もアセスメントと定式化に欠くことのできない特徴であると考えられる．本章では，CBTの適応症，このアプローチと相性のよい患者の特徴，治療に対する適性を評価する際に鍵となる特質について考察する．また，事例の概念化を系統立ててまとめ，治療プランを作成するための実用的な手法も紹介する．

アセスメント

　CBTのための最初のアセスメントは，どんな精神療法でも評価の要となる，これまでの詳しい経緯 full history と精神状態の評価から始める．患者の現在の症状，対人関係，社会文化的背景およびその人のもつ強さに注意を払うとともに，生育歴，遺伝的特質，生物学的要因および医学的疾患の影響を考慮する必要がある．この複数の領域によってもたらされる影響を綿密に評価することによって，事例の多面的な定式化が可能となる．この詳細については，次項

原注：本章で取り上げている事例定式化ワークシートは付録1「ワークシートおよびチェックリスト」に収録されているが，American Psychiatric Association Publishing のウェブサイト（https://www.appi.org/wright）で拡大版を無料ダウンロードすることもできる．

「CBT における事例の概念化」で説明する.

　標準的な面接と多軸診断が完了すれば，CBT に対する患者の適性を評価するために必要な情報が多く得られる．1980 年代以降，CBT はさまざまな病態に合わせて，軽度〜中等度のうつ病および不安症の治療範囲を超えた領域にまで大幅に拡大されている(Wright ら 2014)．例えば，第 10 章「重度，慢性または複合的な障害を治療する」では，双極性障害，統合失調症，境界性パーソナリティ障害などの，治療が難しいほかの疾患用に修正した CBT について検討している．したがって，精神科治療のために評価を受ける患者の大半は，CBT を単独使用するにせよ，しかるべき薬物療法と併用するにせよ，CBT の潜在的な候補者となるであろう.

　CBT の使用にあたり，絶対禁忌であるものがいくつかある(例えば，重度の認知症，そのほかの重度健忘性障害，せん妄や薬物中毒などの一時的な状態など)．また，重度の反社会性パーソナリティ障害や詐病のほか，協働作業的で信頼に基づく治療関係の形成を著しく損なうような疾患をもつ患者も，ほかの精神療法と同様，CBT には不向きな候補になるかもしれない.

　CBT を長期間行う方法については，第 10 章「重度，慢性または複合的な障害を治療する」で考察する．本章では，2〜4 か月以内に CBT の効果が期待できる患者のタイプを特定することに焦点を当てる．このため，短期間の精神力動的精神療法に対する初期の貢献(Davanloo 1978；Malan 1973；Sifneos 1972)や Safran と Segal(1990)の綿密に考え抜かれた研究を引用した．Safran と Segal は，期間が限定された CBT に対する患者の適性を評価するための半構造化面接を考え出した．この Safran と Segal の面接技法には優れた精神測定学的特徴があるものの，実施に 1〜2 時間かかるため，研究の場以外で用いるのは実用的でない．筆者らがここで推奨する方法は，Safran と Segal の研究結果を踏襲しつつ，標準的な精神医学的アセスメントの一環として初期評価に組み込めるように設計したものである.

　CBT のみで治療するのが理想的なのはどのような人だろうか？　ある意味，時間制限のある CBT が最も適しているのは，比較的急性の不安症もしくはうつ病に対する治療を求めている人たちであり，極端に重度の不安症もしくはうつ病をもつ人たちではない．これらの一般的に予後良好な適応症に加え，

アセスメント

> **表3-1　認知行動療法に向けて患者を評価する際に考慮すべき特質**
>
> 慢性度と複雑度
> 治療が成功する見込みに関する楽観主義
> 変化をもたらすための責任の受容
> 認知行動の論理的根拠との相性のよさ
> 自動思考を引き出し，それに伴う情動を同定する能力
> 治療同盟に携わることができる患者の能力
> 問題に焦点を当てて継続して取り組める能力

　言語能力，変わりたいというモチベーション，金銭的余裕，安心できる住居，支持的な家族や親友などの要因もあるだろう．幸いにも，CBTの有用性は一般に治療しやすいと思われる人もしくは精神療法に理想的である患者に限られるものではないことを裏づけるよいエビデンスがある．時間制限のある治療法に適したこのほかのいくつかの特質について，**表3-1**にまとめた．以下に考察を進めていく．

　表3-1に挙げた第1の特質は，一般的な予後指標である，患者が抱えている障害の**慢性度と複雑度**である．一般に，長期にわたる障害は長期的な治療経過をたどるという基本的な見識を常にもっておく必要がある．物質乱用，顕著なパーソナリティ障害，幼少期のトラウマやネグレクトの既往歴，あるいはそのほかの併存症を合併しているうつ病や不安症の治療についても，これと同じことがいえる．患者の治療歴から，患者の疾患の治療可能性について重要な手がかりが得られる場合がある．あなたがこの25年間で12人目の治療者である場合，あるいは薬物療法と精神療法による大がかりな治療コースが無効だったために新しいアプローチを試してほしいと要請されている場合には，標準的な12週間ないし16週間の治療プログラムよりも長期でより広範囲な治療が必要とされるだろう．

　第2の特質である**治療が成功する見込みに関する楽観主義**も，さまざまな形での治療関係に役立つとともに(Frank 1973)，とりわけCBTの包括的な予後の指標となる．非常に強い悲観主義が，治療に対する患者の反応性を低下させる経路がいくつかある．悲観主義が，自分は深刻な問題を抱えているという患

者の妥当な評価を反映している場合があり，特に過去に治療が失敗に終わったような経緯がある場合にこのような傾向がみられる．うつ病のために，ウェルビーイングについての楽観的な見方(すなわち自分が抱えている問題を過小評価し，自分の長所を過大評価するという傾向)が排除されがちになる．それでもなお，気力の低下のために患者が治療的な練習をする能力が損なわれることや，自分で達成する予言 self-fulfilling prophecy のために，進展を裏づける根拠が軽視されることがある．悲観主義が絶望と希死念慮の両方に関連していることから，一部の患者では，非常に強いレベルの悲観主義がみられる場合にほかの治療法，さらには入院加療を要する可能性がないか十分に注意していなくてはならない．極端な言い方をすれば，悲観主義の裏に虚無妄想 nihilistic delusion が隠れていることがあり，このような場合には抗精神病薬が必要になる．

　第3の特質である**変化をもたらすための責任の受容**は，もともと Prochaska と DiClemente(1992)が記載した動機づけモデルと関連しており，動機づけ面接の中心的な要素として詳細に論じられている(Miller ら 2004)．このアプローチは，治療を求める人の治療に対する期待と懸念について議論するように勧めている．その面接によって，疾患や治療についての全体的な理解度と，CBTに関する明確な知識と期待を明らかにすることができる．医学的な治療モデルを強く好む人の場合は，CBT に心から興味をもっている人々よりも，精神療法の開始前に多くの準備が必要になってくる可能性がある．

　第4の特質は**認知行動の論理的根拠との相性のよさ**であり，それは CBT の適切さに関して患者と治療者の双方がもつ印象と関係している．日常生活でも同じことがいえるが，第一印象は重要である．事実，治療開始前に CBT を高く評価している人は，ネガティブな印象をもっている人よりも治療反応性がよい傾向にある．自助エクササイズやホームワークを実践しようとする意欲が，相性のよさを示すもう1つの重要な点である．本書の至るところで強調しているように，ホームワークは CBT を定義づける要素である．出されたホームワークを行わないことが多い患者は，ホームワークを行う患者よりも治療に対する反応が有意に低いことを示す多くのエビデンスがある(Thase と Callan 2006)．

極端に悲観主義的な場合は，予後が悪い可能性があるが，第5の特質である**自動思考を引き出し，それに伴う情動を同定する能力**は，CBTに対する真の適性を反映するものである．治療がストレングスの上に組み立てられるという考え方をもち続けていると，次のことに気づくだろう．抑うつ気分もしくは不安気分がみられるときに自分の否定的な自動思考を同定してはっきりと口にすることができる患者は，一般に治療の早い段階から3つのコラムもしくは5つのコラムのエクササイズを使い始めることができるのである．否定的な自動思考を明らかにする手助けをするための手段として，初回評価の際に，セッションを受けるために車で向かっているときや待合室で座っているときに抱いた思考とそれに付随する感情について患者に尋ねてみることが役に立つ．また，患者が否定的な自動思考を同定して表現できる能力を探るための質問（「その場面で，あなたは何を考えていましたか？」「あなたがそれほど憂うつな気分でいるとき，どのような考えが心をよぎりましたか？」など）も，CBTに対する適性のアセスメントで一般に用いられる．情動状態の動揺を同定することが困難だということは，CBTを行う際の短所になる．なぜなら，そのために患者がホットな思考 hot thought（強い情動状態との関連で体験した否定的な自動思考）を同定し，認知再構成法によって気分を改善する方法を実践する機会を逃してしまうからである．

短期治療に対する適性を評価する際に重要な第6の特質は，**治療同盟に携わることができる患者の能力**である．SafranとSegal（1990）は，セッションでの行動に関する観察と患者の親密な人間関係の経歴に関する質問から，患者が有効な治療関係を形成できる能力についての重要な手がかりが得られると述べている．初回セッションで，フィードバックを直接求める（「今日のセッションをどう思いますか？」など）とともに，患者が**協調して取り組もうとする**能力（アイコンタクト，姿勢および治療者に対して抱く心地よさの程度など）を観察することによって，援助同盟に携われる能力を判断する．両親，兄弟姉妹，教師，指導者，恋人や配偶者とのこれまでの関係性の質に関する質問をすると，有用な情報が得られる可能性がある．特に，失望，拒絶または利己的な利用といったパターンが繰り返し認められる場合，その情報は有用である．また，患者が以前に精神療法を受けたことがある場合には，2者関係の性質に対して患者が

抱いている印象が，今後起こりうる事柄を予測するうえで参考となる情報になると考えられる．

最後となる第7の特質は，患者が**問題に焦点を当てて継続して取り組める能力**に関係している．SafranとSegal(1990)の見地に立てば，この特質には**安全確保作業** security operation と**焦点性** focality という2つの要素がある．**安全確保作業**は，心理的に脅威を感じた場合に情動の安定した感覚を取り戻すために，患者が潜在的に治療を破綻させるような行為をするというものである．一方，**焦点性**とは，CBTセッションの構造の枠内で取り組み，話し合うことになっている話題に最初から最後まで集中し続けることのできる能力を指す．

これまでの経過，精神症状評価，CBTの適合性の評価を完成させることに加えて，症状の評価や進捗状況を測る標準化された評価スケールの使用を検討することを勧める．セッションごとに症状の程度を評価する「評価により増補されるケア measurement-enhanced care」の確固たる有用性が研究によって示されている(Forneyら2016；Guoら2015)．患者の労力と時間を最小限に抑えることができる自己評価尺度がいくつか利用可能である．一般的に用いられているスケールは，抑うつを評価する Patient Health Questionnaire-9(PHQ-9；Kroenkeら2001，Spitzerら1999)と不安を評価する Generalized Anxiety Disorder-7(GAD-7；Spitzerら2006)であり，どちらも無料でインターネットから利用することができる(http://www.phqscreeners.com)．ほかにも，ベック抑うつ尺度(Beck 1961)，うつ病簡易評価尺度 Center for Epidemiologic Studies Depression Rating Scale(CES-D；Radloff 1977)，Penn State Worry Questionnaire(Meyerら1990)がある．

CBT における事例の概念化

事例の概念化 conceptualization ないしは定式化 formulation は，患者との作業を進めるためのロードマップである．以下の7つの鍵となる領域に関する情報を集める．(1)診断と症状，(2)小児期の体験やそのほかの形成期の体験の影響，(3)状況や対人関係に関連した事柄，(4)生物学的，遺伝学的および医学的

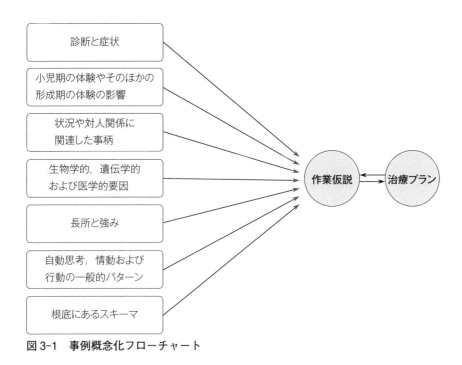

図 3-1　事例概念化フローチャート

要因，(5)長所と強み，(6)自動思考，情動および行動の一般的パターン，(7)根底にあるスキーマ(図 3-1)．要するに，事例の定式化を行う場合には，患者のアセスメントで得られた重要な所見をすべて検討する．

　一見すると，1人ひとりの患者に対する個別プランを作成する際に，これらの情報をすべて統合するのは厄介な作業だと思われるかもしれない．しかしながら，本章に記載したシステムは，事例定式化を系統立ててまとめるための実用的で使いやすい手法を提供している．事例を概念化する際に中心となるステップは作業仮説の構築である(図 3-1 参照)．臨床家は認知行動の構成概念を用いて，混在する患者固有の症状，問題および資質に応じた個別的な理論的定式化を行う．次に，この作業仮説は直接的な治療的介入で利用される．

　治療の早期における事例の概念化は，輪郭やスケッチのようなものにすぎないかもしれない．診断に確信が得られていないかもしれないし，依然としてデータの重要な部分を収集している最中かもしれない．あるいは，CBTによ

る何らかの介入を試み始めたばかりかもしれない．しかしながら，治療のごく初期段階から定式化について考え始めることはきわめて重要である．患者をよく知るようになればなるほど，多くの観察所見と複雑性の層を定式化に追加できるようになる．また，自分の理論が正しいかどうかを検証することができ，治療法が的を射ているかどうかを知ることができる．理論に誤りがある場合，または治療法が的を射ていない場合には，定式化を修正する必要がある．例えば，進行を妨げている長年の依存傾向に気づき始めた場合には，治療プランの変更を検討する必要が出てくる．以前は認識されなかった長所がはっきりと認められるようになった場合には，治療の進め方を変更して，それらの長所を利用すればよい．

　CBTの中期および後期までには，事例の概念化が十分に練り上げられたプランにまで熟成され，個々の治療的介入に対して統一性のある有効な指針を提供できるようになるだろう．治療のこの部分に該当するセッションを録画もしくは録音して振り返り，どの時点で録画や録音を止めても，そのときにとろうとしている方針や治療の進め方全般に対する根拠を説明できるようになっていなくてはならない．また，理想をいえば，最善の結果を得るまでに直面すると考えられる障害と，その障害を克服するためのプランについても説明できるはずである．

　筆者らが推奨する事例の概念化を行うためのこのシステムは，Academy of Cognitive Therapyが制定したガイドラインに準拠している．この団体のウェブサイト（http://www.academyofct.org）には，認知療法の認定基準を満たす定式化の書き方についての詳しい説明が掲載されている．また，症例も提供されている．Academy of Cognitive Therapyの事例概念化ガイドラインの主な特徴を抜粋して，事例定式化ワークシートに提示した（図3-2；白紙のワークシートは付録1「ワークシートおよびチェックリスト」を参照のこと）．

　CBT事例定式化ワークシートを完成させるためには，本章で説明したような綿密なアセスメントが実施でき，また，CBTの中核をなす理論と手法を理解することが必要と考えられる．十分に納得できる事例概念化を行うのに必要な情報とスキルをまだもっていない読者もいると考えられるので，本書の現時点での目標は控えめに設定している．定式化の手法を紹介し，いくつかの具体

患者名：ケイト

診断／症状：広場恐怖症を伴うパニック症（運転恐怖症）．主要症状はパニック発作，過換気および回避．GAD-7 = 16 点（中等度）

形成期の影響：——

状況的な問題：新しい職場へは，大きな川に架かる橋を渡り，ひどい渋滞のなかを運転しなければならない．息子は車で 2 時間離れた場所に引っ越した．夫は休暇をフロリダで過ごすために一緒に運転してほしいと思っている．

生物学的，遺伝学的および医学的要因：母親は不安症の既往があり，未治療．父親は 50 代のときに突然の心臓発作で亡くなっている．ケイトは甲状腺機能低下症でビタミン D の値が低いが，どちらも治療によって正常範囲になっている．

長所／強み：聡明，はっきりと物を言えること，優れたユーモア感覚，家族と同僚からの支援．

治療の目標：(1)パニック発作を月 1 回以下に減らす，(2)不安やパニックを軽減させるスキルを学ぶ，(3)自分の運転で橋を渡って職場に行けるようにする，(4)車を運転して息子のもとを訪れ，夫と一緒に休暇を過ごせるようになる（少なくとも一部は自分で運転して）．

出来事 1	出来事 2	出来事 3
娘の薬を取りに行くため，薬局まで運転する．	仕事の備品を取りに行くために運転する．	新しいオフィスへ同僚と行く際，運転で橋を渡ることを考える．
自動思考	**自動思考**	**自動思考**
「誰かに衝突されたらどうしよう」「足止めされたらどうしよう」「私にはできない」「家に帰れなかったらどうしよう」	「私にはできない」「誰かほかの人にお願いできないだろうか？」「気を失ってしまうだろう」「誰かが私の車に突っ込んでくる」	「父親のように心臓発作になるだろう」「車を飛び出さなくてはいけなくなるだろう」「私にはできない」
情動	**情動**	**情動**
不安，動悸，意識もうろう，めまい，呼吸困難	不安	不安
行動	**行動**	**行動**
他の選択肢がなかったため薬局まで運転した．しかし，「永久に消えない痕跡」を残すほどハンドルを強く握りしめていた．典型的には，似たような状況は可能な限り回避する．	備品を取りに行くために運転したが，避けたかった．逃げる選択肢を探していた．	橋を渡らなくても行ける方法を考える．

図 3-2　ケイトの事例定式化ワークシート　　　　　　　　　　（つづく）

(つづき)

スキーマ	:「きっとけがをするはずだ」「この世はとても危険な場所だから，身を守らなければならない」「私は父親のように早く死ぬだろう」
作業仮説	:(1)ケイトは運転に対して非現実的な恐怖を抱いており，運転状況をコントロールないし処理できる自分の能力を過小評価しており，恐怖刺激を回避している．(2)ケイトの家族的背景(父親の突然の死，母親の緊張と過覚醒など)が，不安に支配されたスキーマと回避の発展に影響を与えている．(3)高校在学中にクラスメイトを自動車事故で亡くしたことがケイトの運転恐怖症を引き起こしている．(4)現在の状況的要因(新たな職場の場所と車の運転に対するプレッシャーなど)が，症状のトリガーとなったと考えられる．
治療プラン	:(1)認知再構成(根拠を検証する，認知の誤りを突き止める，思考記録を用いる，認知リハーサルなど)により，ケイトが抱いている恐怖が非現実的なものであり，不安に対処する方法が習得可能であることを本人に伝える．(2)呼吸訓練，心的イメージ，深い筋弛緩法などの不安をコントロールするためのツールを提供する．(3)運転状況に対して段階的暴露を行う．(4)治療の後期には，非適応的なスキーマを修正することを主眼に置く．

図3-2 ケイトの事例定式化ワークシート

例を提供することによって，治療プラン作成時における CBT の構成概念の用い方を示すことにする．本書の作業を最後までやり遂げ，CBT の経験を積み重ねていけば，事例の概念化を行う際のノウハウを身につけることができる．

図3-2に，Video 1，2に収録されている不安症の女性ケイトを治療するためにライト医師が作成した事例定式化ワークシートを示す．

◆◆症例◆◆

ケイトは，不安に関連した多くの症状について話をした．そのなかにはパニック発作，過換気，生理学的覚醒，および運転状況の回避が含まれていた．この運転状況とは，例えば橋を渡ること，渋滞中の高速道路，長距離運転(決められた「安全地帯 safe zone」を超えるもの)などである．彼女は数年前にパニック発作を数回経験し，そのうち2回は救急室に駆け込むことになった．心電図を含めすべての検査結果に異常はなかった．また，循環器専門医へのコンサルテーションで彼女が心臓病ではないことも確認されている．ケイトは，管理アシスタントとして働いていた板ガラスの会社において，新しいロケーションでのオフィスマネジャーへの昇進を打診されたときから，より頻繁にパニック発作を起こすようになった(週2，3回)．新しい施設(それは大きな川を渡った場所にある)は約2か

月後にオープンする予定である．異動が近づくにつれて，これまで必死に頑張って手に入れたその仕事を辞めないといけないのではないかと考えるようになった．

　幼い頃からの形成期におけるいくつかの影響が，ケイトの不安症状への脆弱性を形成しているようだった．ケイトは2人きょうだいの第2子であり，両親のいる愛のある家庭環境に育った．彼女の母親は不安に関する治療を受けることはなかったが，神経質で，心配性で，危険に対して過剰に心配しており，子どもたちに世界はとても危険な場所であるというメッセージを伝えていた．

　母親は，ケイトが運転の練習をするようになってから危険について特に気にするようになった．ほかの親と同じように10代の運転は事故を起こす危険性が高いため気をつけるようケイトに繰り返し教えていた．ケイトのクラスメイトが自動車事故で亡くなったとき，母親は不安と悲しみで押しつぶされそうになり，彼女に6か月以上運転させなかった．

　もう1つ，ケイトのパニック発作と運転回避に影響を及ぼしているトラウマ的な人生経験がある．それは彼女が20代半ばのときに父親が突然心臓発作で亡くなったことである．この喪失は彼女を打ちのめし，同時に自分も若いうちに同じ運命で苦しむことになるという恐怖を感じる契機となった．

　幸い，ケイトには多数の長所があり，それをCBTの実践過程で利用することができた．彼女はCBTを学習することに真摯な興味を抱いており，不安症に対するCBTの重要な要素である暴露療法に意欲的に取り組んだ．ケイトは自分の考えをはっきりと言うことができ，聡明で，優れたユーモア感覚を備えていた．また，パーソナリティ障害はみられず，家族や同僚から素晴らしい支援を得ていた．だが，橋を避けて運転したり，家の近所や頻繁に訪れるお店，また元の職場といった慣れ親しんだ道など，いわゆる安全地帯 safe zone を超えた距離の運転はしないといった回避パターンが固く根づいており，それに伴う不安症状が長く続いている．さらに，家族，友人，および同僚たちがケイトの手の込んだ回避法に加担すること（橋を渡る際や渋滞の際には彼女に代わって運転する，彼女が安全だと思う場所を離れて運転する必要から彼女を守る，彼女のためにお遣いに行くなど）によって，気づかないうちに不安を強化しているようにも思われた．

　Video 1 と Video 2 から分かるように（第2章「治療関係 治療における協働的経験主義」参照），ケイトは，(1)パニック発作を月1回以下に減らす，(2)不安やパニックを減らすスキルを学ぶ，(3)仕事に行く際，1人で橋を運転できるようにする，(4)車で息子のもとを訪れ，夫とともに休暇を過ごすことができるようになる（少なくとも一部は自分で運転して），という目標達成に向けて効果的に協働作業を行うことができた（図3-2）．

第3章 アセスメントと定式化

　Academy of Cognitive Therapy は，その事例概念化ガイドラインのなかで，症状発現に影響を与えている可能性がある認知的要因と行動的要因を，臨床家が**横断的**および**縦断的**にとらえることを推奨している．定式化の横断的要素には，主要な促進要因(人間関係の破綻，失業，重篤な内科疾患の新規発症をはじめとする広範囲に及ぶストレッサーなど)と活性化状況(配偶者との口論，仕事のプレッシャー，不安症状を再発させる誘因への暴露といった，よくみられる出来事)が自動思考，情動および行動を刺激しているその時点でのパターンに着目することが含まれる．縦断的な視点では，発達段階における出来事や性格形成に関連した体験の影響を考慮に入れるようにする．それらが中核信念やスキーマの形成に関与している場合には，特にそうである．

　図3-2に提示した事例定式化ワークシートでは，ケイトを取り巻く現在の環境のなかで非適応的な認知，情動および行動と関連した3つの典型的な出来事を横断的に解析している．娘の抗生物質を取りに薬局まで運転するという1つ目の出来事に反応して，「誰かに衝突されるかもしれない…足止めされるかもしれない…私にはできない…家に帰れないかもしれない」という自動思考が生じている．これらの認知に伴う情動と身体面の反応は，不安，心拍数の増加，意識もうろう，めまい，および速く不規則な呼吸であった．この出来事でケイトは薬局まで運転することはできたが，彼女はかなり強迫的な状態に置かれていた．そして，「永久に消えない痕跡」を残すほどにハンドルを強く握りしめた．ケイトは同じような運転の状況を避けてきたため，それが慢性の不安と回避行動の悪循環を形成することになった．そして，自動思考と不安が湧き上がってきた2つ目と3つ目の出来事(備品を取りに行くために運転する，および同僚と橋を渡って新しいオフィスまで運転することを想像する)においても同様の結果となった．ケイトは強烈な自動思考(例えば，「気を失ってしまうだろう…私にはできない…父親と同じように心臓発作になるかもしれない」)に動揺し，運転を避けるか，もしくは避けようとするようになっている．

　縦断的な見地に立てば，ケイトの形成期の経験が，自分を取り巻く世の中の危険性，および災難が降りかかった際の自分の脆弱性に対する非適応的な中核信念の形成に影響していると考えられた(例えば，「私はきっとケガをするはずだ」「この世は非常に危険な場所だから，常に身を守らなければならない」「私

は父親のように早く死ぬだろう」).

　ライト医師はこれらの観察所見をすべて総合し，以下の重要な特徴を盛り込んだ作業仮説を作成した．(1)ケイトは，不安症の古典的な認知行動特性を呈していた．例えばそれは，状況に対する非現実的な恐怖，これらの状況をコントロールないし処理できる自己能力の過小評価，激しい情動と自律神経の覚醒状態，懸念される状況の回避といったものである．(2)発達段階に背景として存在していた緊張，危険に対する用心深さ，愛する人の突然の死，そして母親にみられた不安症と考えられる家族歴が，ジーナの障害に影響していると考えられた．(3)クラスメイトの自動車事故死というトラウマが彼女の恐怖に加わり，運転の危険性に注目するようになった．そして，(4)現在抱えている状況的要因(長い橋を運転して渡る必要がある仕事への昇進)が症状の誘因の1つになっていると考えられる．

　ライト医師が立てた治療プランはこの作業仮説に直結するものであった．ライト医師は，ソクラテス的質問法，根拠の検証，思考記録，および認知リハーサルを用いてケイトの破滅的な自動思考の修正に的を絞ることにした．このほかにも，パニック発作の際に生じる過換気を軽減ないし解消するための呼吸訓練を行うように計画した．プログラムの最も重要な部分は，順を追って段階的暴露を行い，恐怖刺激に対する脱感作を行うことであった．これらの手法については，第5章「自動思考に取り組む」と第7章「行動的手法Ⅱ 不安の抑制および回避パターンの打破」で詳しく説明し，ビデオで具体例を紹介する．

　ライト医師はケイトの発達段階における体験が不安に支配された中核信念をもたらしたと考えたが，治療の大半を認知技法の利用にあて，自動思考を同定して修正するとともに，行動戦略を実践して，ケイトの回避パターンを打破することを目指した．これらの手法は，不安の治療を目的とする認知行動モデルに一致したものである．初期のセッション(Video 2「自動思考の修正」参照)で彼らは，若くして死ぬという中核信念に取り組んだ．治療の後期には，ライト医師はケイトが危険だと思い込みやすい別のスキーマを理解して修正するための手助けをすることができた．

　本書のビデオに示した別の事例では，うつ病患者に対する概念化の方法について具体的に説明している．第5章「自動思考に取り組む」，および第8章「ス

第3章　アセスメントと定式化

患者名：ブライアン
診断／症状：うつ病．治療開始時 PHQ-9 ＝ 18 点(中等度うつ病)．主要症状は，強い悲しみ，自責感を伴う自尊心の低下，活力と興味の喪失，社会的孤立．希死念慮はなし．
形成期の影響：父親はアルコール依存症で，ブライアンが生後 18 か月のときに家族のもとから離れていったが，ときどきブライアンとブライアンの母親にコンタクトをとろうとしていた．経済的に厳しく，母親は生計を立てるためにさまざまな清掃の仕事をして「絶えず働く」必要があった．母親はブライアンのことをとても愛し，しっかりと支え，フィラデルフィアに彼が引っ越す最近まで一緒に暮らしていた．ブライアンは10代および大学時代は人見知りで，デートをすることはまれだった．唯一の恋人に振られた際には大きなショックを受けた．それ以来，彼はデートすることなく，約6か月前に引っ越してからは特に孤独を感じるようになっていた．
状況的な問題：新しい仕事を受けるために故郷の小さい町から大都市への引っ越し，新しい友人を作ることおよび親しい関係を築くことの難しさ，恋人との破局．
生物学的，遺伝学的，および医学的要因：母親がおそらく慢性的に抑うつだったものの，未治療．父親がアルコール依存症．身体疾患の既往歴はなし．
長所／強み：大卒，コンピュータエンジニアとしての素晴らしいスキル，故郷にいる母親と男友達からのサポート，友人への誠実さ，聖歌隊で歌うこと，走ること，およびハイキングに以前興味をもっていたこと，薬物乱用がないこと．
治療の目標：(1)抑うつ症状を改善する(PHQ-9 ＝ 5 点未満)，(2)自分は「馴染んでいる」と感じられるような関係のなかで自信を構築していく，(3)ポジティブな活動や趣味への参加を再開する，(4)定期的にデートができるようになる(少なくとも月2回)．

出来事1	出来事2	出来事3
車の中でじっとしている．職場の人たちと一緒にレストランに行くことができない．	同僚との飲み会を断った後，1人で家にいる．	職場で魅力的な女性がいることに気づいた．

自動思考	自動思考	自動思考
「私はこの人たちに馴染めないだろう」 「私は決して彼らの仲間にはなれないだろう」 「なぜ彼らが私にここにいてほしがるのか理解できない」 「私は彼らにとって何の価値もない」	「私はとても孤独だ」 「私は永遠に馴染めない」 「私は決してここで生活を作り上げていくことはできない」 「私はできるようにはならないだろう」	「彼女は私と一緒に外出したいと決して思わないだろう」 「彼女はおそらく私のことを負け犬と思っているだろう」 「私は出会いのチャンスのあった場所にとどまるべきだった」

図 3-3　ブライアンの事例定式化ワークシート　　　　　　　　　　　(つづく)

(つづき)

情動	情動	情動
悲しみ	悲しみ	悲しみ，心配
行動	**行動**	**行動**
パーティには参加せず，家に帰り，週末はずっとテレビ前で過ごした．	アパートで1人で過ごしていた．	方向を変え，彼女に気づいていない振りをした．

スキーマ：「人はあてにすることができない」「私は常に身を守り続けなければならない，さもないと痛い目をみるだろう」「私の能力は十分でない」「自分を愛してくれる女性には決して出会えないだろう」

作業仮説：(1)信頼できない父親や唯一の恋人からの拒絶といったブライアンの人生経験が，「人はあてにすることができない」「私の能力は十分でない」といった中核信念を作りあげた．(2)最近，故郷から大都市へ引っ越したことで，決して馴染めない，および受け入れられないといった内容の自動思考が彼の頭を満たすようになり，それがうつ病の主要な原因になっている．(3)これらの思考は，深い悲しみや社会的接触の回避と関連している．(4)彼の社会的孤立や楽しい活動の欠如は，悲観的思考と抑圧された行動の悪循環の一部になっている．

治療プラン：(1)抑うつ気分や社会的孤立と関連している，反復して起こる自動思考の同定．(2)自動思考を修正するスキルを教える(例えば，根拠の検証，認知エラーの認識，および思考記録)．(3)活動記録表や行動活性化を用いて，気分のよい活動への参加を増やし，社会的接触を構築する．(4)スキーマの同定と修正により自尊心と自己効力感を高める(根拠の検証，スキーマを修正するためのCBTリハーサル，社会的かかわりを必要とする行動実験)．(5)抗うつ薬を含む薬物療法．

図 3-3 ブライアンの事例定式化ワークシート

キーマの修正」では，新しい町への引っ越しと転職に伴って問題が生じ，うつ病になった，若い男性ブライアンを治療した際のビデオを取り上げている．ビデオでは，本書のこれらのセクションで説明している技法の実践法について明確な具体例が提示されているため，第5章および第8章まで読み進めてからスダック医師がブライアンを治療したビデオをご覧いただきたい．ただし本章では，CBT事例定式化のもう1つの具体例として，この症例を簡潔に説明する．ここで示した概念化(**図3-3**)は，スダック医師がこの事例でうつ病治療に対応したCBTを行う際に選択した手法をよりよく理解するのに役立つであろう．

第3章　アセスメントと定式化

◆◆症例◆◆

　ブライアンは25歳の男性で，彼の雇用主である情報テクノロジー会社が大きな会社に買収された後，最近故郷からフィラデルフィアに引っ越してきた．引っ越し以来，ブライアンは徐々に孤独や抑うつを感じるようになっていった．彼が故郷を離れたのははじめてである．抑うつの症状は，落ち込み，睡眠不足，食欲低下に伴う4.5 kgの体重減少，多くの自責的な思考，および活動への興味と楽しみの減少であった．集中力は保たれており，コンピュータエンジニアとしての仕事の生産性には影響がないように見えた．希死念慮や自殺の意思はない．PHQ-9は18点である．

　ブライアンは，引っ越し以来，自分自身を「迷子」と表現している．故郷に戻ることを考えたが，そこでは彼の望む仕事はなかった．そして，もし母親と一緒に暮らす生活に戻った場合，自分は「ダメ人間」になるだろうと彼は言った．引っ越し前，ブライアンは聖歌隊で歌い，ランナーであり，そして男友達と一緒に楽しい時間を過ごしていた．しかしながら，これらの活動は今中断している．過去3か月間，仕事終わりは自分のアパートに帰り，ずっと1人で過ごしていた．

　これまでうつ病の治療歴はない．しかし，ブライアンは常に自信がなかったと話しており，そして子どもの頃，特に気まぐれな父親が泊まりにきた後に長い間悲しんでいたことを覚えている．父親は長期間家にいなかったにもかかわらず，何の前触れもなく贈り物や謝罪の言葉とともに現れ，数日経つと「風のように去って」いった．大学時代から長い間付き合っていた恋人との破局はブライアンにとってショックな出来事であった．そのときのことを振り返り，あのときはカウンセリングを受けるべきだったと話している．彼には希死念慮は一切なく，身体疾患の既往歴もない．

　1人っ子であるブライアンは，ニューヨーク州北部のやや田舎町で育った．彼の両親は，彼が生後18か月のときに別居している．家族歴は，父親にアルコール依存症がある．精神科治療歴のある家族はいないが，ブライアンは母親が慢性的に軽度のうつ病であったと信じている．母親は，父親と別れた後清掃員として働き始め，今は自分が住んでいる町にあるモーテルやレストランの小さなグループ会社で清掃サービスのスーパーバイザーをしている．ブライアンと母親との結びつきはとても強く，彼は母親を「いつも私の味方だ」と表現している．

　経済的に苦しかったため，ブライアンは高校生および大学生のときにアルバイトをしていた．彼は自分のことを「人見知り」と表現しているが，男性の親友がおり，高校3年生から大学2年生までは恋人がいた．彼女が内緒で他の男性と会っていることがブライアンに見つかり，2人の関係を終わらせた．彼はそれ以来，数回以上誰かとデートをしたことがない．

図3-3に示されているように，事例の概念化は，スダック医師のブライアンの生活歴に関する主な見立てと認知行動的な病理を1つにまとめ，作業仮説とCBT実施に関する計画を形成している．お気づきのように，スダック医師は治療計画に抗うつ薬を追加することにした．中等度～重度の症状であれば，ブライアンはCBTのみで治療をすることも可能だっただろう．しかし，彼は幼い頃にうつ病に罹患していた可能性があり，おそらくうつ病の家族歴もあり，そして症状も十分にみられたため，薬物療法を併用したほうが効果的だと考えられた．治療計画のなかのCBTの要素は，自罰的な自動思考を転換すること，ブライアンがポジティブな活動に再び参加すること，社会的孤立のパターンを打破すること，および長く続く非適応的な中核信念の見直しを促進することに向けられた．

本章に提示した事例定式化の2つの具体例は，不安症とうつ病の治療に対する典型的なCBTの概念化を示したものである．いずれの具体例でも，治療者は，患者の現在の機能，発達歴および生物医学的背景から得られた観察所見をまとめ，認知行動モデルに一致する仮説をはっきりと示している．治療計画は作業仮説から直接生み出されており，不安症とうつ病の治療のための特有のCBTの構成概念に起源をもつものである．Learning Exercise 3-1を完成させることによって，今これからCBT事例定式化ワークシートを使用し始め，さらにCBTの経験を積み重ねながら概念化の実践スキルを構築し続けることをお勧めする．第11章「CBTにおけるコンピテンシーの向上」には，事例の概念化を完全に書き出して，この重要な機能を発揮する能力について自分で評価するエクササイズが収録されている．

まとめ

CBTのためのアセスメントには，徹底的な既往の聴取，患者の長所の評価，精神状態検査を含めた初回評価の実施などの通常業務がすべて含まれている．ただし，自動思考，スキーマおよび対処行動の典型的なパターンを引き出し，CBTに対する患者の適性を判断する際には，特に注意を払う必要がある．

> Learning Exercise 3-1.
> ### CBT事例定式化ワークシート
>
> 1. CBT事例定式化ワークシート（付録1「ワークシートおよびチェックリスト」参照）を使用し，あなたが治療している患者の概念化を行う．
> 2. 用紙のできるだけ多くの欄に記入するようにする．ただし，これまでに事例の概念化を行ったことがない場合やCBTに不慣れな場合には，ワークシートをすべて埋めることができなくても心配する必要はない．できれば，自動思考，情動および行動面の反応を刺激する出来事を少なくとも1つは同定する．また，根底にあるスキーマを少なくとも1つは同定するように努める．患者がまだスキーマを1つも報告していない場合には，存在すると思われるスキーマを理論的に想定してもよい．
> 3. 患者に関する現在の知識とこれまでに学習したCBTの基本概念に基づいて，予備的な作業仮説と治療プランをおおまかに立てる．
> 4. CBTでほかの患者を治療する際に，今後も引き続きCBT事例定式化ワークシートを使用する．

　CBTは，うつ病（DSM-5）major depressive disorder，不安症および摂食障害を含めたさまざまな疾患に有効であることが分かっており，（統合失調症および双極性障害などの）重度の精神障害の治療において薬物療法の効果を高めることができるため，この治療アプローチには多くの適応症がある．

　事例の定式化と治療計画を作成する場合には，幅広い認知-行動-社会-生物学的な視点に立つことを推奨したい．非常に機能的で洗練された概念化を行うためには，治療者が以下の事項を実践する必要がある．(1)綿密なアセスメントを実施する．(2)患者の現在の生活にみられる典型的なストレスの多い状況の認知行動的要素について横断的分析を行う．(3)患者の中核信念と習慣性の行動戦略に対する縦断的な（例えば，発達段階における）影響を検討する．(4)作業仮説を定式化する．(5)CBTの有効な技法を患者の鍵となる問題と長所に向けることができるような治療計画を設計する．

文献

Beck AT, Ward CH, Mendelson M, et al: An inventory for measuring depression. Arch Gen Psychiatry 4: 561-571, 1961 (PMID: 13688369)

Davanloo H: Evaluation and criteria for selection of patients for short-term dynamic psychotherapy. Psychother Psychosom 29: 307-308, 1978 (PMID: 724948)

Forney JC, Unützer J, Wrenn G, et al: A Tipping Point for Measurement-Based Care. Psychiatr Serv Sept 2016 (PMID: 27582237)

Frank JD: Persuasion and Healing. Baltimore, MD, Johns Hopkins University Press, 1973

Guo T, Xiang Y-T, Xiao L, et al: Measurement-based care versus standard care for major depression: a randomized controlled trial with blind raters. Am J Psychiatry 172: 1004-1013, 2015 (PMID: 26315978)

Kroenke K, Spitzer RL, Williams JB: The PHQ-9: validity of a brief depression severity measure. J Gen Intern Med 16: 606-613, 2001 (PMID: 11556941)

Malan DJ: The Frontiers of Brief Psychotherapy. New York, Plenum, 1973

Meyer TJ, Miller ML, Metzger RL, Borkovec TD: Development and validation of the Penn State Worry Questionnaire. Behav Res Ther 28: 487-495, 1990 (PMID: 2076086)

Miller WR, Yahne CE, Moyers TB, et al: A randomized trial of methods to help clinicians learn motivational interviewing. J Consult Clin Psychol 72: 1050-1062, 2004 (PMID: 15612851)

Prochaska JO, DiClemente CC: The transtheoretical approach, in Handbook of Psychotherapy Integration. Edited by Norcross JC, Goldfried MR. New York, Basic Books, 1992, pp 301-334

Radloff LS: The Center for Epidemiologic Studies Depression (CES-D) Scale: a self-report depression scale for research in the general population. Appl Psychol Meas 1: 385-401, 1977

Safran JD, Segal ZV: Interpersonal Process in Cognitive Therapy. New York, Basic Books, 1990

Sifneos PE: Short-Term Psychotherapy and Emotional Crisis. Cambridge, MA, Harvard University Press, 1972

Spitzer RL, Kroenke K, Williams JBW, Löwe B: A brief measure for assessing generalized anxiety disorder: the GAD-7. Arch Intern Med 166: 1092-1097, 2006 (PMID: 16717171)

Thase ME, Callan JA: The role of homework in cognitive behavior therapy of depression. J Psychother Integr 16: 162-177, 2006

Wright JH, Thase ME, Beck AT: Cognitive-behavior therapy, in The American Psychiatric

第3章 アセスメントと定式化

Publishing Textbook of Psychiatry, 6th Edition. Edited by Hales RE, Yudofsky SC, Roberts L. Washington, DC, American Psychiatric Publishing, 2014, pp 1119-1160

構造化と教育 4

　認知行動療法(CBT)の構造化の意義を理解するためには，治療を開始したばかりの患者の立場にしばらく身を置いてみるとよい．生活ストレスで完全に参っており，集中するのが困難で，治療がどれほど効くのかをほとんどあるいは全く知らない，深刻なうつ病患者とはどのようなものであるかを想像してみる．さらに，混乱と症状による苦痛がこのように混在していることに加えて，気力を失った感覚，つまり自分の個人的資質のほとんどあるいはすべてを費やしても問題の解決策が見つからないという信念を付け加えてみる．あなたは恐怖を感じ，どこに助けを求めたらよいのか分からない．自分がこのような精神状態に置かれていた場合，あなたは治療に何を求めるだろうか？

　第2章「治療関係 治療における協働的経験主義」で考察したように，もちろんあなたは親切で共感を示してもらえる賢明で熟練した治療者を求めるであろう．しかし，おそらくあなたは，明確な方向性，つまり症状の回復に有望な説得力のある方針も求めているだろう．目標の定式化とアジェンダの設定から始まる構造化手法は，変化をもたらすための方向性を定めるうえで大きな役割を果たすことができる(**表4-1**)．患者が何らかの問題によって挫折感を感じている場合や症状を克服できずに苦悩している場合には，構造化の手法によって，**鍵となる問題に焦点を当てていれば答えは自ずと見つかる**という力強いメッセージを伝えることができる．さらに，心理教育は，**これらの手法があなたに効くという希望に満ちたメッセージを伝える**．

　CBTでは構造化と教育とが連携して進行する．なぜなら，これらの治療過

表 4-1 認知行動療法のための構造化手法

目標設定
アジェンダ設定
症状チェックの実施
セッション間の橋渡し
フィードバックの提供
セッションのペース調整
ホームワークの設定
治療ツールの使用(繰り返す)

程が互いに補い合って学習を促すためである．効果的な構造化技法は，治療を，よく体系化された効率的で的確な状態に維持するため，学習効果が向上する．ホームワークエクササイズや治療ノートの使用といった望ましい心理教育的介入は，CBTの構造にとって重要な要素となる．構造化と教育の総合的な目標は，希望をもたらし，学習過程を促し，治療効率を高め，患者が有効なコーピングスキルを構築する手助けをすることである．

治療の早期段階では，構造化と教育に関する作業の多くを臨床家が行うことになるだろう．ただし，CBTが終結に向けて進行するうちに，問題を特定して対処すること，修正に向けた作業で課題への取り組みを続けること，毎日の生活でCBTの中核となる概念を応用することなどで，患者が担う責任がしだいに増していく．

CBTの構造化

1. 目標設定

治療目標を設定する過程は，改善に向けて具体的で測定可能なターゲットを設定する意義を患者に伝える絶好の機会となる．一般に，最初の目標設定は初回セッションの終盤に実施する．そしてそのときに，患者の主な問題，長所，およびリソースを評価し，協働的経験主義に基づく関係の構築を始める．効果

的な目標設定について患者に教育する時間を少しでもとれば，この過程が円滑に進行し，短期間でよりよい結果につながると考えられる．次の症例は，初回セッションでの目標設定の導入法を具体的に示したものである．

◆◆症例◆◆

　ジャネットは36歳の女性で，最近，恋人との長年にわたる関係が破綻した．ジャネットは治療者に，恋人との関係は「もうどうにもならない」と語った．「これまでに多くの時間を無駄にした」と考えたため，ジャネットは恋人と別れる決心をした．ジャネットは正しい決断をしたと思ってはいたが，ひどいうつ状態に陥った．「あれほど長い間，彼と付き合っていたのは愚かだった」ことや，「くだらない男に耐えてきた」ことに対して自分自身を責めた．ジャネットの自己評価はどん底まで落ち込んでいた．自分は人生で幸福を見つけることができず，「心底求めている人からは拒絶」される運命にあると考えた．ジャネットは，関係が破綻する6週間前から運動や友人付き合いをしなくなっていた．仕事以外のほとんどの時間は眠っているか，眠ろうとしていた．幸い，自殺は考えてはいなかった．セッションの早い段階で，ジャネットは治療者に，恋人との関係の破綻を克服して生活を立て直さなければいけないことは分かっていると語っている．

治療者：これまでに十分な話し合いをしてきたので，私たちはあなたの問題と長所について多くを学ぶことができたと思います．治療目標をいくつか設定してみませんか？

ジャネット：はい．取り乱すようなことはもう終わりにしたいのです．この一件に関して，自分がこれほど意気地なしだったなんて．

治療者：あなたはご自分を低く見すぎていると思いますよ．でも，何らかの方向性が感じられるような目標をいくつか考えてみましょう．そうすれば，このうつ状態から抜け出せる方法が見えてくるはずです．

ジャネット：よく分かりません…私はただ，また幸せになりたいだけなんだと思います．このような気分でいるのは嫌です．

治療者：気分がよくなることが最終的な治療目標になります．ですが，今1番役立つことは，具体的な目的をいくつか選び出して，治療セッションで焦点を当てたい事柄を決めることです．比較的短期間で達成できる短期的な目標と，あなたにとって最も重要な事柄に長く取り組み続けることになりそうな長期的な目標をそれぞれいくつか挙げてみてください．

ジャネット：ええ，寝て過ごそうとするのではなく，今の生活のなかで何かをやりたいのです．1つの目標は，定期的に通っていた運動にまた通うことです．

それに，ランディとの関係を心から消し去ってくれるような時間の過ごし方を見つけなければなりません．

治療者：2つともよい短期目標ですね．彼との関係を克服するために，定期的な運動の再開と，積極的な関心事や活動を見つけることに向けて，できる取り組みをリストに書き出してみませんか？

ジャネット：はい．どちらもぜひやってみたいです．

治療者：進み具合が分かるように目標を定めるのもよいでしょう．どのくらい進歩したかが分かるようにするには，どのような指標を設定するのがよいでしょうか？

ジャネット：少なくとも週3回以上運動をすることにします．

治療者：関心事や活動についてはどうしますか？

ジャネット：そうですね，少なくとも週に1回は友人と外出し，ベッドで長時間過ごさないようにします．

治療者：この目標があれば，私たちはうまくスタートできますね．ほかにも次のセッションまでの短期目標をいくつか書き出してくださいますか？

ジャネット：分かりました．

治療者：では次に，私たちが取り組む長期目標をいくつか設定しましょう．あなたの自己評価が低くなっているという話をしましたが，この問題に関して何かしてみたいことはありますか？

ジャネット：はい．以前のように，自分自身に対してよい気分でいられるようになりたいのです．残りの人生をダメ人間のような心境で過ごしたくはありません．

治療者：その目標を具体的な言葉に置き換えることはできますか？　どのようなことをやり遂げたいですか？

ジャネット：生活のなかに男性がいようといまいと，自分が健康ではつらつとした状態でいられる強い人間だと思えるようになりたいです．

　その後も治療中のやり取りを通じて，治療者はジャネットに肯定的なフィードバックを続け，生産的な変化をもたらすような明確な目標をはっきり述べられるようにジャネットを援助した．次に治療者は，ジャネットがさらにいくつかの目標を明確に設定する手助けをした後，治療目標全般に関連するホームワークを出してセッションを終了した．（ここで用いられている行動活性化という方略は，第6章「行動的手法Ⅰ　気分の改善，活力増加，課題遂行および問題解決」でさらに詳しく扱う）

治療者：目標に少し近づけるように，来週までにできることが何かありますか？

表 4-2　認知行動療法における目標設定のコツ

- 目標設定の技法について患者を教育する
- 定義づけや達成が難しそうな，大まかでおおざっぱな目標を避けるようにする．このような目標を立てると，手に負えないとか達成できないと患者が感じ，少なくとも一時的に患者の気分が低下してしまうことがある
- 具体的に設定する
- 患者にとって最も重大な心配事や問題に対処できるような目標を選ぶように導く
- 近い将来に達成できそうだと考えられる短期目標をいくつか選ぶ
- CBT で幅広い作業が必要になりそうな長期目標をいくつか考え出す
- 目標を測定することができ，あなたが進捗状況を把握するのに役立つような期限を設けるようにする

達成できたときに気分がよくなるようなことで，できそうなことを1つか2つ挙げていただけますか？
ジャネット：少なくとも2回は，仕事を終えてからスポーツクラブに行くつもりです．それと，友人のテリーに電話して，映画を見に行かないか聞くつもりです．

　治療過程全体を通じて，目標の見直しと修正は定期的に(少なくともセッション4回ごとに)行う必要がある．問題や心配していたことが解決したり，あなたが患者のことをよく知るようになったりしてくると，治療早期に設定した目標があまり重要でなくなることがある．治療の進行に伴って新しい目標が明らかになる場合もあり，ある特定の目標を達成する際に生じる障壁を克服するために治療法の調整が必要になることもある．患者の目標をカルテに記載しておくことは，目標に向けて努力することに集中し続けるために有用な可能性がある．また，患者に治療目標を治療ノートに書き出してもらうこともできる(本章後述の「心理教育」の項を参照)．CBT で有効な目標設定を行うための基本原則を**表 4-2**にまとめた．

2．アジェンダ設定

　アジェンダ agenda 設定は目標設定と並行して進められ，いずれも同じ原理と手法が多く用いられる．治療コース全体に照準を合わせる目標設定とは異なり，アジェンダ設定は毎回のセッションを構造化するために用いるものである．目標設定法の説明で触れたように，患者には生産的なアジェンダを考え出すメリットとその手法を教える必要があることが多い．最初の数回のセッションでは，アジェンダを具体化する際に治療者がリーダーシップをとる必要があるだろう．ただし，ほとんどの患者はアジェンダの意義を短期間で習得し，その後のセッションでは心配している特定の事柄に取り組めるようになる．

　とりわけ効果的なセッションのアジェンダには，以下に挙げる特徴のいくつかが盛り込まれている．

1. **アジェンダが総合的な治療目標と直接関連している**．セッションアジェンダは治療目標の達成に役立つはずである．あるアジェンダが総合的な治療目標と関連がないことに気づいたら，セッションアジェンダか目標リストのいずれか一方の修正を検討する．そのアジェンダが必要ない可能性や，治療コース全体との関連性が低い可能性がある．もう1つの選択肢として，提案されたアジェンダを新たな目標や再定式化した目標にしてもよい．
2. **アジェンダは具体的で測定可能なものにする**．明確なアジェンダとは，例えば「(1)怒りっぽい上司にうまく対処できる方法を考え出す，(2)職場で作業をぐずぐず先延ばしにしないようにする，(3)先週から取り組んでいるホームワークの進行状況を確認する」といったものである．さらなる定義づけや再定式化が必要な漠然としたアジェンダや，あまりにも一般的すぎるアジェンダは，「(1)私のうつ病，(2)いつも疲れてしまう，(3)私の母親」といったものであろう．
3. **アジェンダは1回のセッションで取り組むことができ，何らかのメリットがもたらされることが十分に見込まれるものにする**．患者がアジェンダを選び出したり，アジェンダを再定義したりする際，1回のセッションで進展が得られるような内容にするように支援する．アジェンダが大きすぎ

る，あるいは手に負えないと思われる場合には，その一部のみをセッションで扱うか，より扱いやすいアジェンダに設定し直す．実例を挙げて説明すると，ジャネットが提示した（「いつも拒絶されているように感じるのは嫌だ」という）扱いにくいアジェンダは，（「拒絶されているという感情をうまく処理するための方法を確立する」という）1回のセッションで取り組める話題に再定式化された．

4. **アジェンダには達成可能な目標が組み込まれている．** 単なるディスカッションの話題（例：「子ども，結婚生活，ストレス対処の問題」）ではなく，変化をもたらすための何らかの有望な方策をアジェンダに組み入れるようにするか，アジェンダによって治療者と患者が具体的な活動プラン（例：「娘の学校での問題に関してどのような行動をとったらよいか，夫との口げんかを減らして夫と一緒に活動する機会を増やす，職場での緊張を軽減する」）に取り組めるようにする．

アジェンダは構造化過程の中心ではあるが，アジェンダ通りにかたくなに進もうとする傾向がみられることがある．創造性が押さえ込まれたり，治療が機械的な雰囲気になったり，治療者と患者が有意義な方向に進めなくなったりするとすれば，構造化しすぎるのはよいことではない．アジェンダとそのほかの構造化ツールが最も効果的に用いられているときには，自発性と創造的な学習が次々と発展していく状態になる．

構造と表出との適正なバランスは，芸術，音楽，建築学，精神療法のほか，人類が追求している主要分野で繰り返し追求されてきたテーマである．例えば，Sissinghurstが世界で最も有名な庭園の1つとして成功を収めたのは，見事に形作られた生け垣や樹木，彫像と花壇に植え付けられた豊かに咲き誇る色とりどりの花々とのダイナミックな競演のたまものである（Brown 1990）．CBTのアジェンダとそのほかの構造化ツールは，治療の創造的な側面を促すものと考えられる．それはちょうど交響曲や絵画，あるいは庭園の構造に，感情面によく共鳴する構成要素があることによって，さらに大きなインパクトが加わるのと同じである．

CBTセッションでこの概念を実践的に応用するには，常にアジェンダを設

定し，それに従うのがよいだろう．ただし，これらの構造は決まってしまって動かせないものではないということを忘れないでほしい．アジェンダの目的は，治療者と患者が洞察力を身につけ，新しい思考法と行動の仕方を学習することにエネルギーを集中できるように手助けすることだけである．アジェンダの項目通りに進めても有効ではなく，この課題にこれ以上取り組んでも，その日は成果が得られないと考えられる場合には別の話題に移る．セッションのなかで新しいアイディアが浮かび，アジェンダを変更すれば有意義な成果が見込まれると信じられる場合には，あなたの考えについて患者と話し合い，その方向に移行するかどうかを協力作業によって決めていく．ただし，アジェンダが効果的に機能している場合には変更はせず，そのアジェンダを用いて患者が自分自身を変えることができるように手助けをするように努力する．

アジェンダ設定は CBT の重要な要素であるため，本書にはこの手順を示した事例を 2 つのビデオに収録した．**Video 3** のなかで，精神科のレジデントであるウィッチマン医師が 2 回目のセッションでのアジェンダ設定について演じている．治療のこの時点で，患者のメレディスは多くの問題のためにやや精神的に参っている状態にある．しかしながら，ウィッチマン医師は彼女が変更すべき特定の標的を同定するためのアジェンダを設定することを手助けできる．

Video 3

アジェンダ設定

ウィッチマン医師とメレディス (3：25)

ウィッチマン医師がメレディスと行ったセッションのなかで行ったようにアジェンダ設定がいつもスムーズにできるかどうか疑問に思うかもしれない．「私の患者は，ただ話したがっているだけだ…彼女とのアジェンダ設定は難しいだろう」と考えるかもしれない．アジェンダを設定するという提案に対し，患者は多くの場合よい反応を示すが，この中核的な CBT の手法を実行する際には困難が生じる可能性がある．そのため，もう 1 つのビデオに効果的なアジェンダを生み出すときの障害を乗り越える方法を示した．そしてアジェンダ設定をするうえで生じる問題をうまく取り扱うスキルを習得するための Troubleshooting Guide 1 も提供した.

Video 4 を見ながら，患者とアジェンダ設定をするときに同様の問題が生じた場合，あなたならどのように克服するかについて考えてほしい．ブラウン医師は，セッションのほとんどの時間を使ってエリックに父親のことをただ吐き出させる非指示的なアプローチは，エリックに必要な CBT のスキルを習得する助けにならないということに気づいた．そこでブラウン医師は礼儀正しく彼を遮り，アジェンダ設定の重要性を伝えた．そしてよい結果を生み出すアジェンダの定め方を彼に示した．

Video 4
アジェンダ設定の難しさ
ブラウン医師とエリック(2：52)

3．症状のチェック

CBT セッションの基本構造には，患者が治療に訪れるたびに実施するいくつかの標準的な手順が組み込まれている．アジェンダ設定以外にも，ほとんどの認知行動療法家がセッションの最初に短時間の症状チェックや症状評価を行っている(Beck 2011)．簡単ですぐできる手法は，患者にうつ，不安，もしくはそのほかの気分のレベルを 0〜10 点の尺度で評価してもらうことである．この場合，10 点は苦痛のレベルが最も高く，0 点は苦痛がない状態に相当する．セッションごとに短い自己記入式質問票を行うとなおよい．筆者らが特に勧めるのは，Patient Health Questionnaire-9(PHQ-9；Kroenke ら 2001)と，全般不安症 7 項目尺度 Generalized Anxiety Disorder 7-Item Scale(GAD-7；Spitzer ら 2006)である．PHQ-9 はうつ病(DSM-5) major depressive disorder の 9 つの中核症状を含んでおり，希死念慮に関する質問も含んでいる．そしてGAD-7 は 7 つのよく起こる不安症状を対象にしている．どちらの尺度もパブリックドメインであり，無料で使用することができる．また，これらは臨床や研究に幅広く使用されている．表 4-3(➡ 84 頁)にいくつかの有用な自己記入式評価尺度とその出典を示す．

Troubleshooting Guide 1

アジェンダに取り組む際の課題

1．アジェンダを設定するように提案したにもかかわらず，患者がセッションのはじめから詳細な，もしくはとりとめのない説明を始める

　CBT実施におけるこの課題は，おそらく以前に非指示的療法を受けた経験があり，非構造的な方法で自由に話すことを促されてきた人たちに特に共通するだろう．ほかには，生まれながらの話し好き，もしくは問題解決に焦点を当てることが困難な患者がいるかもしれない．セッションの初期では，CBTの協働的な特性について説明する．当てはまる場合は，患者に以前の治療経験について質問し，CBTの問題解決志向のアプローチとの違いについて話し合う．患者が治療目標にたどりつくための道から外れないようにするために，ときおり患者の話を遮ることがあることについて了承を得る．ブラウン医師がVideo 4で行ったように，アジェンダに従うことが実りある結果につながることを示す．

2．提案されたアジェンダが多い，またはあまりにもたくさんの問題を取り上げようとする

　提案されたアジェンダが全体的な治療目標と適合しているかを評価する．そして，患者とともに順序立てて懸案事項に対処していくための全体的な方略を立てる．各セッションで扱うアジェンダが少なめ（たいてい2，3個）で，かつこれらがアクションプランと効果的なコーピングスキルを生み出せるほどに深く話し合われた場合に，最も進歩がみられやすいということを説明する．

3．患者の提案するアジェンダが少なすぎる

　アジェンダ設定をするよう言われたとき，患者が何も提案しない，もしくは得られるものが少なそうなアジェンダを1，2個しか挙げないようであれば，治療者は患者がアイディアを出しやすくなるような質問をするとよい．「前回のセッションの記録を見て，私たちが今日取り組めそうなテーマがあるか確認してみませんか？」「何か見落としてないか，治療目標を見返してみませんか？」「自動思考のきっかけになった強いストレスを感じる出来事はありませんでしたか？」あるいは，治療者がリードしてアジェンダを設定することもできる．患者は注意すべき問題を無視しているか過小評価しているかもしれない．例としては，アルコールを飲みすぎる，遅れている仕事を先延ばしにする，もしくは社会的接触を避けることが挙げられる．

4．一般的に患者は，ホームワークをアジェンダに入れることを怠る

　本章後述の「ホームワーク」の項で述べるように，セッションのアジェンダに必ずホームワークを入れることによって，エクササイズが達成され，さらに効果的なものになる可能性が増すだろう．もし患者がアジェンダにホームワークを加えないのであれば，治療者が追加するとよい．治療外で行われる自助的な活動を一貫してフォローアップしていく重要性を，丁寧に指摘する．

5．しばしばアジェンダから逸れる，またはストレスフルな出来事に対処するCBT手法を学ばずに，ただ話すだけにセッションの多くを費やす

　もし，患者が生まれながらの話し上手で，CBTの構造的な性質に不満を感じているようであれば，少し時間をとってオープンな話し合いをする．このような場合，特定のアジェンダに取り組むために大半のエネルギーを使うのが最もよいため，前回の治療以降に起こったことを報告するための時間を少しだけ別に確保するようにする．このようなセッションの構造化に協力してもらうために，患者に次のように言うことができる．「あなたはご自分の経験について話をするのが素晴らしく上手です．あなたの人生で出会う人たちやご自身が直面している問題について知ることができて，非常に助かります．しかし，詳しい話は分かるのですが，あなたに新しいことを教える十分な時間がとれないことに気づきました．問題に対処する方法を練習する機会がくる前にセッションが終わってしまいます．そこで，CBTの取り組みに十分な時間を確保できるように，協力していただきたいのですが，どう思われますか？」

6．構造化された治療だと落ち着かない

　治療者が以前に支持的，あるいは精神力動的療法のトレーニングを受けている場合には，アジェンダ設定，患者の発言を遮ること，および会話の流れを変えるために積極的な役割を果たすことが難しい場合があるかもしれない．さらに，他人の言うことに口を挟むのをためらう性格もしくは過去の経験をもつ治療者もいるかもしれない．もし，今まで以上に会話のやり取りに焦点を当てるよう患者に求めるのが難しい場合は，この問題をスーパーバイザーと振り返り，礼儀正しく，相手の言うことを遮る方法を練習する．例えば次のように言うことができる．「今日の時間を最大限活用するにはどうしたらよいかを判断するために，いったん立ち止まってもよいですか？　お姉さんとの口論のためにあなたが混乱していることは分かります．でもまだアジェンダを設定していません．私はこのセッションを最大限活用したいと思っています」

第4章 構造化と教育

表4-3 簡潔な自己記入式評価尺度

評価尺度	適応	出典	引用文献
Patient Health Questionnaire-9 (PHQ-9)	抑うつ	https://www.phqscreeners.com	Kroenke ら 2001
Quick Inventory of Depressive Symptomatology (QIDS-16)	抑うつ	https://www.ids-qids.org	Rush ら 2003
Beck Depression Inventory (BDI)	抑うつ	https://www.pearsonclinical.com	Beck ら 1961
Generalized Anxiety Disorder 7-Item Scale (GAD-7)	不安	https://www.phqscreeners.com	Spitzer ら 2006
Penn State Worry Questionnaire (PSWQ)	不安	https://at-ease.dva.gov.au/file/606/download?token=lMl8wlhc	Meyer ら 1990
Beck Anxiety Inventory	不安	https://www.pearsonclinical.com	Beck ら 1988

注：本表に記載されている尺度は非営利目的で臨床的に利用される場合は特許権使用料なしで利用できる．ただし，Beck Depression Inventory と Beck Anxiety Inventory は除く．各尺度を利用する前にウェブサイトで権利の情報を確認すること．

　症状チェックをすることで進捗に関する貴重な評価を得ることができ，治療セッションを一貫して構造化させる項目を加えることができる．機械的に毎回症状チェックを実施するもう1つの理由は，治療効果を向上させる可能性があるからである．第3章「アセスメントと定式化」にもあるように，自己記入式質問票をいつも使用することで，治療効果が高まることが分かっている．またそれは「評価により増補されるケア measurement-enhanced care」の土台でもある．
　セッションにおける治療作業の時間を短縮するため，患者に予約時間より早く来てもらい，待合室で紙やコンピュータあるいはタブレットを用いて自己記

入式質問票に記入させる臨床家もいる．電子カルテでそれらの評価を統合することにより，臨床家と患者はグラフ化された治療効果を見ることでき，最大の利益を得ることができる．

　症状チェックに加えて，筆者らは患者がどのような状態かを正確に把握し，進捗を評価し，そして新たに身についたことを知るための十分な質問を行い，患者に関する情報をアップデートしている．このような症状チェックと簡潔に最新情報を得る作業は，通常ほんの2～3分で済む．

　認知行動療法家のなかには，いつもアジェンダを設定してから症状チェック／簡単な情報更新を行い，症状のアセスメントを標準的なアジェンダ項目として組み込む人もいれば，アジェンダ設定過程の導入としてセッションのごく最初に症状チェックを行う人もいる．本章の後半に記載したセッション構造のテンプレートでは（「CBTのコース全体を通じたセッションの構造化」の項を参照），筆者らはセッションの最初の要素として症状チェック／簡単な情報更新を実施するという方略を用いている．

4．セッション間の橋渡し

　構造化する取り組みの大半は1回のセッションの流れのマネジメントに向けられるが，患者が前回のセッションからの案件もしくはテーマを最後までやり遂げるのに役立つようないくつかの質問をすると効果的な場合が多い．ホームワークは標準的な構造化要素の1つであり，それによって毎回のセッションをつなぎあわせ，複数回の診察を通じて同じ重要な案件や介入に治療の照準を合わせ続けることができる．しかし，それまでのセッションから得られた重要な方向性が無視されていたり，その後のイニシアチブに押しやられて忘れ去られたりしていないかを確認するために，ホームワークのチェック以外のことも実行してほしい．セッション間の橋渡しに有用な手段の1つとして，治療の最初に短時間，治療者が自分の治療メモを見直し，患者には患者自身のノートを見直してもらい，当日のアジェンダに関して前回から持ち越されている事項がないかどうか探してもらうというものがある．

5. フィードバック

　精神療法のなかには，患者にフィードバックを与えることをあまり重要視していないものもある．しかし，認知行動療法家はフィードバックのやり取りに惜しみない努力を傾け，構造化されたセッションの維持に努め，治療関係を育成し，しかるべき励ましの言葉をかけ，情報処理の歪みを修正する．一般に，認知行動療法家は各セッションのいくつかの時点で立ち止まり，フィードバックを引き出して理解度を確認するのが望ましい．患者には次のような質問をする．「これまでのところセッションはうまく進んでいると思いますか？」「次に移る前に，ここでちょっと立ち止まって私たちの足並みが揃っているかどうかを確かめたいのですが…，これまでにあなたが学んできた事柄について要点をまとめてくださいますか？」「この治療のどのようなところがよいと思っていますか？」「あなたがほかにやりたいことは何かありますか？」「今日のセッションから，あなたが持ち帰る事柄は何ですか？」

　また，患者に対して建設的で支持的なフィードバックも頻繁に与えるようにする(**表4-4**)．フィードバックはセッションの方向性を定めるようなちょっとした一言二言であることが多い．例えば，治療者はこう言うかもしれない．「今日は順調に進んでいますが，あなたの仕事についての話し合いは来週に持ち越し，お嬢さんとの問題に集中すれば，セッションから得られるものが多くなると思います」．このような発言は，それに続けて「この考えについてどう思いますか？」というように，患者からのフィードバックを求めたほうがよいだろう．フィードバックを与える場合，正確な情報を提供して患者にしかるべき励ましの言葉を伝えることと，患者が肯定的すぎる，あるいは批判的すぎると感じる可能性のある発言をすることの間には，明らかな違いがある．**表4-4**にある提案は，患者が進んで受け入れ，治療の進展につながるフィードバックを提供するのに役立つであろう．

　CBTでフィードバック過程に注目が集まるきっかけになったのは，うつ病の情報処理に関する幅広い研究である(Clarkら1999)．これらの研究から得られた重要なエビデンスから，うつ病をもつ患者はもたない対照被験者に比べて正のフィードバックに耳を傾けることが少なく，情報処理にみられるこの偏り

表4-4　認知行動療法でフィードバックを提供するためのヒント

患者がアジェンダを最後までやり遂げるのに有効なフィードバックを提供する．「私たちは新たな問題について話し合いを始めました．そちらの方向に進む前にここでいったん立ち止まり，今日の残りの時間をどのように使うのがよいか考えましょう」といったコメントができる
治療セッションの体系化，生産性および創造性を高めるようなフィードバックを提供する．本題から脱線した話題には目印を付けておき，思いがけない突破口や予期していなかった新事実が強く見込まれるような場合にはメモをとる
誠実に取り組む．励ましの言葉をかける際に，患者を極端に褒めすぎてはいけない
長所や改善された点を明らかにし，その後も変化を遂げる見込みのありそうな建設的なコメントを伝えるように努める．治療者からマイナスの評価を下された，または自分の治療への取り組みに治療者が不満を抱いていると患者が思い込む恐れのあるフィードバックを与えないように注意する
フィードバックを与えることにより，治療の主な要点をまとめることができる．しかし，治療内容をまとめてばかりいると，退屈してうんざりしてしまう可能性がある．通常は，1回のセッションのなかで簡潔にまとめた内容を1，2回ほど伝えれば十分である．患者に簡潔なまとめを述べてもらうことによって，協力と学習が深まる
フィードバックを教育ツールとして利用する．よい指導者となり，患者が有意義な洞察力やスキルを獲得できそうなときには，患者にそのことを知らせる．「今，私たちはよい方向に進んでいます」や「あのホームワークの課題が本当によい成果を上げましたね」というようなコメントを伝えることで，あなたがそのまま継続したいと考えている進展の得られた事項やレッスンの側面に目を向けさせる

が，うつ病を生み出す認知の持続性に何らかの役割を果たしていることが示唆されている（Clark ら 1999）．さらに，不安症をもつ患者の研究から，こういった疾患が非適応的な情報処理スタイルと関連があることが分かっている（第1章「認知行動療法の基本原則」を参照）．例えば，広場恐怖をもつ人は，家族や友人たちからその恐怖には何の根拠もないと何度も言われ続けてきたと思われるが，そのメッセージは本人に理解されていない．

　患者にフィードバックを提供する際には，これらの研究所見に留意してほしいと，筆者らは考えている．患者には，抑うつや不安のために受け止め方にフィルターがかかっているため，治療者やほかの人が言ったことが意図した通

りに届かない場合があるということを，理解できるよう手助けする必要がある．また，患者が的確なフィードバックをやり取りできるようなスキルの習得に取り組む手助けをしたいと考えることもあるだろう．これを実践する際に特に有益な手法は，治療関係のなかでフィードバックを処理するための効果的な方法をモデリングすることである．

6．ペース調整

　治療セッションで時間を最も有効に使うにはどうしたらよいだろうか？　いつ新しいアジェンダ項目に切り替えたらよいのだろうか？　行き詰まりを感じたり，なかなか進展せずに苦労したりしている場合，どのくらいの時間を1つの話題に当てたらよいのだろうか？　患者がそのときに取り組んでいる案件に集中していられるように支援する際，どの程度指示的であるべきなのか？　速く進みすぎて，患者が重要な概念を把握し，記憶に留めておくことが困難になってはいないだろうか？　話題を振り返り，学習してきた事柄を見直すのは有効か？　以上は，よい治療関係を維持しながら高い生産性が得られるようなセッションのペースを決めていくために，治療者が答えを見出さなければならない検討事項である．

　CBTのトレーニングを受けている人をスーパーバイズしてきた経験から，治療に関する書物を読んでもペース調整 pacing のスキルを身につけるのは難しいことが分かっている．タイミングを逃さずに治療的介入を行ったり，セッションの構造を効果的に組み立てられるような質問をタイミングよくするための微妙なテクニックは，反復練習やロールプレイングを実施したり，セッションの録音・録画を使ってスーパービジョンを受けたり，経験豊富な治療者のビデオを視聴したりすることによって，最も効果的に学習できる．

　CBTセッションのペース調整に取り組む際に留意すべき主な方略は，問題志向型質問形式や目的志向型質問形式を効果的に活用することである．非指示的または支持的な治療者は，治療的な対話を続けるなかで，ただ単に患者のリードに従うかもしれない．しかし，CBTを実践するのであれば，積極的にプランを作成し，質問の流れを重要視する必要がある．事例の定式化に基づいて，具体的で明確な話題を扱った実りあるディスカッションに患者を導き，通

常はテーマを最後までやり遂げることによって，介入の成果が上がり，活動プランを発展させることができるようになり，フォローアップのためのホームワーク課題を設定することができるようになる．巧みなペース調整はCBT技術のなかで習得するのがより困難なものの1つであるため，**Troubleshooting Guide 2**を提示する．そこでは，治療時間内で最大限に利益を得るために，よくある問題の解決法を提供している．

本書にはCBTのペース調整技法を実演したビデオが多数収載されている．ペース調整およびタイミングという点に留意しながら，後の章に収載されている短いビデオを見るとよいであろう．筆者らのほかのCBTのビデオ資料，すなわち『*Cognitive-Behavior Therapy for Severe Mental Illness*』(Wrightら2009)〔『認知行動療法トレーニングブック 統合失調症・双極性障害・難治性うつ病編』(医学書院)〕と『*High-Yield Cognitive-Behavior Therapy for Brief Sessions*』(Wrightら2010)〔『認知行動療法トレーニングブック 短時間の外来診療編』(医学書院)〕や，Aaron T. BeckやJudith Beck, Christine Padeskyなどの大家が実施したセッションをはじめとするCBTのビデオ資料については，付録2「認知行動療法のリソース」に記載している．

7．ホームワーク

CBTのホームワークには多くの目的がある．ホームワークの最も重要な役割は，現実に抱えている問題に対処するためのCBTスキルを育成することである．一方，ホームワークは，治療ごとのアジェンダ項目を提供し，個々のセッションの橋渡し役を担うことによって治療を構造化するのにも利用される．例えば，予想されるストレスフルな出来事(例：上司とのミーティング，恐怖を感じる社交状況と向き合うように試みること，または友人との対立を解決するように努めること)に関する思考記録を書き出すというホームワークを前回のセッションで提案したのであれば，次回はこの課題をセッションのアジェンダに据える．患者がホームワークをしてこない場合や，ホームワークをするのに苦労しているような場合であっても，ホームワークについて話し合えば有益な結果が得られることが多い．

ホームワークがうまく進んでいれば，見直しの時間を設定することによって

Troubleshooting Guide 2

セッションのペース調整の難しさ

1. 治療時間が効率よく利用されていない

本題から逸れた話題が多く，セッションに明確さが欠け，焦点がぼけていることに気づく．見込みのある解決策として，以下の項目が挙げられる．(1) よく練り上げたアジェンダを設定するよう十分に配慮する，(2) フィードバックのやり取りを増やす，(3) 治療目標全般を見直し，それらの目標を達成するための照準から離れていないかどうかを確認する，(4) 録音・録画したセッションをスーパーバイザーとともに振り返り，技量が不足していると考えられる箇所を突き止めて是正する．

2. アジェンダ項目を1つしか扱っていないため，ほかの重要ないくつかの項目が無視されていたり，表面的な注意しか向けられていなかったりする

ただし，場合によっては，セッション全体を1つのアジェンダ項目に費やすという決断が，進め方として最も望ましいこともある．このような場合，ほかのアジェンダ項目は次のセッションに持ち越せばよい．とはいえ，列挙されているアジェンダ項目をこなせないということは，一般的には，治療者が先のことを考えておらず，治療時間の使い方を計画的に決めていないということを示している．セッションのはじめに，各アジェンダ項目に対する治療時間の配分について患者と話し合うようにする．分単位で時間を決める必要はないが，項目に優先順位をつけるようにすれば，各項目に当てる大まかな時間配分が分かる．

3. 患者と協働で治療の方向性を決定することが難しい

ペース調整とタイミングの決定は治療者が行っている．治療者が患者にフィードバックを求めていない，あるいは治療者が決定した事項を受動的に患者が受け入れていて，治療者が常に主導権を握ることを納得している．あるいは，治療者からのフィードバックを求めたり，受け入れたりしないで，セッションの方向性の多くを患者がコントロールしている．こうした状況では，治療関係のバランスをとるのが難しい．(a) 話題の選択，(b) 1つの話題に費やす時間と労力の量，および (c) いつ別の話題に移るか，という点に関する協働の意思決定を重視することによって，セッションの流れとペースの改善を試みる．

4．セッション終了時に，進展につながるような動きや活動の感覚が全く得られない

一般に，うまくペース設定されたセッションは，患者が自分を変えることができるように方向づけされており，症状の軽減や問題の処理のほか，患者に今後の状況に対処する準備をさせるのに役立つ．セッション終了時に，問題解決や前進が得られたという感覚が得られない場合は，事例の定式化を見直し，変化をもたらすための方略をいくつか考え出し，次回のセッションに向けて事前にプランを練る．患者が治療セッションで学習した内容をやり遂げるのに役立つようなホームワーク課題を提案しているだろうか？　もしそのようなホームワーク課題を提案していないのであれば，もう1度練り直して，変化をもたらすための活動プランをホームワークに盛り込むようにする．また，患者にそのセッションの主となる「持ち帰り」できるポイントを要約するよう伝える．もし難しい場合，もしくは明らかにできるような特定の「持ち帰り」ポイントがない場合，それを生み出すことができるように努力をする．

5．有望な話題を早々と切り上げる

このようなペース設定に関する問題は，CBTのトレーニングを受けている人が行うセッションでよく観察される．一般に，多くの話題を表面的に扱うよりも，少ない話題を掘り下げて話し合うほうが，治療セッションで多くの収穫が得られる．

6．質問の仕方と治療の進め方のスキルをさらに上達させる必要がある

なかには，的を射た質問によってセッションの流れを円滑かつ効率的に進行させる天賦の才能に恵まれた臨床家もいるが，ほとんどの人は練習を積み重ね，ビデオで自分の実践を振り返り，的確なスーパービジョンを受けなければ，CBTの面接技法をマスターすることはできない．録画されたセッションを見直す（もしくは音声録音を聴く）ことは，ペース調整とタイミングのスキルを獲得するうえで特に重要な手法である．録画されたセッションを見直す場合には，質問の焦点をはっきりさせることができたはずだと思われる箇所を突き止めるようにする．再生を停止させ，そこで尋ねることができたと思われる質問について，選択肢をいくつかブレインストーミングする．また，経験豊富な認知行動療法家が行ったセッションを見ることによって，最も効果的な質問の仕方と優れた治療の進め方についてのアイディアを手に入れる．

セッション中に学習を強化することができる．その日の面接で扱うことになっているアジェンダとの組み合わせや，ホームワークによって刺激された考え方や問題点から，新しいアジェンダ項目が示唆されるかもしれない．ホームワークをする際に問題が生じた場合には，ホームワークを行うことができなかった理由や，計画通りにうまくことが運ばなかった理由を調べると役に立つことが多い．もしかすると，あなたのホームワークの説明が分かりにくかったのかもしれない．提案したホームワークが難しすぎたり，簡単すぎたり，自分が挑むべき課題とは無関係だと患者に思われたりした可能性はないだろうか？

一般に，効果の高い方略として，ホームワークをする際に患者がぶつかる障壁を探ることが挙げられる．ホームワークをする時間を捻出できるとは思えないほど，患者は仕事に圧倒されていないだろうか？　同僚や子どもたち，そのほかの人たちから自分のホームワークを見られることを心配していないだろうか？　疲労困憊していて，エクササイズを始める心の準備ができないのではないだろうか？　長期間にわたる先延ばしのパターンが認められないだろうか？　**ホームワーク**という言葉が学生時代の経験から何らかの負の連想を引き起こしているのではないだろうか？　患者がホームワークをやらない理由は多数あると考えられる．なぜこのようなことになったのか，その理由を明らかにすることができれば，これまでよりも望ましい立場に立って今後のホームワークをよりいっそう実りある経験にすることができるだろう．

本書のさまざまなところでホームワークを取り上げているのは，これがCBTの最も有効なツールの1つだからである（例えば，第6章「行動的手法Ⅰ　気分の改善，活力増加，課題遂行および問題解決」のなかの**Troubleshooting Guide 3 ホームワークの実施に伴う問題** ➡ 168頁）．また後で詳しく説明するが，非適応的な認知と行動を修正するためのさまざまな介入法（例：思考記録，根拠の検討，活動スケジュールの作成，および暴露と反応妨害法）は，ホームワークとして広く使用されている．ホームワークを提案する際に重要視するのは，CBTの手法を実践したり，患者が困難な状況に対処できるように支援したりすることであると考えられるが，CBTにおける構造の重要性と，そのように構造化する際のホームワークの中心的役割を心に留めておいてほしい．

CBTのコース全体を通じたセッションの構造化

　セッションを構成している要素のいくつかは，CBTの全段階を通じて維持される．ただし一般に，初期のセッションは後期のセッションよりも体系化されているという特徴がある．治療を始めたばかりの頃は，患者に多くの症状がみられ，集中したり記憶したりすることが困難であり，絶望感を抱いている場合が多く，CBTスキルもまだ習得されていないため，体系化された取り組みによって問題に上手に対処することができない．治療の後期までには構造の必要性が少なくなる．なぜなら，症状軽減に進展がみられ，患者がCBTの自助法のノウハウを獲得し，自分自身の治療の管理に大きな責任を果たせるようになるためである．先に触れた通り，CBTの目標の1つは，治療の終結までに患者が自分自身を治療できるようになる手助けをすることである．

　表4-5，表4-6，表4-7に，CBTの前期，中期，後期におけるセッション構造のテンプレートを提示する．各セッションには，アジェンダ設定，症状チェック，ホームワークの振り返り，問題点や課題に対するCBTの作業，新たなホームワークの設定およびフィードバックといった共通の特徴が盛り込ま

表4-5　セッション構造の概略：治療の前期

1. 患者と挨拶を交わす
2. 症状のチェックを行う
3. アジェンダを設定する［a］
4. 前回のセッションで出したホームワークを振り返る［b］
5. アジェンダからの案件に対して，認知行動療法（CBT）による取り組みを行う
6. 認知モデルを理解して慣れてもらう（socialize）．CBTの基本的な概念と手法を教育する
7. 新たなホームワークを考え出す
8. 重要なポイントを見直し，フィードバックをやり取りし，セッションを終える

注：治療前期のCBTによる取り組みの具体例としては，気分変動の同定，自動思考の特定，2つのコラム思考記録表や3つのコラム思考記録表の作成，認知の誤りの同定，活動スケジュール作成および行動活性化の実践などが挙げられる．CBTの初期には，基本的な認知モデルの具体的な説明と指導に重点を置く．面接内とセッションの終了時に何度かフィードバックをやり取りするのが一般的である．
［a］治療者によっては，アジェンダ設定後に症状チェックを行う場合もある．
［b］ホームワークの見直しおよび／または指定は，セッションのさまざまな時点で行ってよい．

表 4-6　セッション構造の概略：治療の中期

1. 患者と挨拶を交わす
2. 症状のチェックを行う
3. アジェンダを設定する
4. 前回のセッションで出したホームワークを振り返る
5. アジェンダからの案件に対して，認知行動療法（CBT）による取り組みを行う
6. 新たなホームワークを考え出す
7. 重要なポイントを見直し，フィードバックをやり取りし，セッションを終える

注：治療中期のCBTによる取り組みの具体例としては，自動思考とスキーマの同定，5つのコラム思考記録表の作成，懸念される刺激に対する段階的暴露の実施，スキーマの修正に対する初期レベルないし中期レベルの作業の実施などが挙げられる．治療の中期には定期的に治療目標の振り返りを行うべきであるが，通常見直しは毎回のセッションのアジェンダにはしない．CBTの中期に，患者のスキルが上達して，体系化された取り組みによって問題に対処できるようになると，構造化された項目の量が徐々に減少し始めるものと考えられる．

表 4-7　セッション構造の概略：治療の後期

1. 患者と挨拶を交わす
2. 症状のチェックを行う
3. アジェンダを設定する
4. 前回のセッションで出したホームワークを振り返る
5. アジェンダからの案件に対して，認知行動療法（CBT）による取り組みを行う
6. 再発防止に取り組む；治療の終結に向けて準備をする
7. 新たなホームワークを考え出す
8. 重要なポイントを見直し，フィードバックをやり取りし，セッションを終える

注：治療後期のCBTによる取り組みの具体例としては，スキーマの同定と修正，5つのコラム思考記録表の作成，問題への対処，修正したスキーマの実践に向けた活動プランの作成，暴露プロトコールの完了などが挙げられる．CBTの治療後期全般を通じて定期的に治療目標の振り返りを行い，治療終結後の取り組みに向けた目標を定式化する．再発を引き起こす可能性のあるものを同定するとともに，認知行動リハーサルなどの手法を利用することに重点を置き，治療の終結後も患者が良好な状態でいられるように支援する．CBTの後期に，日常生活でのCBT手法の実践に対して患者が徐々に大きな責任を果たすようになると，しだいに構造化された項目の量が減少する．

れている．治療が終結に近づくほど，構造化された項目の量とセッションの内容が変化する．これらのテンプレートはあくまでも一般的なガイダンスとして提供するものであり，治療を構造化するための画一的なシステムとして使用するものではない．とはいえ，これらの基本的な枠組みを個々の患者に応じてカ

>   **Learning Exercise 4-1.**
> ### CBT の構造化
>
> 1. トレーニングを受けている人，同僚あるいはスーパーバイザーに協力を求め，CBT の構造化手法を練習する手伝いをしてもらう．ロールプレイを使って，治療のさまざまな段階で目標とアジェンダを設定する練習をする．
> 2. 協力者にアジェンダ設定が難しい患者の役割を演じてもらう．患者が生産的なアジェンダ項目の設定をするのを支援するために，あなたにできることの選択肢について話し合う．次に，話し合いによって得られた方略を実践するよう努める．
> 3. ロールプレイのエクササイズを使って，フィードバックのやり取りを練習する．協力者から建設的な批判を提供してもらう．支持的で役に立つ明確なフィードバックを提供したと受け取られているだろうか？
> 4. ホームワーク設定のリハーサルを行う．ここでも，あなたのスキルに関して，協力者に率直に評価してもらう．ホームワークの出し方を改善する方法について，何か提案をしてくれるだろうか？
> 5. 患者との取り組みのなかで，本章に記載した構造化手法を実践する．スーパーバイザーや同僚と，あなたの経験について話し合う．

スタマイズすることができれば，大半の患者のニーズと属性に合わせることができ，治療目標の達成に役立つ構造を提供できることが分かっている．

心理教育

　ティーチングスキルを磨けば認知行動療法家としての実力を最大限にまで伸ばすことができるのは，主に次の3つの理由からである．まず，CBT の基盤にある考え方は，患者が認知を修正し，気分をコントロールし，行動に生産的な変化をもたらすためのスキルを習得できるというものである．治療者として成功するためには，ある部分ではこれらのスキルをどれだけうまく教えること

表 4-8　心理教育の手法

・ミニレッスンを行う
・セッションでエクササイズを書き出す
・治療ノートを使用する
・読書を勧める
・コンピュータ支援による CBT を利用する

ができるかということにかかっている．次に，治療過程全般を通じて効果的な心理教育を行えば，再発のリスクを軽減するのに役立つ知識を患者に授けることができるはずである．最後に，CBT は，患者が自分自身を治療できるようになることを支援するためのものである．治療の終結後も，認知面と行動面に関する自助法の継続的な利用の仕方を患者に教育する必要がある．こうした教育を行うための手法を表 4-8 にいくつか列挙し，以下に説明する．

1. ミニレッスン

　治療セッションでは，患者が概念を理解するのに役立つように，CBT の理論や介入法について簡潔な説明や例示を行う場合がある．このようなミニレッスンでは，講義形式を避け，フレンドリーで相手を引きつける双方向型の教育スタイルを優先させるようにする．ソクラテス的質問法を用いれば，患者が学習過程にかかわれるようになる．また，図表やそのほかの学習補助資料によっても，教育経験を高めることができる．基本的な認知行動モデルを最初に説明する際に，出来事，思考，情動および行動の関連性が描かれた円形の図式がよく使用される．患者の生活から具体例を図示することができる場合には，この技法が最も効果的である．

　CBT モデルについての心理教育の実例は Video 1 で示されている．このビデオでは，ライト医師が環境的トリガー，自動思考，情動，および行動の関係性をケイトが理解できるよう手助けしている．彼女の最近の経験のなかから情動が高まった例を用いて，記憶に残りやすく活用しやすい魅力的な学習体験を作り出す．図 4-1 に示した図は，この治療セッションで行われた教育的ワークの主な特徴を示している．

心理教育

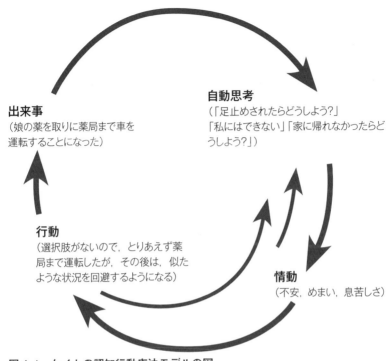

図 4-1　ケイトの認知行動療法モデルの図

Video 1

治療開始——実際の認知行動療法の様子

ライト医師とケイト（12：26）

2．エクササイズ・テンプレート

　CBT の手法を患者に教育するよい手段は，その手法がどれほど効果的なものであるかを説明しながら，治療セッションのなかでエクササイズの具体例を書き出すことである．そのときに，書き出したエクササイズを今後の取り組みのテンプレート（ひな型）として患者に渡し，カルテ用にコピーをとっておいてもよい．書面に書かれた手法を見れば，患者は短期間で概念を学習し，記憶に

留めておけるようになる．この技法を応用することのできる取り組みを以下にいくつか挙げる．(1)Video 1 に示したように，CBT モデルの図式を描く，(2)思考記録表を書き出す(第5章「自動思考に取り組む」の図 5-1 を参照)，(3)根拠を検証するエクササイズを行う(第5章の図 5-2 を参照)，および(4)コーピングカードに記入する(第5章の図 5-5〜7 を参照)．

3．治療ノート

　治療セッションでのエクササイズ，ホームワーク課題，パンフレット，評価尺度，重要な洞察に関するメモ，そのほかの印刷された，もしくは電子的な資料などは，治療ノートに体系的にまとめておくことができる(紙および／もしくは電子形式で)．筆者らが治療ノートの使用を強く支持している理由は，治療ノートによって学習がはかどり，ホームワークをやり遂げやすくなり，患者が治療の終結後も長年にわたって CBT の概念を記憶に留めて利用するのに役立つためである．例えば，筆者の1人が過去に治療したある男性は，離婚後にセッションを予約するため電話をかけてきた．この男性とはそれまで10年間会っていなかったが，生活のストレスに対処するために，彼はいつも自分の治療ノートを見返して CBT を活用していたという．彼は離婚によって苦しんではいたが，CBT の手法をうまく利用できていたためにうつ病の状態に戻ることはなかった．1回のブースターセッションの後，本人は CBT の自助法を今後も活用していくことになり，治療を継続する必要はなくなった．

　一般には，1回目か2回目のセッションで治療ノートの理念を紹介し，その後は治療コース全般を通じてこの手法の意義を強化する．治療ノートの活用によって得られる利点は，ノートの振り返りやノートに書き足すという作業を毎回のセッションで必ず行えば，CBT の構造化に役立つという点である．また，治療ノートは入院患者に CBT を用いる場合にも非常に有益であり，この記録法を活用することによって個別治療，グループ治療，ホームワークの振り返りセッションやそのほかの活動といった取り組みを整理し，いっそう効果的なものにすることができるようになる(Wright ら 1993)．

4. 読書

　CBT では自助本やパンフレットのほか，印刷物やインターネット上で入手できる資料がよく利用されており，これによって患者を教育し，治療セッション以外でも患者がエクササイズの学習に取り組むことができるようにしている．筆者らは，自分の患者に自助本を 1 冊以上読むように勧めており，治療のさまざまな時点で役に立つ内容がどの章に記載されているかを伝えるようにしている．例えば，『Breaking Free From Depression: Pathways to Wellness』(Wright と McCray 2011) には，症状のアセスメントと有効な目標設定に役立つ導入的な章が 2 つある．これらの章は治療を始めたばかりの人にとってよい出発点となる．次に，治療が自動思考や中核信念，行動面のエクササイズといった話題にさしかかると，これらについて記載された章を読むように勧める．薬物療法を受けている場合や，うつ病に対する生物学的治療の学習に関心がある場合には，薬物療法について書かれたところを読むように勧めることができる．

　読書を勧める場合には，治療の段階；患者の教育レベル，認知能力および精神的素養；そのときに経験している症状のタイプに応じて，適切な資料を選ぶようにする．しかも，患者の特定のニーズに合う資料を選ぶ必要がある．視力障害のある患者には，大きい活字の印刷物が必要であり，文字を読むことができない人々には録音・録画されたものが必要と考えられる．CBT を効果的なものにするために読書法を活用する場合には，意識して幅広い選択肢を用意しておくようにする．

　患者に推奨する読み物とウェブサイトの一覧を，付録 2「認知行動療法のリソース」に収録している．評判のよい CBT の自助本としては『Feeling Good: The New Mood Therapy』(Burn 2008)〔『いやな気分よ，さようなら』(星和書店)〕，『Breaking Free From Depression: Pathways to Wellness』(Wright と McCray 2011) と『Mind Over Mood: Change How You Feel by Changing the Way You Think』(Greenberger と Padesky 2015)〔『うつと不安の認知療法練習帳』(創元社)〕．不安症に悩む人には，『Mastery of Your Anxiety and Panic』(Craske と Barlow 2006)，『The Anti-Anxiety Workbook』(Antony と Norton 2009) も役立つだろう．『Stop Obsessing! How to Overcome Your

Obsessions and Compulsions』(FoaとWilson 2001)は，強迫症患者の自助リソースとして広く用いられ，『*The Bipolar Workbook: Tools for Controlling Your Mood Swings*』(Basco 2015)〔『バイポーラー(双極性障害)ワークブック』(星和書店)〕は双極性障害患者にとって有用なCBT手法を提供している．

　自助本を何冊か読み，さらに付録2「認知行動療法のリソース」に挙げたリソースをいくつか検討してほしい．そうすれば，患者と具体的な教育資料について話し合う準備を整えることができるであろう．付録2に記載したウェブサイトからもCBTに関する有用な情報が得られる．Academy of Cognitive Therapy(http://www.academyofct.org)は素晴らしく，臨床家向けと患者向けの教育素材を提供している．Beck Institute(http://www.beckinstitute.org)には推薦図書の紹介やCBTブックストアが設けられている．

　心理教育を行えるエキスパートになるには，知識と実践の両方が必要である．次の**Learning Exercise 4-2**は，あなたが患者にとってよい教師であると同時によいコーチになるにはどうしたらよいかを習得するうえで，有益な経験を得るのに役立つであろう．

Learning Exercise 4-2.
CBTにおける心理教育

1. CBTの主な構成要素のうち，あなたが心理教育を常に行うべきだと考えるものを5つ以上リストアップする(例えば，基本的な認知行動モデル，自動思考の質など)．あなたが伝えたい重要なレッスンはどのようなことか？
2. このリストに以下の事項を書き加える．
   a. あなたが書き出したそれぞれの領域を患者に教育するための具体的なアイディア．
   b. それぞれの話題について推薦する読み物やそのほかの教材．
3. 同僚や実習生仲間，あるいはスーパーバイザーに協力を求め，あなたが心理教育を行うための手法をロールプレイする手伝いをしてもらう．協働的経験主義に基づく関係を維持するとともに，過度に説教じみた教育形式にならないよう特に配慮する．

5. CBTの提供におけるコンピュータ技術

　コンピュータプログラムもしくはアプリケーションがCBTの実践にどれほど役立つかについて考えたことはあるだろうか？　従来の精神療法は，治療の原則を患者に指導し，洞察力を提供し，進捗状況を測定し，フィードバックを与え，CBTスキルを育成するという点で，治療者に全面的に依存している．ところが，コンピュータ技術を治療過程に組み込むというアイディアに関心が高まりつつある．コンピュータ支援CBT（computer assisted CBT：CCBT）については，多くの研究がその効果を実証している．コンピュータプログラムは治療成功のために治療者がかかわる時間を有意に減らすために用いられている（Adelmanら 2014；AnderssonとCuijpers 2009；Daviesら 2014；Newmanら 2014；RichardsとRichardson 2012；Thaseら 2017；Wright 2004, 2016；Wrightら 2005）．例えば，マルチメディアプログラムを利用したCCBT（*Good Days Ahead*；Wright 2004；Wrightら 2005）と標準的なCBTを比較したところ，1つの研究では治療者がかかわる総時間数を1/2に，もう1つの研究では2/3に縮小したにもかかわらず，服薬していない患者のうつ症状の治療において，同等の効果があることが示された（Thaseら 2017；Wright 2016；Wrightら 2005）．コンピュータ支援によるアプローチは，患者がCBTに関する知識を獲得することができるという点で標準的なCBTよりも有効性が高かった（Thaseら 2017；Wright 2016；Wrightら 2005）．

　十分に発達したCBTのコンピュータプログラムは，幅広い治療経験を含むという点で，心理教育の提供を超えるかもしれない．*Good Days Ahead*では，録音・録画されたもののほか，さまざまな双方向型エクササイズなどのオンラインのエクササイズを提供しており，患者がうつや不安と闘うときにCBTの原則を応用できるようにしている．このプログラムは利用者の反応を追跡することもできるため（例：気分グラフ，理解度，自動思考とスキーマのリスト，問題に対処するための活動プラン，そのほかのデータ），コンピュータソフトウェアを使用して臨床家が経過をモニタリングし，患者を手引きするのにも有効である．

　比較対照試験で検討され，臨床の場で使用されているそのほかのCBT用マ

ルチメディアプログラムには次のものがある.*Fear Fighter*(Kenwright ら 2001;Marks ら 2009)という英国のプログラムは,主に不安症に対して行動的手法を利用することを目的としたものである.英国で開発されたもう1つのプログラムである *Beating the Blues* は,プライマリケアにおけるうつ病患者の治療で,薬物療法に対し相加作用があることが初期研究で確認された(Proudfoot ら 2003).抑うつと不安に対する CCBT の研究においては,全般的に好ましい結果が得られていたが(Adelman ら 2014; Richards と Richardson 2012; Thase ら 2017; Wright 2016),それとは対照的に,*Beating the Blues* もしくはもう1つの広く使用されているプログラムである *Mood Gym*(Gilbody ら 2015)をプライマリケアにおけるうつ病患者への通常治療に追加することを含む大規模な試験では,いかなる追加のメリットも確認できなかった.

この後者の研究における知見は,うつ病に対するコンピュータ支援治療を受けている患者には,適正な人間による援助が重要であることを明確にした.この研究では,技術的援助は平均7分未満であり,臨床家のかかわる時間はなかった(Gilbody ら 2015).完遂率 completion rates は非常に低く,*Beating the Blues* においては 18%,*Mood Gym*(Gilbody ら 2015)では 16% にすぎなかった.しかしながら,適度な量の臨床家の援助が併用されている *Good Days Ahead* を利用した CCBT の研究では完遂率がおおよそ 85% であった(Thase ら 2017; Wright 2016; Wright ら 2005).

CBT に対するコンピュータテクノロジーの応用のうち,最も興味深いものの1つとしてバーチャルリアリティの利用があり,不安症とそれに関連する診断を対象とする暴露療法に役立てられている.多くの障害のなかでも特に,高所恐怖症,飛行機恐怖症,広場恐怖症,および心的外傷後ストレス障害向けのプログラムが開発されて検証が行われている(Morina ら 2015;Rothbaum ら 1995, 2000, 2001;Turner と Casey 2014;Valmaggia ら 2016).バーチャルリアリティは恐怖状況を刺激する目的で行われ,治療者は,ガラス張りのエレベータに乗ったり飛行機で飛んだり,もしくはトラウマ体験の現実暴露療法をオフィスで行うことができる.

楽しいイベントのスケジューリング pleasant event scheduling,呼吸トレーニング,リラクゼーション,および思考記録など,一般的に実施されている

CBT訓練をモバイル機器で行うことができるさまざまなアプリケーションが入手可能である（AguileraとMuench 2012；Dagööら2014；Possematoら2016；Van Singerら2015；Wattsら2013）．しかしながら，パニック症をもつ患者向けの52のCBTアプリケーションについての包括的レビューから，それらのアプリの多くは，不十分なエビデンスに基づくものであり，質の低い内容のものばかりであることが分かった（Van Singerら2005）．多くのアプリケーションは限定的なCBT活動に用いられており，*Good Days Ahead*, *FearFighter*, *Beating the Blues*もしくはそのほかマルチメディアCBTプログラムのような包括的なCCBTの体験を提供するものではない．しかし，Wattsら（2013）は，うつ病のプログラムをモバイル機器用の文章と漫画にうまく置き換えた例について記述している．筆者らの予測ではモバイル機器用アプリケーションの内容と幅広さはさらなる開発に伴い充実していくであろう．

　CBTに利用されるコンピュータ技術を評価する際には，治療者は機密保持の問題や，医療保険の携行性と責任に関する法律（Health Insurance Portability and Accountability Act：HIPAA）による規制，および安全な暗号化の必要性について認識しておくべきである（APA Council on Psychiatry & Law 2014）．商業的に利用するCCBTプログラムはいかなる個人の健康に関する情報であっても，それを収集および／または保管するのであれば，データの安全性に関する制定された要件を満たすべきである．

　治療者が患者の教育と治療に役立てるためにコンピュータテクノロジーを利用することはCBTの新しい発展の1つである．CCBTによって治療関係が損なわれたり，コンピュータソフトウェアを患者が否定的に受け止めたりするのではないかという疑問を呈する臨床家もいるが，長期にわたる研究が実施されており，患者の受け止め方はきわめて良好なことが示されている（AndersonとCuijpers 2009；Colbyら1989；Johnstonら2014；Kimら2014；Thaseら2017；Wright 2016；Wrightら2002）．ほかの治療ツールについても同じことがいえるが，マテリアル（素材）に精通するように努力して，臨床実践でそれらの使用経験を積み重ねれば，コンピュータプログラムを最大限に活用できるようになるであろう．CBT用コンピュータプログラムに関する情報が掲載されているウェブサイトを付録2「認知行動療法のリソース」に列挙する．社会で

のコンピュータ利用の普及，経験主義に基づいた信頼できる精神療法を受けられる機会の欠如，CCBTによる効率と有効性を裏づけるエビデンス，およびCBTプログラムとアプリケーションの洗練された魅力の高まりは，CBTの実践における人間が行う努力とテクノロジーの融合につながると考えられる．

まとめ

　CBTでは構造化と教育が互いに補い合って進行する．構造化することによって希望が生まれ，治療の方向性を体系的にまとめ，セッションで常に目標に合った照準を定め，CBTのスキルの学習を促すことができるようになる．心理教育は主にCBTの中核概念を教育することに向けられるが，毎回のセッションで治療ノートなどの教育的手法を繰り返し使用することは治療の構造化にもつながる．

　認知行動療法家は目標とアジェンダを設定し，症状のチェックを行い，フィードバックをやり取りし，ホームワークを出してそれを確認し，セッションのペースを効果的に調整することによって治療を構造化する．治療者が果たす役割のもう1つの側面はよい教師や指導者になることである．ソクラテス的質問法の枠内で，臨床家はミニレッスンを行い，読書を勧め，CCBTなどの革新的な方法を活用することができる．構造化と教育を行うための手法が最も効果を発揮するのは，それらが治療セッションに円滑に統合され，より多くの感情が表現されるように気持ちがこもった治療の要素が確保されたときである．

文献

Adelman CB, Panza KE, Bartley CA, et al: A meta-analysis of computerized cognitive-behavioral therapy for the treatment of DSM-5 anxiety disorders. J Clin Psychiatry 75: e695-e704, 2014(PMID: 25093485)

Aguilera A, Muench F: There's an app for that: information technology applications for cognitive behavioral practitioners. Behav Ther (N Y N Y) 35: 65-73, 2012(PMID: 25530659)

Andersson G, Cuijpers P: Internet-based and other computerized psychological treatments for adult depression: a meta-analysis. Cogn Behav Ther 38: 196-205, 2009(PMID: 20183695)

Antony MM, Norton PJ: The Anti-Anxiety Workbook: Proven Strategies to Overcome Worry, Phobias, Panic, and Obsessions. New York, Guilford, 2009

APA Council on Psychiatry & Law: Resource Document on Telepsychiatry and Related Technologies in Clinical Psychiatry. Approved by the Joint Reference Committee. Arlington, VA, American Psychiatric Association, January 2014

Basco MR: The Bipolar Workbook, Second Edition: Tools for Controlling Your Mood Swings. New York, Guilford, 2015

Beck AT, Ward CH, Mendelson M, et al: An inventory for measuring depression. Arch Gen Psychiatry 4: 561-571, 1961(PMID: 13688369)

Beck AT, Epstein N, Brown G, Steer RA: An inventory for measuring clinical anxiety: psychometric properties. J Consult Clin Psychol 56: 893-897, 1988(PMID: 3204199)

Beck JS: Cognitive Behavior Therapy: Basics and Beyond, 2nd Edition. New York, Guilford, 2011

Brown J: Sissinghurst: Portrait of a Garden. New York, HN Abrams, 1990

Burns DD: Feeling Good: The New Mood Therapy, Revised. New York, Harper-Collins, 2008

Clark DA, Beck AT, Alford BA: Scientific Foundations of Cognitive Theory and Therapy of Depression. New York, Wiley, 1999

Colby KM, Gould RL, Aronson G: Some pros and cons of computer-assisted psychotherapy. J Nerv Ment Dis 177: 105-108, 1989(PMID: 2915214)

Craske MG, Barlow DH: Mastery of Your Anxiety and Panic, 4th Edition. Oxford, UK, Oxford University Press, 2006

Dagöö J, Asplund RP, Bsenko HA, et al: Cognitive behavior therapy versus interpersonal psychotherapy for social anxiety disorder delivered via smartphone and computer: a randomized controlled trial. J Anxiety Disord 28: 410-417, 2014(PMID: 24731441)

Davies EB, Morriss R, Glazebrook C: Computer-delivered and web-based interventions to improve depression, anxiety, and psychological well-being of university students: a systematic review and meta-analysis. J Med Internet Res 16: e130, 2014(PMID: 24836465)

Foa EB, Wilson R: Stop Obsessing! How to Overcome Your Obsessions and Compulsions. New York, Bantam Books, 2001

Gilbody S, Littlewood E, Hewitt C, et al; REEACT Team: Computerised cognitive behaviour therapy (cCBT) as treatment for depression in primary care (REEACT trial): large scale pragmatic randomised controlled trial. BMJ 351: h5627, 2015 DOI: 10.1136/

bmj.h5627 (PMID: 26559241)

Greenberger D, Padesky CA: Mind Over Mood: Change How You Feel by Changing the Way You Think, 2nd Edition. New York, Guilford, 2015

Johnston L, Dear BF, Gandy M, et al: Exploring the efficacy and acceptability of Internet-delivered cognitive behavioural therapy for young adults with anxiety and depression: an open trial. Aust N Z J Psychiatry 48: 819-827, 2014 (PMID: 24622977)

Kenwright M, Liness S, Marks I: Reducing demands on clinicians by offering computer-aided self-help for phobia/panic: feasibility study. Br J Psychiatry 179: 456-459, 2001 (PMID: 11689405)

Kim DR, Hantsoo L, Thase ME, et al: Computer-assisted cognitive behavioral therapy for pregnant women with major depressive disorder. J Womens Health (Larchmt) 23: 842-848, 2014 (PMID: 25268672)

Kroenke K, Spitzer RL, Williams JB: The PHQ-9: validity of a brief depression severity measure. J Gen Intern Med 16: 606-613, 2001 (PMID: 11556941)

Marks IM, Cuijpers P, Cavanagh K, et al: Meta-analysis of computer-aided psychotherapy: problems and partial solutions. Cogn Behav Ther 38: 83-90, 2009 (PMID: 20183689)

Meyer TJ, Miller ML, Metzger RL, Borkovec TD: Development and validation of the Penn State Worry Questionnaire. Behav Res Ther 28: 487-495, 1990 (PMID: 2076086)

Morina N, Ijntema H, Meyerbröker K, Emmelkamp PMG: Can virtual reality exposure therapy gains be generalized to real-life? A meta-analysis of studies applying behavioral assessments. Behav Res Ther 74: 18-24, 2015 (PMID: 26355646)

Newman MG, Przeworski A, Consoli AJ, Taylor CB: A randomized controlled trial of ecological momentary intervention plus brief group therapy for generalized anxiety disorder. Psychotherapy (Chic) 51: 198-206, 2014 (PMID: 24059730)

Possemato K, Kuhn E, Johnson E, et al: Using PTSD Coach in primary care with and without clinician support: a pilot randomized controlled trial. Gen Hosp Psychiatry 38: 94-98, 2016 (PMID: 26589765)

Proudfoot J, Goldberg D, Mann A, et al: Computerized, interactive, multimedia cognitive-behavioural program for anxiety and depression in general practice. Psychol Med 33: 217-227, 2003 (PMID: 12622301)

Richards D, Richardson T: Computer-based psychological treatments for depression: a systematic review and meta-analysis. Clin Psychol Rev 32: 329-342, 2012 (PMID: 22466510)

Rothbaum BO, Hodges LF, Kooper R, et al: Effectiveness of computer-generated (virtual reality) graded exposure in the treatment of acrophobia. Am J Psychiatry 152: 626-628, 1995 (PMID: 7694917)

Rothbaum BO, Hodges L, Smith S, et al: A controlled study of virtual reality exposure therapy for the fear of flying. J Consult Clin Psychol 68: 1020-1026, 2000 (PMID: 11142535)

Rothbaum BO, Hodges LF, Ready D, et al: Virtual reality exposure therapy for Vietnam veterans with posttraumatic stress disorder. J Clin Psychiatry 62: 617-622, 2001 (PMID: 11561934)

Rush AJ, Trivedi MH, Ibrahim HM, et al: The 16-Item Quick Inventory of Depressive Symptomatology (QIDS), clinician rating (QIDS-C), and self-report (QIDS-SR): a psychometric evaluation in patients with chronic major depression. Biol Psychiatry 54: 573-583, 2003 (PMID: 12946886)

Spitzer RL, Kroenke K, Williams JB, Löwe B: A brief measure for assessing generalized anxiety disorder: the GAD-7. Arch Intern Med 166: 1092-1097, 2006 (PMID: 16717171)

Thase ME, Wright JH, Eells TD, et al: Improving efficiency and reducing cost of psychotherapy for depression: computer-assisted cognitive-behavior therapy versus standard cognitive-behavior therapy. Unpublished paper submitted for publication; data available on request from authors. Philadelphia, PA, January 2017

Turner WA, Casey LM: Outcomes associated with virtual reality in psychological interventions: where are we now? Clin Psychol Rev 34:634-644, 2014 (PMID: 25455627)

Valmaggia LR, Latif L, Kempton MJ, Rus-Calafell M: Virtual reality in the psychological treatment for mental health problems: An systematic review of recent evidence. Psychiatry Res 236: 189-195, 2016 (PMID: 26795129)

Van Singer M, Chatton A, Khazaal Y: Quality of smartphone apps related to panic disorder. Front Psychiatry 6: 96, 2015 (PMID: 26236242)

Watts S, Mackenzie A, Thomas C, et al: CBT for depression: a pilot RCT comparing mobile phone vs. computer. BMC Psychiatry 13: 49, 2013 DOI: 10.1186/1471-244X-13-49 (PMID: 23391304)

Wright JH: Computer-assisted cognitive-behavior therapy, in Cognitive-Behavior Therapy. Edited by Wright JH (Review of Psychiatry Series, Vol 23; Oldham JM and Riba MB, series eds). Washington, DC, American Psychiatric Publishing, 2004, pp 55-82

Wright JH: Computer-assisted cognitive-behavior therapy for depression: progress and opportunities. Presented at National Network of Depression Centers Annual Conference, Denver, Colorado, September, 2016

Wright JH, McCray LW: Breaking Free From Depression: Pathways to Wellness. New York, Guilford, 2011

Wright JH, Thase ME, Beck AT, et al (eds): Cognitive Therapy With Inpatients: Developing a Cognitive Milieu. New York, Guilford, 1993

Wright JH, Wright AS, Salmon P, et al: Development and initial testing of a multimedia program for computer-assisted cognitive therapy. Am J Psychother 56: 76-86, 2002

(PMID: 11977785)

Wright JH, Wright AS, Albano AM, et al: Computer-assisted cognitive therapy for depression: maintaining efficacy while reducing therapist time. Am J Psychiatry 162: 1158-1164, 2005 (PMID: 15930065)

Wright JH, Turkington D, Kingdon D, Basco MR: Cognitive-Behavior Therapy for Severe Mental Illness. Washington, DC, American Psychiatric Publishing, 2009

Wright JH, Sudak DM, Turkington D, Thase ME: High-Yield Cognitive-Behavior Therapy for Brief Sessions: An Illustrated Guide. Washington, DC, American Psychiatric Publishing, 2010

Wright JH, Wright AS, Beck AT: Good Days Ahead. Moraga, CA, Empower Interactive, 2016

自動思考に取り組む　5

　非適応的な自動思考を明らかにして修正するように設計された手法は，精神療法における認知行動的アプローチの核心部分にあたる．認知行動療法（CBT）の最も重要な基本構造の1つは，精神障害では特徴的な自動思考パターンがみられ，これらの思考スタイルを修正するように取り組めば，症状を大幅に軽減できるという点にある．このため，認知行動療法家は治療セッションの大部分を自動思考に取り組む作業にあてることが多い．

　CBTによる自動思考への取り組みは2つの段階が重なり合っている．まず，治療者は患者が自動思考を**同定する**手助けをする．次に視点を変え，否定的な自動思考を**修正して**，思考をより適応的な方向に向けるための手法を患者が学習できるようにする．臨床の実践では，この2つの段階にはっきりとした境界線はほとんどない．合理的な思考スタイルができるようになる発展過程の一環として，同定と修正が同時に起こる．**表 5-1，2**に，自動思考の同定と修正によく用いられる手法を列挙する．

原注：本章で扱っている項目は付録1「ワークシートおよびチェックリスト」に収録されているが，American Psychiatric Association Publishing ウェブサイト（https://www.appi.org/wright）でも拡大版を無料ダウンロードができる．

第5章 自動思考に取り組む

表5-1 自動思考を同定するための手法

気分の変化の認識
心理教育
誘導による発見
思考記録
心的イメージのエクササイズ
ロールプレイエクササイズ
チェックリスト

表5-2 自動思考を修正するための手法

ソクラテス的質問法
根拠の検証
認知の誤りの同定
思考変化記録
合理的な別の考えを作り出す
脱破局視
再帰属
認知的リハーサル
コーピングカード

自動思考の同定

1. 気分の変化を認識する

　CBTの早期段階で,臨床家は患者が自動思考の概念を理解できるように手助けをするとともに,患者がこういった認知のいくつかを認識できるように支援する必要がある.筆者らは一般に,初回セッションかその後の早い段階のセッションで,患者に次から次へと自動思考が現れ,激しい情動反応が生じたときに,この話題を持ち出すようにしている.筆者らの経験では,どのような形であっても情動が表出されたときには重要な自動思考が生じたサインと考えたほうがよい.敏感な治療者は,このような気分の変動を利用して主要な自動

思考を明らかにするように支援し，基本的な認知行動モデルについて患者に教えることができる．

　気分の変化は自動思考を明らかにするうえで特に有効である．これは一般に，気分の変化が強い情動を伴った個人的意味合いの強い認知をすぐに生じさせるためである．Beck (1989) は，「情動は認知に至る王道である emotion is the royal road to cognition」と述べている．その理由は，重要な情動表出に関連した思考パターンから，患者の最も重要な自動思考やスキーマのいくつかを描き出す貴重な機会が得られるからである．気分の変化に注目するもう1つの理由は，情動が記憶に影響を与えるためである．情動を感じる場面では，出来事に対する記憶が強められる傾向があるため (Wright と Salmon 1990)，情動を刺激するような治療的介入によって回想能力を高めることができ，それによって患者が自動思考の概念を把握して活用する可能性が高くなる．

2．心理教育

　第4章「構造化と教育」で説明した教育的手法は，患者が自動思考の同定を学習するのを支援する際に，重要な役割を果たすと考えられる．筆者らは通常，治療の冒頭で，自動思考の性質と，その自動思考が情動や行動にどのように影響するかについて簡潔に説明している．こうした説明は，気分の変化の同定に続いて行われた場合，もしくは治療セッションで明らかにされた特異的な思考の流れと関連性がある場合に，最も効果を発揮すると考えられる．第4章で紹介した Video 1 で，自動思考に関する心理教育を示している．まだこのビデオを見ていない場合は今ここで見ることを推奨する．

3．誘導による発見

　誘導による発見 guided discovery という手法は，治療セッションで自動思考を同定するために最もよく使われる技法である．短い例が，簡単な誘導による発見の手法を描き出している．

◆◆症例◆◆
　　アンナは60歳のうつ病の女性で，娘と夫の双方から疎外感を感じると語って

第5章　自動思考に取り組む

いた．彼女は悲しみや孤独感を体験していて，うちひしがれていた．以前，彼女は，教職を退職したら自分の家族と楽しく幸せな時間を過ごしたいという希望をもっていた．ところが，今では「もう誰も私を必要としていない…残りの人生をどうやって過ごしたらよいのか分からない」と考えていた．

治療者：お嬢さんの問題がどれほどあなたを動揺させているかについて話していただきました．最近起こった出来事を具体的に思い出すことはできますか？

アンナ：はい．昨日娘に3回電話をかけたのですが，出ませんでした．夜10時にようやく娘から折り返し電話がありましたが，私が1日中電話をかけてきたことに腹を立てているようでした．

治療者：お嬢さんは何とおっしゃったのですか？

アンナ：「私が仕事と子育てで1日中忙しいことを知らないの？　すべてを放り出してすぐに電話をかけ直すことなんてできないわ」というようなことを言っていました．

治療者：では，お嬢さんのその言葉を聞いたとき，どのようなことが頭のなかをよぎりましたか？

アンナ：「娘は私のことをもう必要としていない…娘は気にかけてくれない…私はただの厄介者だ」

治療者：ほかにも何か考えましたか？　つまり，そのときにあなたの脳裏を突然よぎった考えはありましたか？

アンナ：心の底から私自身にうんざりしたと思います．私は役立たずで，もう誰も私を必要としていないと考えていました．残りの人生をどうやって過ごしたらよいのか分かりません．

　本章では，自動思考を扱うための補足的な方略をいくつか紹介する．ここに提示するガイドラインは絶対的なルールではなく，誘導による発見を通して自動思考を突き止めるためのヒントとして提案するものである．

▶ 自動思考を明らかにするための誘導による発見：生産性の高い方略

1．情動を刺激するような一連の質問を投げかける．悲しみや不安，怒りなどの情動は，その話題が患者にとって重要なものであることを示すサインだということに留意する．強い感情が含まれている認知は，あなたが正しい方向に進んでいることを示す標識としての役割を果たしてくれる．

2．具体的な事柄を扱う．忘れられないはっきりとした状況に照準を合わせれ

ば，ほぼ必ずといってよいほど，質問によって自動思考を突き止めることができる．一般的な話題について話し合っていると，おおざっぱで大まかな認知やまとまりのない認知が報告されることが多く，効果的な介入を行うために必要な詳細な情報を得られないことが多い．重要な自動思考の発見につながるような具体的な状況の一例を以下に挙げる．(1)「先週の月曜日に仕事の面接を受けました」，(2)「近所で催されるパーティに行こうとしたのですが，強い不安感に襲われて行くことができませんでした」，(3)「恋人にふられてしまったので，とても惨めです」．

3. **遠い過去の出来事ではなく，最近の出来事に着目する**．ときとして，特に長く続いている問題と関連した心的外傷後ストレス障害(PTSD)，パーソナリティ障害あるいは慢性疾患をもつ患者には，はるか昔の出来事について質問を進めることが有意義な場合がある．その一方で，最近の出来事に関する質問は通常，その場面で実際に生じた自動思考を明らかにしやすく，また修正しやすいという利点がある．

4. **1つの質問事項や1つの話題にじっくりと時間をかける**．さまざまな話題に次から次へと飛躍しないようにする．複数の状況について多くの認知を探索するよりも，ある特定の状況で生じた一連の自動思考を引き出すという作業を徹底して行うほうが重要である．患者が，1つの厄介な事柄に対する自動思考を完全に同定できるようになれば，生活のなかで抱えているほかの重大な問題に対しても，自力で同じことができるようになる可能性が高くなる．

5. **深く掘り下げる**．通常，患者は自動思考をほんの少ししか口にしなかったり，ごく表面的な認知しか把握していないように思われたりするものである．このような場合には，治療者がさらに質問をして，患者がすべての話ができるように支援する．踏み込んだ質問をする場合には十分に配慮して，強要されているような感覚を患者に抱かせないようにする．次のような質問を用いることができる．「その場面でほかにどのような思考が生じましたか？」「もう少しだけ，このまま続けてみましょうか？」「このほかにも頭をよぎった考えを思い出せますか？」．

第5章　自動思考に取り組む

　こうしたタイプの簡単な質問で成果が得られない場合に，治療者は次のようなソクラテス的質問法を用いて探求しようという意識を刺激して，進展を図ってもよい．

　　患者：ジョーゼットがシカゴに引っ越す予定だと聞いたときにがっかりしました．彼女は私にとって，たった1人の本当の友人なんです．
　　治療者：彼女の引っ越しに関して，ほかに何か考えましたか？
　　患者：いいえ，全く．彼女がいなくなったら心底寂しくなるだろうということしか頭にありません．

　　治療者は患者がとても悲しんでいることに気づいており，より激しい自動思考が表面下に存在するのではないかと考えている．

　　治療者：ほかにもいくつかの考えが生じたのではないかという気がします．彼女が離れていってしまうと聞いたとき，あなた自身についてどのような考えが心のなかに浮かびましたか？　その悪い知らせを知ったすぐ後，あなた自身についてどのように考えましたか？
　　患者(少し間をおいてから)：私は友人を作るのが下手だということです…ほかに彼女のような友人をもてるはずがありません…私の人生はもうどうにもなりません．
　　治療者：今おっしゃったような思考が真実なら，あなたは結局どのようになってしまうとお考えですか？
　　患者：孤独…絶望すると思います．今後もずっと変わることはないでしょう．

6．**共感のスキルを用いる**．自分が患者と同じ状況に置かれていると想像してみる．その患者の内面をとらえ，患者が考えるように自分でも考えてみる．多くの患者に対してこれを行えば，さまざまな病態に共通する認知を理解するスキルを磨くことができ，患者の鍵となる自動思考をうまく感じとれるようになるだろう．

7．**ありのままの自動思考について尋ねる**．瞬時の，かつ強烈な自動思考を明らかにするには，「攻撃的かもしれない，もしくは治療者によく思われないかもしれない」と考えるような生々しい思考を隠したり修正したりするごく自然な傾向があることについて話し合うとよいだろう．そのような話

し合いのなかで，冒涜やそのほかの挑発的な言葉につながる思考を語ろうとしないというありふれた衝動を治療者がノーマライズすることができる．そして患者に，思考の内容で評価されることはないと保証をする．治療者が知りたいのは，むしろ患者が最初に思い浮かべた本当の自動思考である．それが最も役に立つ．自分自身や他者に対する怒りに問題を抱える患者は，特に自動思考の報告を検閲しがちである．例えば，車の運転中に突然激怒する患者を思い浮かべてみる．この問題を抱える人を援助できるかどうかは，極端な怒りの突然の爆発に燃料を注ぐように怒りを煽る思考を引き出せるかどうかにかかっている．

8. **方向性については，事例の定式化を拠り所とする**．事例の定式化は，それがまだ完成していない早期の段階であっても，質問の流れを決めるのに大きく役立つことがある．促進因子やストレッサーに関する知識から，ディスカッションの重要な話題が示唆されるだろう．患者の症状，長所，傷つきやすさ，背景にある経緯を評価することで，治療者は1人ひとりの患者に合った質問ができるようになる．定式化の最も実用的な側面の1つに鑑別診断がある．パニック症が疑われる場合には，身体的危機やコントロールの喪失といった破局的予測に関する自動思考を明らかにすることを目指した質問を投げかけるようにする．患者がうつ病と思われる場合には，一般に，低い自己評価，周囲の環境に対する否定的な見方，絶望感といったテーマの質問をする．躁や軽躁が認められる場合，治療者は，責任を外在化して責め，個人的な責任を否認し，誇大的な自動思考をもつ患者の傾向を説明するために，質問技法を調整する必要がある．CBTを学習している臨床家には，主要な精神障害それぞれの認知行動モデルをよく理解しておくことを勧める（第3章「アセスメントと定式化」および第10章「重度，慢性または複合的な障害を治療する」を参照）．この情報は誘導による発見によって自動思考を同定する際の優れた道案内となる．

Video 5にはドナ・スダック医師によるブライアンの治療が収録されていて，上記したいくつかの誘導による発見の手法を実演している．ブライアンの現病歴と事例概念化は第3章「アセスメントと定式化」で取り上げられてい

る.そして,彼の治療のほかの場面は本章の後半と第8章「スキーマの修正」に登場する.Video 5 を見るときは,スダック医師がブライアンの自動思考を明らかにするために使用した手法に注目するよう努め,その手法をいかに自分の患者に適用するかを考える.

このブライアンの治療の最初のビデオでは,きっかけとなる出来事(例:社交の場を避けた後,1 人ぼっちで車の座席に座っている),自動思考(例:私は一生彼らに溶け込むことができない…一生彼らの仲間にはなれない…),および悲しみが互いに関連していることに気づけるように質問を重ねている.患者と治療者は否定的な自動思考を治療の主要なターゲットにするべきだということに合意している.

Video 5
自動思考を引き出す
スダック医師とブライアン(9:15)

4.思考記録

自動思考を紙面(あるいはコンピュータやスマートフォンを使って)に書き出すという作業はよく利用される最も有効な CBT 技法の 1 つである.記録をとるという作業によって,患者が重要な認知に目を向けることができるようになり,体系化された手法で自動思考を修正する練習ができるほか,思考パターンの妥当性を探求しようという意識が刺激される場合が多い.紙面に書き出された思考を見るだけで,自発的に非適応的な認知を改め,修正を試みようとするようになることがよくある.また,治療者が自動思考を修正するために具体的な介入を行う場合,思考記録は進展を得るための有力な足掛かりとなる(本章後述の「思考変化記録」の項を参照).

一般に,思考記録は治療の早期段階では,患者が自動思考について学習できるように,細かい事柄の記録をなくして余計な負担がかからないようになっている簡略化した形のものをまず使うようにする.通常,認知の誤りをラベルづけしたり,根拠を検証したり,合理的な代案を考え出したりするなどの特徴を

出来事	自動思考	情動
夫は金曜日の晩に私と一緒に映画を見に行くのではなく，ポーカーゲームをすることにした．	「私はつまらない人間だ．夫が友人らと長い時間を過ごしたがるのも無理はない．夫が私と別れないのが不思議だ」	悲しみ，孤独
月曜日の朝だというのに，私にはすることがなく，どこかに行くあてもない．	「今にも悲鳴を上げそうだ．自分の人生に耐えられない．退職したのは愚かだった」	悲しみ，緊張，怒り
教会で，ある女性に教職を退職して毎日生徒の相手をする必要のないあなたは幸運だと言われた．	「私がどれほど惨めか，彼女が知ってくれたらよいのに．私には友人が1人もいない．家族は，私がどう感じようがお構いなしだ．私はどうしようもない人間だ」	怒り，悲しみ

図5-1 アンナの3つのコラム思考記録表

備えた詳しい思考記録(「思考変化記録」の項を参照)は，患者が自動思考を同定する経験を重ね，自信を獲得した後に実施する．治療の最初の段階でよく用いられる手法の1つに，2つのコラムまたは3つのコラムを使って患者に思考を記録してもらう方法がある．これは最初に治療セッションで記録してもらい，次にホームワークの課題として実施してもらう．2つのコラムの思考記録表には出来事と自動思考(または自動思考と情動)を列挙する．3つのコラムの思考記録表には，出来事，自動思考および情動を記録する欄がある．図5-1に，本章の「誘導による発見」の項で前述した60歳のうつ病女性アンナを治療した際の思考記録表を提示する．

思考記録法を患者に教える努力をすることと，自動思考を記録し始めることはたいてい順調に進む．しかし，ときにこの有効な方法を使うことが困難な場合がある．ホームワークとして思考記録に取り組むことを理解できていない，やり方を理解していない，もしくは変えることが不可能に思われる自動思考のために落胆するといった問題を患者が抱えていることがある．そこでVideo 6では，思考記録を行う際に，治療者がどのように困難を乗り越えるかを示した．

この実例では，ブラウン医師が，エリックが自動思考を記録するホームワークをしなかったことを知った．中立的な質問を用いて，彼はエリックに何が

あったのかを尋ねた．エリックが，どれほど悪い気分だったかを記入することは意味がないと思っていて，心を乱す思考から逃れたかったことを説明した後，ブラウン医師は彼が課題に取り組めるよう十分に説明できていなかった可能性を認めた．その次のステップは，思考を記録する理論的根拠を話し合い，セッションのなかで思考記録を実施する場を設けるというものである．ビデオでは，忘れてしまったホームワークにセッションのなかで取り組むという技術（ホームワークに積極的に取り組まないことへの対処として最も有効な手法）によって重要な自動思考が明らかになり，思考記録の有用性をエリックに理解してもらうことに成功した．ホームワークのアドヒアランスの問題は第6章「行動的手法Ⅰ　気分の改善，活力増加，課題遂行および問題解決」で詳しく述べている．

Video 6
思考記録に伴う困難
ブラウン医師とエリック（6：38）

5．心的イメージ

　患者が自動思考を詳しく書き出すことに苦労している場合には，心的イメージのエクササイズによって素晴らしい成果が得られる場合が多い．この技法は，患者が想像のなかで重要な出来事を再現することによって，その出来事が生じたときの思考と気持ちに触れられるようにするものである．それは，時間を遡ってその場面にいる自分を想像するように患者を導くだけでよいこともあるが，多くの場合は，思い出しやすいような言葉かけや質問を用いてその場面を準備して，その出来事の記憶を再び呼び覚ますようにするのが効果的である．
　心的イメージを利用して自動思考を同定するという手法を，ブラウン医師がエリックとの治療で用いている．このビデオでエリックは，父親が彼の部屋に来て職探しについて尋ねたときの自動思考を全く表現することができずにいた．ブラウン医師は，エリックがそのやり取りのためにとても落ち込んでいることに気づき，そこに重要な自動思考があり，心的イメージ技法を用いて近づ

表 5-3 患者に心的イメージを利用させる場合の援助の仕方

1. 手法と理論的根拠を説明する
2. 相手を励まし,やる気にさせるような声のトーンで話す.あなたの声質と質問スタイルによって,この体験は安全であり,きっと役に立つはずであるというメッセージを伝える
3. その出来事に先立ってどのようなことを考えていたかを患者に思い出してもらうようにする.「どのようなことが原因で,その出来事に至ったのですか?」「その場面が近づいたとき,心のなかでどのようなことが起こっていましたか?」「相手とやり取りをする前に,どのように感じていましたか?」
4. 出来事を回想しやすくするような質問をする.例えば,「そこには誰がいましたか?」「ほかの人たちはどのような様子でしたか?」「物理的環境はどうでしたか?」「何か,音や匂いを思い出すことはできますか?」「あなたは何を身につけていましたか?」「何かを言われる前の場面について,ほかに何か心に描くことはできますか?」など
5. 患者がその場面について説明すれば,刺激を与えるような質問をして心的イメージを強化するとともに,患者が深く踏み込んで自動思考を思い出せるように手助けする
6. 心的イメージの演習を使って,自動思考へ至る道として気分の変化に気づくことの重要性を強調する

けるかもしれないと推測した.エリックに心的イメージを通してその場面を再体験するよう伝えたところ,強い自動思考が明らかになった(例:「自分ができることは何もない…自分は力不足だ…一生この気分が続くだろう…」).

Video 7
心的イメージを用いて自動思考を明らかにする
ブラウン医師とエリック(6:53)

心的イメージについて説明し,心的イメージを抱きやすくなるようにする治療者のスキルによって,患者がこの体験にどれだけ没頭できるかが大きく違ってくる.例えば,心的イメージの段取りをほとんど,あるいは全く整えずに介入を行った場合の機械的な発言(例:「お父さんが部屋に入ってきたときのことを思い出して,そのときに頭をよぎったことを説明してください」)と,**Video 7**でブラウン医師が用いているイメージを喚起するような指導法や質問法とを比較してほしい.心的イメージの効果を高めるための方略を**表 5-3**に列挙する.

6. ロールプレイ

　ロールプレイというのは，治療者が患者の生活に実在する（上司，配偶者，親あるいは子どもといった）人物の役割を演じることによって，2者間での活発なやり取りを通して自動思考を刺激するように試みるというものである．役割を交代して患者が他者を演じることもでき，治療者が患者を演じる場合もある．ロールプレイは誘導による発見や心的イメージなどの技法よりも利用される頻度が低い．これは準備や実施に特別な労力を要するためである．また，このアプローチを利用しようとする場合には，治療関係の意味合いや患者と治療者との境界線について検討しなければならない．ロールプレイエクササイズに着手する前に，次に挙げるいくつかの質問を自問するとよい．

1. **患者の生活で重要なこの人物と，この場面を演じることは，治療関係にどのような影響を与えるであろうか？**　例えば，この患者を虐待した父親の役割を私が演じることには，私が否定的な視点でとらえられたり，場合によっては父親と同一視されたりするかもしれないというデメリットよりも大きいメリットがあるだろうか？　ロールプレイは治療関係に好ましい影響を与えることができるだろうか？　私がこの役割を演じることによって患者を支え手助けしようとしていると受け取ってもらえるだろうか？
2. **患者の現実検討能力は，この体験をロールプレイとしてとらえ，ロールプレイ終了後には有効な作業関係に戻ることができるほど高いだろうか？**　患者が境界性パーソナリティ障害のような著しい性格面の問題をもつ場合，ひどい虐待を経験している場合，あるいは精神病性の特徴を備えている場合には，慎重を期す必要がある．しかし，経験豊富な認知療法家は，このような条件下でも有効にロールプレイを活用する方法を習得している．経験の浅い認知療法家には，主に急性うつ病や不安症などの問題を抱えている人にロールプレイを利用することを勧める．一般に，このような患者であれば，ロールプレイエクササイズを思考の理解に役立つ単純明快な取り組みとして受け止めてくれる．

3. このロールプレイでは，長年にわたる人間関係の問題に入り込むことになるのだろうか，あるいはより限定された出来事に照準を合わせることになるのだろうか？　原則として，治療早期のロールプレイでは，今ここで起こっている here and now 問題に取り組むことが最も望ましい．患者と治療者が最近の特定の場面をターゲットとしたロールプレイの経験を積めば，この手法を利用して，親から拒絶されている，あるいは愛されていないように感じるなどの激しい感情に満ちた話題に関連する自動思考を突き止めることができるようになる．

このような留意事項はあるものの，ロールプレイは自動思考を明らかにするための特に有効な方法であると考えられ，患者は治療者の関心や心配を肯定的に表現したものとしてとらえるのが一般的である．本章の後半では，自動思考を修正するためのロールプレイ利用法について考察する（本章後述の「合理的な別の考えを作り出す」の項を参照）．また，読者が CBT を学習するための手段としてロールプレイを利用する機会もあるだろう．ロールプレイは，トレーニングを受けている人が CBT の技法を練習するための優れた手法である．多岐にわたる治療的介入を真似たり，中止して再開したり，異なった形で試したり，話し合ったり，練習したりすることができる．また，治療者は，この手法をトレーニングに用いる際に患者の役割を演じることによって，患者が CBT の過程でどのような体験をしているかを感じることができる．次頁の **Learning Exercise 5-1** を実践して，認知を同定するためのロールプレイスキルとそのほかの CBT 技法を身につけることを勧める．

7. 自動思考のチェックリスト

　最も大規模な調査が実施されている自動思考のチェックリストは，Hollon と Kendall（1980）の自動思考質問票（ATQ）である．この質問紙は治療による自動思考の変化を測定するために実証的研究において主に使用されてきたが，患者が認知を突き止めるのに苦労している場合には臨床の場でも利用することができる．ATQ には 30 項目があり（「お手上げだ」「もうこんなことには耐えられない」「何 1 つ完成させることができない」など），発生頻度を 0 点（「全くな

Learning Exercise 5-1.
自動思考の同定

1. CBTのトレーニングを受けているほかの人たちやスーパーバイザー，あるいは同僚に協力を求め，自動思考の同定を練習する手伝いをしてもらう．一連のロールプレイエクササイズを実践し，あなたが治療者になり，相手に患者を演じてもらう．次に，この技法の利用経験を広げるために役割を交代する．
2. 気分の変化を利用して自動思考を引き出す．
3. 本章で前述した誘導による発見の原理を実践する．例えば，ある特定の場面に焦点を当て，質問の仕方を方向づけるための定式化を行い，さらに深く掘り下げてほかの自動思考を引き出すように努める．
4. 「患者」役の相手が自動思考を認識するのに苦労しているという設定で，心的イメージを利用する練習をする．場面設定した一連の質問をして，出来事の記憶を呼び覚ましやすくする．
5. ロールプレイの枠内で役割を演じる．エクササイズのこの部分では，相手にシナリオを作成してもらい，そのシナリオに応じて「患者」役の相手にロールプレイの手法を教育した後，ロールプレイの手法を利用して自動思考を引き出す．
6. 協力者とともにこれらの手法を練習した後，自分が担当している患者に対して実践する．

い」)～4点(「いつも」)の5ポイント尺度で評点化する．

　コンピュータプログラムの *Good Days Ahead* (Wrightら 2016)には自動思考に関するさまざまなモジュールが収録されており，これらの認知を認識して修正する方法を患者に教育することができる．*Good Days Ahead* プログラムの構成要素の1つとして，個々の状況に合わせて否定的な自動思考とそれらを埋め合わせる肯定的な思考のリストを作成できるというものがある．このプログラムのユーザーは，よくある自動思考の一覧から認知を選び出すことができ，ほかにも同定した思考があれば，それをタイプ入力することもできる．

表 5-4　自動思考チェックリスト

記入方法：この２週間にあなたが抱いた否定的な自動思考があれば，記入欄にチェックマークをつけてください．

__私は実生活でもっとうまくやれるはずだ
__あの人は私のことを理解していない
__あの人をがっかりさせてしまった
__今ではもう，何かを楽しむことなどできない
__なぜ私はこれほど弱いのか？
__いつも物事を台無しにしてしまう
__私の人生はもうどうにもならない
__対処できない
__失敗しそうだ
__私には荷が重すぎる
__私に前途有望な将来は見込めない
__物事が手に負えなくなっている
__もうやめてしまいたい
__きっとよくないことが起こるはずだ
__私はどこかおかしいに違いない

出典：Wright JH, Wright AS, Beck AT: *Good Days Ahead*. Moraga, CA, Empower Interactive, 2016. Copyright © Empower Interactive, Inc. All rights reserved. https://www.appi.org/wright で入手できる．

Good Days Ahead の自動思考チェックリストを表 5-4 に提示する．また，このチェックリストは https://www.appi.org/wright からも入手できる．

自動思考の修正

1．ソクラテス的質問法

　認知行動療法家になるための手法を身につけようとしている場合，ソクラテス的質問法を使わずに，思考記録や根拠の検討，コーピングカード，または特殊な記入用紙や手順によるほかの CBT 手法を優先させてしまうという落とし

穴に陥りやすい．しかし，筆者らは自動思考を修正するための技法リストの最初にソクラテス的質問法を挙げている．その理由は，質問をする過程が認知的介入の主軸となり，非機能的な思考を修正することができるためである．ソクラテス的質問法は，より詳細に構造化された介入法に比べるとスキルの習得や実践が少々難しいが，自動思考を修正する取り組みに非常に役立つものである．ソクラテス的質問法の利点としては，治療関係の向上，探究しようという意識の刺激，重要な認知と行動の理解力が高まること，患者が治療に積極的に携われるようになることなどが挙げられる．

ソクラテス的質問法の実践の仕方は，第1章「認知行動療法の基本原則」と第2章「治療関係 治療における協働的経験主義」で説明している．ここでは自動思考を修正する場合に留意してほしい，ソクラテス的質問法の重要な特徴をいくつか列挙する．

1. **変化をもたらすための機会が得られるような質問をする**．ソクラテス的質問法をうまく用いれば，たいていの場合は患者の可能性を切り開くことができる．基本的なCBTモデルを(思考が情動と行動に影響を与える)指針として用いながら質問するように心がければ，どのように思考を修正すれば苦痛を伴う情動を軽減したり，対処能力を高めたりすることができるのかを患者が理解できるようになる．

2. **成果が得られるような質問をする**．ソクラテス的質問法が最も効果を発揮するのは，固定された非適応的な思考パターンを打破して，患者に合理的で生産的な別の考えを示すことができる場合である．新たな洞察を深め，思考の変化を肯定的な情動の変化(例：不安や抑うつの改善)と関連づける．ソクラテス的質問法を用いても情動面や行動面の成果が全く得られないと思われる場合には，いったん引き返して事例の定式化を見直し，方略を練り直す．

3. **患者を学習過程に携わらせるような質問をする**．ソクラテス的質問法の目標の1つは，患者が「思考について考える」ことができるようなスキルの学習を支援することである．質問によって患者の好奇心を刺激し，患者が新しいものの見方に目を向けることができるようにする．ソクラテス的質

問法はその質問を手本として，患者が同様の内容を自問できるようなものにすることが望ましい．

4. **質問内容を，患者にとって生産性が期待できるレベルに合わせる．**患者の認知機能，症状による苦痛および集中力のレベルを考慮し，適した難易度の質問を投げかけるようにし，患者自身に考えさせる．ただし，患者を圧倒するような質問やおじけづかせるような質問はしない．効果的なソクラテス的質問法は，認知能力に関して患者の自信を高めるようなものにする必要があり，自分は愚かであるとか頭が鈍いと感じさせるようであってはならない．患者が回答できることが十分に見込めるようなソクラテス的質問法を実践する．

5. **誘導尋問は避ける．**ソクラテス的質問法は，治療者がエキスパートとしての立場を確立するために利用すべきではなく(つまり治療者が回答をすべて心得ており，これと同じ結論に至るように患者を誘導すべきではなく)，患者の柔軟で創造的な思考能力を高めるような手法でなければならない．当然のことながら，治療者はソクラテス的質問法をどの方向に導くか，どのような成果の達成を目指しているかという点で何らかの考えをもっているものであるが，患者が自力で考える能力を尊重したやり方で質問をしてほしい．可能な場合にはいつも，患者が質問に答えるようにする．

6. **多肢選択式質問を用いる場合には，自由に回答できる余地を残しておく．**一般に，望ましいソクラテス的質問法とは，多肢選択式によらない自由回答式である．多くの回答が考えられるだけでなく，回答の並び替えも起こりうる．場合によっては，はい-いいえ方式の質問や多肢選択式の質問が有効なこともあるが，ソクラテス的質問法の大半はさまざまな回答ができるような余地を残しておく必要がある．

2．根拠の検証

　根拠の検証という方略は，患者が自動思考を修正できるよう支援するための有力な手法と考えられる．この技法は自動思考やそのほかの認知を妥当とする根拠と妥当ではないとする根拠を書き出し，この根拠を評価した後，新たに見出された根拠と矛盾がないように思考を修正するよう取り組むというものであ

第5章　自動思考に取り組む

自動思考：私は決して溶け込めない

自動思考を妥当とする根拠：	**自動思考を妥当ではないとする根拠**：
1. 私は皆ととても違っている．	1. ジャックとはいくつものプロジェクトで一緒に働いている．よく協力できていて，いくつか共通点もある．
2. ここにきて3か月経つが，何も変わらない．	2. アパートでは数名に挨拶している．
3. 状況はどんどん悪くなっている．	3. フィラデルフィアに来る前は，クロスカントリー仲間や合唱団の友人がいた．
	4. 故郷の友人と連絡を取り合っている．

認知の誤り：過度な一般化*
これまでの思考に代わる考え方：引っ越ししたり自分自身で生活を築き上げたりする経験がそれほどなかった．このような状況では孤独に感じるのは一般的である．もしかしたら，引っ越してきた友人たちも同じような問題を感じていたのかもしれない．

図 5-2. 根拠の検証用ワークシート

*ほかの認知の誤りが自動思考と自動思考の根拠の一部に反映されている．例えば，ブライアンは「絶対に」という言葉を使用するときに白黒思考を用いている．また，現在ある程度溶け込んでいて過去にもできていたという根拠を無視し，ほかの人との違いを誇張している．ここにはたった1つ認知の誤りが記録されているだけであるが，スダック医師は後のセッションで，ブライアンが認知の誤りに気づけるように手助けしていく．

る．Video 8 と Video 2 では根拠を検証することによって自動思考を修正している．

最初の Video 8 はスダック医師がブライアンを治療している様子を映したものである．2人は最も厄介な自動思考の1つである「私は決してまわりに溶け込めない」の修正に取り組んでいる．2つのコラムに分かれたワークシートを用いて，この思考の根拠を書き出し，2人で作り出した自動思考に代わる考えを記録した（**図 5-2**）．治療の初期段階におけるこのセッションで，スダック医師は賛否双方の根拠を見つけるため，開かれた質問をしている．そして彼が新しい都市への転居に適応した経験が少ないことを理解できるように導いていく．スダック医師はまた，彼の孤独感をノーマライズした．後のセッションでは，ブライアン自らが自動思考に代わる考えを導き出せるようにさらに力を入れていくことになるだろう．

| Video 8
根拠の検証
スダック医師とブライアン(12：06)

　Video 2 では，ライト医師とケイトが協働作業を行い，「気絶する」という自動思考の妥当性を検証している．このビデオは，第 2 章「治療関係 治療における協働的経験主義」の前半で，協働的経験主義に基づく治療関係の一例として紹介したものである．ここでもう 1 度，認知を検証する技法の実践の仕方を学習することに焦点を当ててこのビデオを見てほしい．ライト医師は根拠を検証するという介入法を実演しているが，根拠をワークシートに書き出すようなことはしていない．この事例のように，根拠の検証は一連の治療的介入の一環として短時間で実施される場合もあれば，スダック医師が行ったブライアンの治療（図 5-2 参照）のように，ワークシートを使用して細かい点にまで気を配りながら実施される場合もある．一般に，根拠を検証する場合には，治療の早期に少なくとも 1 度はリストに書き出された根拠をすべて検証し，この有益な手法の利用の仕方を患者に指導してほしい．根拠を検証するというエクササイズは，非常によいホームワークにもなる．付録 1「ワークシートおよびチェックリスト」に，白紙のワークシートを収録している．

| Video 2
自動思考の修正
ライト医師とケイト(8：47)

3. 認知の誤りを同定する

　よくある認知の誤りの定義と具体例は第 1 章「認知行動療法の基本原則」に記載している．患者が認知の誤りを突き止める手助けをするためには，まず，推論にみられるこういった問題の性質とタイプについて患者に教育しなければならないだろう．これまでに分かっていることは，『*Breaking Free From Depression: Pathways to Wellness*』（Wright と McCray 2011），『*Feeling*

>
> **Learning Exercise 5-2.**
> **根拠の検証**
>
> 1. 同僚に協力を求め，根拠を検証する手法を習得するためのスキルを身につけるロールプレイエクササイズを手助けをしてもらう．
> 2. 根拠の検証を行う場合は，ワークシート(付録1「ワークシートおよびチェックリスト」)を利用して，自動思考の根拠と反証をとを書き出す．
> 3. 次に，実際の患者に対して，この根拠を検証する手法を実践し，あなたの取り組みについてスーパーバイザーと話し合う．

Good』(Burns 2008)〔『いやな気分よ，さようなら』(星和書店)〕または『*Mind Over Mood*』(GreenbergerとPadesky 2015)〔『うつと不安の認知療法練習帳』(創元社)〕などの一般向けに書かれた本を患者に読んでもらって認知の誤りについて理解させたり，*Good Days Ahead*(Wrightら2016)などの認知療法コンピュータプログラムを利用したりすることが，一般的にみて，これらの概念をすべて把握するための最も有効な手法だということである．治療セッションで認知の誤りを説明してもよいが，患者がこういった考え方をすべて把握するには，上記のような学習経験が必要になる場合も多い．また，治療セッションで認知の誤りを説明しようとすると多くの時間が必要になり，努力がほかの重要な話題やアジェンダから脱線してしまうことになりかねない．したがって，治療セッションでは，こういった論理の歪みを明らかに示す例が見受けられたときに，認知の誤りについて簡潔に説明する場合が多い．そしてそれに続いて，学習過程を深められるようなホームワークを提案する．第1章「認知行動療法の基本原則」の認知の誤りの定義をコピーすれば，患者に手渡すための印刷資料として利用することができる．患者が認知の誤りを突き止めることができるように指導する取り組みを，次の症例を通して具体的に説明する．

◆◆症例◆◆

マックスは30歳の双極性障害患者で，恋人と口論をしているときに激しいい

自動思考の修正

らだちと怒りがこみ上げてきたと言っている．恋人のリタはマックスに電話をかけ，仕事がまだ終わりそうにないので，ディナーに出かける約束の時間に1時間ほど遅れそうだと伝えた．2人は午後7時にレストランの予約を入れていたが，リタは午後9時頃になってようやくマックスの家に顔を出した．このときにはもう，マックスが激怒していた．彼は「リタに30分ほど怒鳴り続け」，その後彼女を置いて1人でバーに行ったと言った．

治療セッションで臨床家は，マックスに認知の誤りを伴う多くの非適応的な自動思考がみられることに言及した．

治療者：その状況を思い出して，そのとき頭をよぎった自動思考を私に話していただけますか？　今ここでその思考を大きな声ではっきりと話すようにしていただければ，私たちはあなたがそれほど腹を立てた理由について理解できるかもしれませんよ．

マックス：リタが気にかけているのは，自分自身のことと彼女が取り組んでいる大きな仕事のことだけなんです．僕のことなど全く考えていない．彼女との関係はもうどうにもなりません．彼女のせいで，僕は自分がまるでくだらない人間のように思えるんです！

治療者：あなたは今朝になって罪悪感を感じ，彼女が遅れて来たことに対して過剰に反応しすぎたと思うとおっしゃいましたね．また，彼女を愛していて，恋人関係がうまくいくようにしたいともおっしゃいました．その場面であなたが考えていらっしゃったことに着目すれば役に立つのではないかと思います．あなたは彼女の行動に対して極端な見方をしていたようですから．

マックス：はい，実際ひどく興奮していました．ときどきあのようになって，極端に走りすぎてしまうのです．

治療者：実際に起こっていたと思われる事柄の1つに，あなたの考え方が極端だったということが挙げられます．これは「全か無か」思考や「完全主義的」思考と呼ばれることがあります．例えば，あなたの「彼女は僕のことなど全く考えていない」という自動思考はとても完全主義的なもので，彼女がどんなふうにあなたに接しているかという情報をほかにも考えてみようという余地が全く見受けられません．このような考え方によって，あなたはどのように感じ，どのように行動しましたか？

マックス：かっとして，ひどく傷つけてしまうようなことを彼女に言いました．こんなことを続けていたら，彼女との関係を壊してしまいます．

そこで治療者は，認知の誤りの概念を説明するとともに，このような歪みを突き止めればマックスが自分の情動や行動をうまく処理するのに役立つことを説明

した.

> 治療者:というわけで,認知の誤りと呼ばれている事柄について説明しましたが,次のセッションまでに,認知の誤りについて何か読んでみようという気持ちはありますか? こういった認知の誤りのいくつかをあなたの思考記録に書き出してみるのもよいですね.
> マックス:はい.それはよい考えですね.

　患者が認知の誤りを突き止め,このような論理の歪みが生じる頻度とその強度を軽減するための手法を学ぶ機会は多くあると考えられる.思考変化記録〔詳細は**図 5-3**(➡ 134, 135 頁)参照〕を使用すれば具体的な自動思考にみられる認知の誤りを同定することができる.このほかにも,根拠の検証や脱破局視(方法の詳細は本章の後半参照)といった介入法でも,認知の誤りを認識することができる.多くの患者にとって,認知の誤りを突き止めてラベルづけすることは,認知療法スキルの育成における難度の高い課題の1つである.こういった思考の誤りは長年にわたって何度も繰り返されており,無意識のうちに情報処理が行われている.このため,治療者は,この現象に患者の関心を繰り返し向けさせるとともに,よりバランスのとれた論理的なやり方で考えることができるような方法をいくつも提案する必要がある.

　ときとして患者は,認知の誤りを同定する取り組みのなかで混乱することがある.さまざまな誤りの定義を理解するのは難しく,推論にみられる種々の誤りには相当な重複部分があると考えられる.認知の誤りを突き止めるという経験を積むにはある程度時間がかかることを前もって説明しておくのは,よい考えである.そのつど誤りを正確にラベルづけする(例:根拠の無視と過剰な一般化とを区別する)ことや,自動思考に関与していると思われる認知の誤りをすべて認識することは重要ではない(多くの自動思考には数種類の認知の誤りが含まれている)ということを患者に伝える.筆者らは,CBT のこの部分を厳密に学習しようと思い悩む必要はないというメッセージを患者に伝えるようにしている.何らかの認知の誤りを認識することができれば,患者はより論理的に思考できるようになり,問題にうまく対処できるようになる.

4. 思考変化記録

　CBT の重要な要素であるセルフモニタリングは，患者が自動思考を修正するのに役立つように設計された 5 つのコラムの思考記録表や同様の思考記録法を使用することによって十分に実現することができる．Beck ら (1979) が『*Cognitive Therapy of Depression*』〔『うつ病の認知療法』（岩崎学術出版社）〕という名著のなかで，効果の高い手法として思考変化記録 thought change record (TCR) という 5 つのコラム方式の思考記録を推奨しており，その後も CBT を行う際によく利用されている．TCR のねらいは以下の通りである．(1) 患者が自分の自動思考を認識できるようにする，(2) 本章で説明したほかの手法 (例：根拠の検証，認知の誤りの同定，合理的な別の考えの作成) の多くを患者が利用できるようにする，(3) 患者が自分の思考を修正する取り組みを通じてプラスの成果に気づくことができるようにする．一般に，患者にホームワークで定期的に TCR へ記入してもらい，その記録を治療セッションに持参してもらうのがよい．患者が 1 人で TCR を利用して思考に重要な変化がもたらされる場合もあれば，膠着状態に陥って，合理的な別の考えを考え出すことができない場合もあるだろう．TCR は，治療セッション以外でこのツールを使用した場合にどの程度うまくいくかにかかわらず，治療での話し合いのための豊富な検討材料が得られて，自動思考の修正を目的とする今後の介入を進展させる足がかりとなることがよくある．

　TCR の手法では，自動思考を同定する際に一般に使用されている 3 つのコラム記録表に，「合理的な反応」と「結果」という 2 つのコラムが追加される．患者には，最初のコラムに自動思考が刺激された出来事やその記憶を書き出すよう指導する．2 番目のコラムには，自動思考とそのときに生じた思考に対する確信の度合いを記録する．3 番目のコラムには情動を記録する．

　患者が自分の自動思考は正しいと確信している度合い (尺度 0～100%) と自動思考に付随する情動の度合いを評点化する (尺度：1～100%) ことは，思考変化の過程における重要な部分である．患者は，治療の早期には自分の自動思考に 100% あるいは 100% 近い確信があると評価することが多い．TCR を最後まで記入し，自分の思考を修正する方法を探索することによって，自動思考に

対する確信の度合いが飛躍的に低下し，思考に付随する精神的苦痛が大幅に改善されることがよくある．TCRでこのような変化が観察されれば，CBT手法を実践し，日常生活で活用するための有力な強化因子となる．

　自動思考に対する確信の度合いを評点化してもらうことで，治療者は，これらの認知の修正しやすさや修正しにくさに関する重要な手がかりを得ることもできる．根拠に矛盾がみられるにもかかわらず一連の自動思考に対する確信度がかなり高いまま推移する状態は，深層にあるスキーマや深く根づいた行動パターンに取り組む必要がある，あるいはより積極的な取り組みを行い，再帰属やロールプレイ，認知的リハーサルといった手法が必要になる，ということを示唆していると考えられる．また，不快な情動や身体的緊張を常に生じさせるような思考は徹底的なCBT的介入の標的とすることができる．

　4番目のコラムに記入する「合理的な反応」はTCRの最重要項目である．このコラムに非適応的な自動思考に対する合理的な別の考えを記録し，修正後の思考について確信の度合いを評点化する．合理的な別の考えを練り上げるには本章に考察する数々の手法を用いればよい．ただし，TCRを記録するだけで，患者が別の考えをもつようになり，合理性の高い思考スタイルが育成されるようになる場合が多い．TCRの4番目のコラムには，自動思考に見出された認知の誤りを記録するように提案している認知行動療法家もいて，合理的な思考を育成するための一環としてこのように論理の誤りを分析させる場合がある．とはいえ，この手順では患者の負担が大きすぎると思われる場合や，現時点では利益が得られるとは思えない場合には，TCRに認知の誤りを記載させることを避けるか，先送りにするように助言してもよい．

　TCRの最後の5番目のコラムには，患者が自動思考を修正するために取り組んだ結果を記録する．筆者らは一般に，3番目のコラムに記入されている情動を患者に書き出してもらい，もう1度0〜100%の尺度を用いて感情の度合いを評点化してもらっている．最後のコラムは行動の変化を観察したり，その場面に対処するために考え出されたプランを記録したりするために使用してもよい．ほとんどの場合，結果を記入するコラムには，肯定的な変化が記載されることになる．結果を書き出すコラムに改善事項がほとんど，あるいは全く記録されていない場合には，治療者はこの情報を用いて障害となっている事柄を

明らかにし,こうした障害を克服する方法を考え出すようにする.

　第1章「認知行動療法の基本原則」に記載した社会恐怖をもつ患者リチャードの治療のなかで記入されたTCRを図5-3に提示する.この例では,リチャードは近所で催されるパーティに参加する準備をしていたときにおびただしい否定的な自動思考を認めている.リチャードは誘われてもすぐに断ったり,直前になって口実を作ったりするなどして社交的な集まりに出かけることをいつも避けていたが,今ではCBTの原則を利用して恐怖を克服しようとしていた.リチャードが自分の自動思考に対する合理的な別の考えをいくつか作り出すことができただけでなく,不安に対処するためのスキルを構築し始めているという点に注意してほしい(不安症に対する行動的技法については,第7章「行動的手法Ⅱ 不安の抑制および回避パターンの打破」を参照).空白のTCR用紙が付録1「ワークシートおよびチェックリスト」に収録されているので,このTCR用紙をコピーすれば,臨床場面で利用することができる.

Learning Exercise 5-3.
思考変化記録の利用

1. 付録1「ワークシートおよびチェックリスト」に収録されている白紙のTCR用紙をコピーする.
2. あなたの実生活を振り返り,不安,悲しみ,怒り,そのほかの何らかの不快な情動を刺激するような出来事や場面を特定する.
3. TCRに記入し,自動思考,情動,合理的な反応,思考記録の使用によって得られた結果を書き出す.
4. あなたが担当している患者の少なくとも1人に,治療セッションでTCRを紹介する.その患者にホームワークの課題としてTCRに記入してもらい,その後のセッションでTCRを検討する.
5. 患者がTCRを実行するのに支障がある場合や,この手法を用いても期待していたほどの進展がみられない場合には,そのような問題が生じた原因を突き止めて解決する.

状況	自動思考	情動	合理的な反応	結果
a. 情動をもたらす実際に起きた出来事を記載する b. 情動をもたらす思考の流れを記載する c. 身体的感覚を記載する	a. 情動よりも先に生じた自動思考を書き出す． b. 自動思考に対する確信度を0〜100%の尺度で評点化する．	a. 悲しみ，不安，怒りなどを具体的に記載する． b. 情動の度合いを1〜100%の尺度で評点化する．	a. 認知の誤りを突き止める． b. 自動思考に対する合理的な反応を書き出す． c. 合理的な反応に対する確信度を0〜100%の尺度で評点化する．	a. その後の情動を具体的に記載し，0〜100%の尺度で評点化する． b. 行動の変化を書き出す．
近所で催されるパーティに参加する準備をしていた．	1. 何を言ったらよいのかわからない．(90%)	不安(80%) 緊張(70%)	1. 証拠の無視，拡大解釈 たくさんの本を読み，ラジオのニュースを聴く．これまでに世間話の仕方を練習してきた．私には話の種がある．まずは，これを話すことから始めたい．(90%)	不安(40%) 緊張(40%) パーティに行き，1時間以上そこの場にいた．心配したが，大丈夫だった．

2. 私は場違いな人間に見えるかもしれない。(75%)

3. 緊張してすぐにその場を立ち去りたくなるだろう。

2. 拡大解釈、過剰な一般化、自己関連づけ。
この点については本当に大げさに考えすぎている。少しばかり不安げに見えたかもしれないが、人は私がどんな様子かを判断することよりも自分たちの生活に関心があるはずだ。私は場違いなどではない。(90%)

3. 結論の飛躍、破局視
緊張するかもしれないが、最後までやり抜いて恐怖に立ち向かいたい。私はパーティーでの振る舞い方をリハーサルしてきた。だから、すぐに会場を後にする必要もなければ、参加できない口実を作る必要もない。(80%)

図5-3 リチャードの思考変化記録
出典：Beck AT, Rush AJ, Shaw BF et al: Cognitive Therapy of Depression, New York, Guilford, 1979, pp164-165 を書き改めた．Guilford Press の許可を得て転載． https://www.appi.org/wright で入手できる．

5. 合理的な別の考えを作り出す

　論理的思考の育成法を患者に教える場合，CBT は「肯定的な思考 positive thinking をもたらす原動力」ではないという点を強調することが重要である．否定的思考を非現実的な肯定的思考に変えようとしても結局は失敗に終わることが多い．特に患者が実生活での喪失やトラウマに苦しんでいる場合や不利な結果につながる可能性が高い問題に直面しているような場合には，この傾向が強い．患者が業績不振のため失業していたり，大切な人間関係の破綻を経験していたり，重大な身体疾患に立ち向かおうとしたりしているような場合が考えられる．このような場合，問題のうわべだけを取り繕ったり，可能性として考えられる本人の欠点をないがしろにしたり，真のリスクを過小評価しようとしたりするのは現実に則していない．治療者はそのようなことをせずに，患者が最も合理的であると思われる手法でその状況を概観し，次に適応的な対処法を考え出すことができるような支援に努めるべきである．

　患者に論理的思考の仕方を指導する場合には，こうしたほかの選択肢を検討してみるとよい．

1. **新たな視点を発見する**．多くの場合，うつ病やほかの精神疾患は，自分自身を非難したり，不安を引き起こす認知の思考の幅を狭めたり，より適応的で合理的な別の思考を遮断する．この傾向を乗り越えるよう患者を手助けするには，違う視点から自分自身を見るようイメージしてもらう．結論を急がず，すべての根拠を調査する科学者や探偵のように考えてみてもよい．ほかの方略としては，信用できる友人や家族の立場に立ってみることを提案する．何と言ってくれるだろうか？　さらに，同じような状況に置かれた人にアドバイスすることをイメージするように言ってみる．これはスダック医師がブライアンの治療で効果的に使用した方法である（Video 9 参照）．または，支持的で効果的なコーチを視覚化するかもしれない．そのコーチは，ポジティブで的確な，自動思考に代わる考えを見つける手助けをすることで個人的な強みを築き上げてくれる．これらの関連するそれぞれの方略は，患者に現在の思考の枠組みを脱して，より合理的，適応

的および建設的になる可能性のあるほかの視点を検討するよう促している．

2．**ブレインストーミングをする**．ブレインストーミングの技法を説明する．芸術家や作家，有能なビジネスパーソンや創造性のある人たちは，想像力を自由に発揮して多様な可能性を生み出そうとすることが多いという点に触れる．第1段階は，実用的かどうか，目的にかなっているかどうかなどは気にせずに，できるだけ多くのアイディアを書き出すことである．次に，患者がそれぞれの可能性を分類し，どれが論理的な別の考えになりうるかを判断する．ブレインストーミングは，患者の極端に狭くなった視野を広げ，そうでもしなければ認識されることのなかったほかの選択肢に目を向けさせるのに役立つ．

3．**現在の時間の枠組みから出てみる**．抑うつ状態や不安な状態になる前に自分をどう見ていたか，症状が解消された場合どのように自分自身を見るだろうかということに患者が意識を向ける手助けをする．もし患者が大きな成功体験やポジティブな感情の源泉（例：学校の卒業，恋人との良好な関係，子どもをもつこと，賞の受賞，新しい仕事に雇われたこと）があったことを思い出すことができれば，現在の問題のなかで忘れてしまっている適応的な思考を思い出すことができるかもしれない．「過去の自分は，抑うつ的な自分が無視している別のとらえ方をするだろうか？」「過去の自分はどんなアドバイスをくれるだろうか？」「もし，あなたがもう落ち込んでいないとしたらこの状況をどうみるだろうか？」などの質問をする．

4．**他者の意見をきく**．抑うつや不安，そのほかの症状を伴う人は内向的になりがちであり，ほかの人からのフィードバックや提案を生かすことなく結論を導き出すことが多い．ほかの人に意見を求めることにはリスクが伴うが，信頼できる友人，家族もしくは同僚との賢明な議論は，狭まった視野を広げるよう患者を助ける．生産的な話し合いを進めるためには，患者に，リスクを低下させ成功の可能性を高めてくれるような他者と一緒に，自分の考え方を見直す方法を指導することができる．「あなたに真実を伝えてくれて，なおかつ支援してくれることについて，あなたはこの人をどのくらい信頼できますか？」や「この人にフィードバックを求める場合，どのようなリスクがあると思いますか？」「残念な反応だったとき，ど

第 5 章　自動思考に取り組む

ように対処できるでしょうか？」などの質問をするとよい．また，予測されるシナリオを事前にロールプレイすることによって，患者が有効な質問をできるように準備をさせることもできる．患者の利益を保護しながら真実を知ることができるような質問の組み立て方を患者に教える．

　合理的な別の考えを作り出すための方法を示しているビデオは 2 つある．最初の Video 9 では，スダック医師がブライアンが合理的な別の考えを作り出すスキルを獲得するのを援助している．2 人は，繰り返し起こり，特に問題となるブライアンの自動思考「私は決してまわりに溶け込めない」に取り組んでいる．スダック医師はブライアンに自動思考における認知の誤りを同定するよう尋ねるところから始める．そしてブライアンが白黒思考と過度な一般化をしていたことに気づいた後，スダック医師は合理的な別の考えを作り出してみるよう提案する．ブライアンがはじめに状況を見直す試み（「私は適応できるかもしれない」）をしたことに，スダック医師は肯定的なフィードバックをする．しかし，この修正が本質的な変化につながるほどブライアンを「強化」する可能性は低いと考えた．そこで，スダック医師は「溶け込む」という状況を，新しい町に引っ越したという同じような困難を抱えた友人の視点を通してみるよう伝える．この Video 9 を見ることで，この方略が自動思考に代わる現実的な考えを作り出すブライアンの潜在能力をいかに解放させたかが分かるだろう．

Video 9
合理的な考えを生み出す
スダック医師とブライアン（8：48）

　2 つ目の Video 10 はブラウン医師とエリックが合理的な考えを見つける場面である．Video10 では，エリックがホームワークで記入してきた TCR（はじめの 3 コラムである出来事，自動思考，および情動）をブラウン医師に見せる．エリックは調理者の採用面接に行くかどうか考えながら，ヌードル店の前に停めた車の中に座っている．TCR の自動思考のなかから，エリックは「試す価値はない」をこのセッションの標的に選んだ．Video 10 を見ながら，ブラウ

ン医師が自動思考に対する別の考えを見つけるようエリックを動かし手助けする手法を見つけてみよう．ブラウン医師が巧妙な質問を駆使して，自責的な認知に対する反証を作り出すことはできないというエリックの心の壁を乗り越えていっている方法に注目してみよう．スダック医師とブライアンのときよりも，ブラウン医師はエリックの合理的な考えを作り出すのに苦労している．しかし，ブラウン医師の粘り強さと忍耐力は，エリックの非適応的な自動思考に代わる特定の考えを明確にするうえで報われる可能性が高い．

Video 10

合理的な考えを見つけ出す難しさ

ブラウン医師とエリック（10：41）

 Learning Exercise 5-4.

合理的な別の考えを作り出す

1. 同僚とロールプレイエクササイズを行い，ソクラテス的質問法の利用，根拠の検証，そして合理的な別の考えの作成を練習する．創造力を発揮し，「患者の」心を開くことができるような方法を考えるようにする．

2. 次に，あなたが担当している患者の1人と合理的な別の考えを作り出すように取り組む．望ましいソクラテス的質問法をすることに集中する．科学者か探偵のように考えるように患者に勧めて，別の視点から状況をみる方法を探すように促す．もしくは，ブレインストーミングの技法を患者に指導する．患者が，極端に狭くなった視野を広げるための手法を習得できるようにする．

3. できれば，この面接の様子を動画か音声として記録し，スーパーバイザーとともに見直すとよい．CBTを用いて合理的な別の考えを作り出せるエキスパートになるための最善策の1つは，実際に取り組んでいる自分自身をみて，自分の面接形式に対してフィードバックをもらい，有効なソクラテス的質問法の行い方に関する提案に耳を傾けることである．

6. 脱破局視

　抑うつや不安を伴っている人は将来について破局的な予測をすることがとても多い．こうした予測はこの種の障害で観察される認知の歪みの影響を受けている場合も多いが，なかにはそうした恐怖が適切な反応である場合もある．このような場合には，必ずしも脱破局視を促す手法によって破局的恐怖をなくすように試みるとは限らない．むしろ，その恐怖場面が現実に起こるような場合，治療者は恐怖場面に対処する患者の取り組みを支援するのがよいであろう．

◆◆症例◆◆

　　52歳のうつ病の男性テリーは2度目の結婚生活を送っていたが，妻が彼を置いて出て行ってしまうのではないかという強い不安を口にした．夫婦関係が揺らいでいるように思えたので，治療者は**最悪の事態を想定したシナリオを用いる**という技法を用いることによって，テリーが脱破局視でき，その状況にうまく対処できるように支援することにした．

テリー：妻は僕に対して我慢の限界に達しているんだと思います．また出て行かれたりしたら，僕は生きていけません．
治療者：あなたがとても心配で動揺していることがこちらにも伝わってきます．あなた方夫婦が今後も一緒にいられる確率はどのくらいだと思いますか？
テリー：五分五分といったところでしょうか．
治療者：あなたは夫婦関係が破綻する確率を高く予測していますので，奥さんが離婚を申し出た場合にどのようなことが起こるかについて，前もって考えておくと役に立つかもしれません．どのような最悪の結果が頭に浮かびますか？
テリー：僕は破滅してしまうかもしれません…2回も結婚に失敗した人間に未来などありません．妻が僕のすべてなんです．
治療者：あなたの結婚生活が離婚によって終止符を打たれるのは大変つらいでしょうが，どうしたらうまく乗り越えられるかという点に目を向けましょう．まず，あなたの予測が正しいかどうかを確かめることから始めるのがよいでしょう．あなたは破滅してしまうかもしれないと言いました．その根拠を検証して，それが本当かどうかを確かめませんか？
テリー：完全に破滅してしまうわけではないでしょうけど．

治療者：あなたやあなたの生活のどのような部分が破滅を免れるでしょうか？
テリー：子どもたちは変わらず僕のことを愛してくれるでしょう．僕の兄弟姉妹も僕を見捨てたりしないと思います．実際，そのうちの何人かは，僕が結婚生活に終止符を打つほうがよいと考えているんです．
治療者：あなたの生活で，その後も支障が生じないと思われる部分はほかにありますか？
テリー：仕事ですね．あまりにも気持ちが落ち込んで仕事ができないという状態にならない限り，支障はないでしょう．友人とのテニスも続けられます．ご存知の通り，テニスは僕にとって大きなはけ口なんです．

　治療者はさらに質問を続け，テリーが完全主義的で破局的な思考を修正できるように手助けした．このやり取りを終えるまでに，テリーは現実のものとなるかもしれない離婚に対する自分の反応について，それまでとは違った見方ができるようになった．

治療者：先へ進む前に，あなたが離婚に直面しなければならなくなった場合にどう対処したらよいか，分かったことをまとめていただけますか？
テリー：離婚は大きな打撃になるでしょうから，僕は離婚したくありません．でも，自分が失うものばかり考えたりせずに，自分がもっているものすべてに目を向けるようにします．僕はまだ健康だし，ほかにも家族がいます．仕事にも恵まれているし，親友も何人かいます．妻は僕の生活で大きな部分を占めていますが，彼女がすべてというわけではありません．人生はまだまだ続くのです．おそらく兄が言うように，長い目で見ればもっと幸せになれるのかもしれません．

　次に治療者は，実際に離婚した場合に利用できるコーピングプランに取り組んだらどうかと提案した．（詳細については，本章でのちほど説明する「コーピングカード」の項を参照）

　脱破局視は，不安症をもつ人に役立つ技法でもある．例えば，社交恐怖をもつ患者は，自分が不安で仕方がないことや社交的才能がないことが露呈するのではないかといった恐怖や，このことが発覚したらつらすぎて耐えられないという恐怖を抱くことがよくある．次に挙げたような質問をしてみれば，社交恐怖にみられる破局的予測を軽減できることがある．「あなたがパーティに行っ

た場合に起こるかもしれない最悪の事態とは，どのようなことですか？」「話すことがないということについて，どのようなことがつらいのですか？」「最低15分間，これに耐えられますか？」「パーティでの不安の程度は，重病にかかるとか失業するといった悲惨な事柄と比較するとどうですか？」．このような質問を割り込ませれば，悲惨な結果に至るという予測や対処できないという予測は間違っているということを患者が理解するのに役立つ．

7．再帰属

　第1章「認知行動療法の基本原則」では，うつ病にみられる帰属の偏りの研究で分かったことを説明している．帰属とは，人が自分の生活上の出来事に与える意味づけのことである．記憶を新たにするために，歪んだ帰属にみられる3領域について以下に簡単にまとめる．

1. 「**内的**」対「**外的**」．うつ病をもつ人はマイナスの結果が得られると，内在化して自己非難したり自分のせいだと責任を感じたりする傾向があるのに対して，うつ病をもたない人はバランスのとれた帰属や外部への帰属がみられる．
2. 「**包括的**」と「**特異的**」．うつ病をもつ場合，特定の欠点，侮辱または問題を単発的なものととらえるのではなく，広範囲に及ぶ包括的なものとして帰属させやすい．包括的な帰属の一例として，「あの軽い追突事故で限界を超えました．事故はたいしたことはなかったけれど，もう我慢の限界だ．私の人生はすべて下り坂だ」といったようなものが挙げられる．
3. 「**固定的**」と「**可変的**」．うつ病をもつ人は固定的な帰属をしたり，改善の見込みが全くない，あるいはほとんどないと予測したりする．例えば，「私はもう決して恋愛などできないだろう」というようなものがある．一方，うつ病をもたない人は「これも時間が解決してくれるはず」と考える場合が多い．

　幅広いさまざまな手法を用いれば，患者が生活上の重要な出来事に対してより健全な帰属意識をもつことができるように支援することができる．本章で説

```
┌─────────────────────────────────────────────────────────┐
│                   自分の責任の程度                       │
│              **                              *           │
│  ─────────────────────────────────────────────────       │
│  なし                                          全部      │
│     現在，このことによって娘の人生はどれくらい荒廃しているのだろうか？│
│              **                              *           │
│  ─────────────────────────────────────────────────       │
│  なし                                          全部      │
│     今後，このことによって娘の人生はどれくらい荒廃するだろうか？ │
│              **                      *                   │
│  ─────────────────────────────────────────────────       │
│  なし                                          全部      │
└─────────────────────────────────────────────────────────┘
```

図 5-4　サンディの帰属尺度
　＊＝自分が今考える度合い
　＊＊＝その状況を健全にとらえた場合の度合い

明したソクラテス的質問法，TCR，あるいは根拠の検証などの技法を用いることもできる．とはいえ，筆者らが再帰属に着手する場合には，一般に，まず概念を簡単に説明し，次に紙面に図解することによって帰属の度合いを分かりやすく説明するようにしている（図 5-4）．その後，患者が自分の帰属スタイルを探り，なんとかして修正しようという気にさせるような質問をする．

◆●症例◆●

　54 歳の女性サンディは，既婚の娘マリールースの浮気が発覚して，そのことにどう対処するかに苦労していた．サンディは自分自身を過度に非難し，娘が自分の人生すべてを台無しにしていると思い込み，娘のマリールースの将来には大きな暗雲が立ち込めていると考えた．そこで治療者は，サンディの内在化された帰属を修正するための質問事項から話を切り出した．（図 5-4 の図式を用いてサンディの回答を記録した）

治療者：現在，お嬢さんの問題についてどの程度ご自分を責めていらっしゃいますか？
サンディ：とても責めています．80％くらいでしょうか．あの大学に行きたいなどという娘の考えに同意すべきじゃなかったんです．娘はそこでひどくのぼせあがってしまい，それ以来，あの子は変わってしまいました．ジムと結婚したいという娘の考えが間違っていたことは分かっています．私がジムに対

して感じたことを娘に伝えておくべきでした．2人に共通することは何もないんですから．

治療者：後ほど，あなたが自分自身を責めているこの事柄について，すべてを確認してみることにしましょう．でも今はまず，あなたがこの問題に対してどの程度の責任を感じているかを，グラフに印をつけて示してくださいますか？

(サンディは90％レベルあたりに印をつける)

治療者：はい，結構です．では次に，自分に課せられる責任の健全なレベルがどの程度かという点について考えてみましょう．グラフのどのあたりに印をつけたらよいと思いますか？

サンディ：自分に厳しすぎる評価だということは分かってるんです．でも，今でも力になってあげるべきだと思いますし，ある程度の責任を担うべきだと思うんです．たぶん25％くらいがちょうどよいのかもしれません．

(サンディは25％レベルあたりに印をつける)

　治療者はサンディがまだこの状況に対して責任を感じすぎていると思ったが，そのときにはこの事柄に無理に取り組もうとはしなかった．2人はほかの帰属の度合いについてグラフを作成することにし(図5-4参照)，次に帰属を望ましい方向に移行させるための方法について話し合いを始めた．

　帰属を修正するために利用できる技法の1つに，否定的な結果をもたらすと考えられる種々の寄与因子を患者にブレインストーミングしてもらうという手法がある．患者は自分の短所に着目すると極端に視野が狭くなることが多いので，異なる見方を考えつくような質問をすると効果的な場合がある．例えば，「あなたの夫の親御さんや彼の仲間など，この状況に影響を与えたと考えられるほかの人たちについてはどのようにお考えですか？」「運命や巡り合わせが果たす役割について，どのようにお考えですか？」「遺伝が関連していると思いますか？」といった質問が考えられる．こうした一連の質問を踏まえた後，円グラフを利用して，患者がその状況を多次元的にとらえられるように支援することがある．図5-5に，サンディが娘の問題に対する責任の帰属を作図した円グラフを提示する．

自動思考の修正

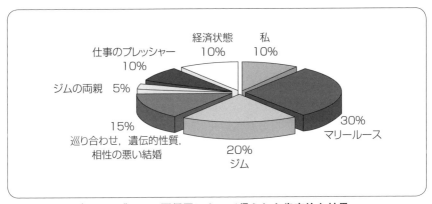

図 5-5　サンディの円グラフ：再帰属によって得られた肯定的な結果

 Learning Exercise 5-5.
脱破局視および再帰属

1. ここでも同僚に協力を求め，CBT 手法を習得するためのロールプレイエクササイズを手伝ってもらう．自動思考を修正するために脱破局視，そして再帰属の手法を利用できそうな場面を協力者にロールプレイしてもらう．
2. 次に，これらの技法を1つひとつやってみる．
3. 脱破局視の練習をする場合には，歪んだ予測を是正することに主眼をおく．ただし，予測される不都合な結果に「患者」が対処できるような態勢も整えておくようにする．
4. 次に，再帰属という介入法に対してよい反応を示しそうな自動思考を選び出す．帰属の偏りについて説明した後，（図 5-4 のような）グラフや（図 5-5 のような）円グラフを利用して，「患者」が健全な帰属を行えるように手助けする．
5. この Learning Exercise の最終ステップとして，実際の患者に対してこの2つの手法を実践し，あなたの取り組みについてスーパーバイザーと話し合う．

8．認知的リハーサル

　あなたが重要な会議や仕事に臨もうとしているとき，自分が言おうとしていることを前もって考えたことがあるだろうか？　首尾よくことが運ぶ確率を高めるために，自分の思考や行動についてリハーサルを行うだろうか？　私たちは生活のなかでこの方略を利用している．また，この方略は患者が治療で学んだレッスンを実際の状況に取り入れるうえで役立つことが分かっている．

　患者にこの技法を説明する場合には，具体例としてトップアスリートを引き合いに出すことが多い．例えば，競技場面に挑んでいるところを視覚化して，前もって競技コースに対して心の準備をするダウンヒルスキーの選手などを引き合いに出す，といった具合である．スキー選手というものは，心的イメージを活用して，さまざまな場面でどのように対応したらよいかを考える．氷のコブに乗り上げたり強風が吹き始めたりした場合に，どのように克服したらよいのだろうか？　このほかにもスキー選手は，積極的で前向きな精神状態を維持するように自分自身に言い聞かせ，不安な気持ちを落ち着かせて競技に集中するようにするだろう．

　一般に，認知的リハーサルを治療セッションに導入する場合には，患者が基礎的な取り組みをいくつか実践した後に，自動思考を修正するためのほかの手法とあわせて取り入れることが多い．最初にこういった経験をすることによって，患者が適応的な反応を潜在的にストレスフルな状況に統合する際に，「すべてをまとめる」ための態勢が整う．認知的リハーサルの行い方の1つとして，患者に以下のステップを踏んでもらうという方法がある．(1)ある状況について事前によく考える，(2)予想される自動思考と行動を同定する，(3) TCRに書き出したり，ほかのCBT的介入を実践したりすることにより，自動思考を修正する，(4)より適応的な考え方や行動の仕方を意識してリハーサルする，(5)新たな方略を実行する．

　もちろん，目標達成の見込みが高まるような手法を患者に指導することが有効な場合も多い．ソクラテス的質問法によって患者が別の選択肢を見出せるような手助けをし，ミニレッスンによる介入を利用してスキルを手ほどきし，見込みのある解決策を試験的に実施してみてもよい．しかし，往々にして最も有

効な方法は，新しいプランを現実場面 *in vivo* で試す前に治療セッションでリハーサルを実施することである．ライト医師はこの手法を用いて，ケイトが彼女の新しいオフィスに同僚と運転で向かうことに対して心の準備を整えることができるように支援している．

> **Video 11**
> **認知的リハーサル**
> ライト医師とケイト（9：40）

9．コーピングカード

　コーピングカードは生産的な手法であり，患者が治療セッションで学んだ重要な CBT 的介入を実践するのに役立つ．インデックスカード（7.5 × 12.5 cm）かそれよりも小型のカード（名刺サイズ）を利用して，患者が自分自身に指示したい内容を書き出し，重大な問題や状況にうまく対処できるように使用する．もしくは，スマートフォンやほかの機器を対処方略の記録に使用することができる．これが最も有効に活用されるのは，コーピングカードが具体的な状況や問題を取り扱っており，対処方略が簡潔かつ具体的に，プランの基本原則を踏まえて箇条書きされているような場合である．**表 5-5** に，患者が効果的なコーピングカードを作成するのに役立つヒントをいくつか提示する．

　Video 11 では，ライト医師の支援によって，ケイトが認知的リハーサルエクササイズで獲得したアイディアをコーピングカードに記録している．ケイトはこのような適応的な認知をコーピングカードに書き出しており，車で同僚と新しいオフィスを見に行くために大きな橋を渡る前に頻繁に見直すことができるように，このカードを常にハンドバッグに入れておくことにした（**図 5-6**）．

　もう 1 つ，マックスという男性の治療で作成されたコーピングカードを紹介する．マックスは双極性障害患者で，恋人との関係で生じた激しい怒りについて語っていた（**図 5-7**）．さまざまな章で説明した行動的手法に関するほかの介入法を後から追加して，怒りに対してより効果的に取り組めるように支援してもよいと考えられるが，マックスは幸先のよいスタートを切ったといえる．

第5章 自動思考に取り組む

表5-5 コーピングカード作成のためのヒント

1. 患者にとって重要な場面を選ぶ
2. コーピングカードの作成を目標とする治療的介入を計画立案する
3. 患者にコーピングカードによる方略を実践する準備ができているかをアセスメントする．時期尚早に無理な取り組みを行ってはいけない．扱いやすい作業から始める．手に負えないほどの問題や課題に取り組むのは，患者がこういった難題に対処できる準備が整うまで先送りする
4. 当該場面や問題を処理するために講じる手段を具体的に規定する
5. 指示内容を本質まで突き詰めて考える．指示内容は印象的なものにしたほうが記憶に残りやすい傾向がある
6. 実用的なものにする．うまくいく見込みの高い方略を提案する
7. 実際の状況でコーピングカードを頻繁に利用するよう勧める

状況：同僚と車で新しいオフィスに行くために大きな橋を渡る．

対処方略：

・私は父とは違う．父は喫煙者で，糖尿病だった．
・循環器専門医は私が心臓発作を起こす確率は0％だと言っていた．
・困難でも達成できる．
・自分を助けるいくつかのスキルを練習することができる．

図5-6　ケイトのコーピングカード

状況：恋人が遅刻してきたり，僕のことなど気にしていないと思わせるようなことをしたりする．

対処方略：

・自分の極端な考え方を突き止め，特に絶対にないとか必ずのような，完全主義的な言葉を使用する場面を見きわめる．
・その状況から距離をおいて物事を考えるようにし，怒鳴ったり叫んだりする前に自分の思考をチェックする．
・恋人との関係におけるプラスの側面を考える．例えば，彼女は僕を愛していると思う，など．
・彼女とは4年間一緒にやってきたし，彼女との関係がうまくいくようにしたい．
・激しい怒りがこみ上げてきたら「小休止」を入れる．休憩を挟んで気持ちを落ち着けたいと彼女に伝える．短時間の散歩をしたり，別の部屋に行ったりする．

図5-7　マックスのコーピングカード

Learning Exercise 5-6.
認知的リハーサルとコーピングカード

1. 自分自身の生活を振り返り，より効果的な結果や確実な成果を得るために事前リハーサルが役立つような場面を特定する．今度はその状況を思い浮かべ，予測される自動思考，情動，合理的反応および適応的な行動を同定する．次に，思いつく限り最も適応的な思考や行動の練習をする．
2. 認知的リハーサルエクササイズの取り組みをコーピングカードに簡潔に書き出す．**表 5-5** に挙げたコーピングカード作成のためのヒントに従う．その状況に対処するための最善策を授けてくれるような事柄を，具体的に箇条書きにする．
3. あなたが担当している患者の少なくとも 1 人に対して，認知的リハーサルを実践する．患者が事前によく考えておけばうまく対処できるはずだと思われる場面を選ぶ．また，症状の増悪や再発のリスクを軽減できるようなリハーサルの機会を取り入れるようにする．具体例として，仕事への復帰，身内の健康状態について悪い知らせを受けた場合，影響力のある他者から非難された場合などが挙げられる．
4. 患者とともに，少なくとも 3 枚のコーピングカードを作成する．患者にカードを利用するように促し，ホームワークとして対処方略を実践してもらう．

まとめ

　CBT では自動思考の同定と修正に焦点を当てる．その理由は，こういった認知が情動と行動に対して強い影響力をもつためである．自動思考を取り扱う早期段階で，治療者はこうして内々に放置されがちな認知の流れについて患者を教育し，患者が自己内対話できるように支援する．誘導による発見は自動思考を明らかにするために用いられる最も重要な手法であるが，ほかにも多くの技法を利用することができる．気分の変化を認識させることは，感情に対する

自動思考の影響力を患者に伝えるのに最も有力な手法である．このほかにも自動思考を引き出す有効な手法として，思考記録，心的イメージ，ロールプレイ，チェックリストの利用などが挙げられる．

　患者が自動思考を同定できるようになれば，治療の取り組みを，こうした認知を修正するための介入へと移していく．効果的なソクラテス的質問法は修正過程に必要不可欠なものである．CBT では TCR も幅広く利用されており，患者がより論理的かつ適応的な思考スタイルを育成するのに役立っている．治療者は，ほかにも根拠の検証，脱破局視，再帰属，認知的リハーサル，コーピングカードといった多くの有効な手法を選んで自動思考を修正することができる．CBT が初期から後期に移行するにつれて，患者は自動思考を修正するためのスキルを独力で利用できるようになるため，症状が軽減され，生活ストレスにうまく対処できるようになり，再発の可能性が低下していく．

文献

Beck AT: Cognitive therapy and research: a 25-year retrospective. Paper presented at the World Congress of Cognitive Therapy, Oxford, UK, June 28-July 2, 1989

Beck AT, Rush AJ, Shaw BF, et al: Cognitive Therapy of Depression. New York, Guilford, 1979

Burns DD: Feeling Good: The New Mood Therapy, Revised. New York, Harper-Collins, 2008

Greenberger D, Padesky CA: Mind Over Mood: Change How You Feel by Changing the Way You Think, 2nd Edition. New York, Guilford, 2015

Hollon SD, Kendall PC: Cognitive self-statements in depression: development of an automatic thoughts questionnaire. Cognit Ther Res 4: 383-395, 1980

Wright JH, McCray LW: Breaking Free From Depression: Pathways to Wellness. New York, Guilford, 2011

Wright JH, Salmon P: Learning and memory in depression, in Depression: New Directions in Research, Theory, and Practice. Edited by McCann D, Endler NS. Toronto, ON, Wall & Thompson, 1990, pp 211-236

Wright JH, Wright AS, Beck AT: Good Days Ahead. Moraga, CA, Empower Interactive, 2016

行動的手法 I
気分の改善，活力増加，課題遂行および問題解決

6

　活力の低下，活動への興味や楽しむ力の低下，および課題遂行や問題解決の困難さといった症状は，うつ病患者によくみられる症状である．楽しめる可能性のある事柄，もしくはやりがいのある活動に従事しないことは症状悪化につながることが多い．楽しめる，または生産的な活動へのかかわりが減少することは，さらなる興味や楽しみの欠如，気分の低下（悲しみと絶望感），無力感の増加，もしくは自己評価の低下につながり，結果として悪循環が生じる可能性がある．この反応が，今度は楽しみもしくはやりがいのある活動からさらに離れることにつながり，結果としてうつ症状を悪化させることになる．やがて，負のスパイラルが継続的に起こり，患者は何かを楽しむこと，課題をやり遂げること，もしくは問題を解決することができないと考えるようになる．最も重篤なうつ病の患者は，絶望的な無力状態に陥り，状況を変えるための努力をすべて放棄してしまっていることもある．

　うつ病およびそのほかの精神障害を治療するための認知行動手法には，活動レベルと活力の低下，快感消失の悪化，および課題遂行能力の低下といった傾向の転換に照準を当てた特異的介入法が含まれている．本章では，こうした種類の問題を抱える人々を手助けする際に最も有用な行動的介入法をいくつか取り上げ，具体例を挙げて説明する．ここで説明する技法はうつ病治療に使用されることが最も多いが，不安症，摂食障害，パーソナリティ障害といったそのほかの障害に対する認知行動療法（CBT）にも効果的に適用することができる（第10章「重度，慢性または複合的な障害を治療する」を参照）．

第6章　行動的手法 I

　行動的手法を実施する際に重要なことは，楽しみもしくはやりがいのある活動に従事することは，気分の改善と達成感に結びついているという原則を常に心に留めておくことである．同様に，否定的な自動思考やスキーマの修正は適応的な行動の促進に役立つ可能性がある．そのため，治療目標の達成に向けた総合的方略として，行動的手法と認知的手法を併用する．本章の事例では，行動的介入法と認知的介入法とがどのように相乗効果を生み出すか，またこれらの技法を治療者が臨床実践の場でどのように組み合わせていくかを説明する．

　行動活性化 behavioral activation という用語は患者に再び活力を与え，ポジティブな変化を促すためのいかなる手段を表現する場合にも用いることができる．これらの手法は単純な1つ，もしくは2つのステップの**行動的アクションプラン** behavioral action plans から，**活動スケジュール作成** activity scheduling, ステップの多い**段階的課題設定法** graded-task procedures まで幅広い．

行動的アクションプラン

　実用的で，実施可能な**行動的アクションプラン**は，患者をポジティブな変化の過程に従事させ，そして希望の感覚を取り戻させてくれる．治療者は気分がよくなりそうな具体的な活動を1つもしくは2つ選ぶよう患者に促し，そしてこの活動を実行するための現実的な計画を立てる手助けをする．多くの場合，行動活性化はより細かな認知行動分析もしくはより複雑な介入（例：活動スケジュール，認知再構成）が行われる前の最初の数セッションで用いられる．しかしながら，この技法は治療のほかの段階，つまり単純で焦点化された行動的アクションプランが非常に有益だと考えられる場合にも適用できることが判明した．次頁に示す行動活性化の事例は，この方法を用いることによって，治療のきわめて早い時期にどのように患者を生産的活動への参加へと結びつけることができるかを具体的に示している．

行動的アクションプラン

> 1. 食料品店に行き，1週間分の健康的な食料を買う．
> 2. 食料品店に行きやすい具体的な時間——日曜日の朝10時に行く予定を立てる．
> 3. 帰宅時，お気に入りのパン屋で立ち止まり，自分にご褒美を与える．

図 6-1　メレディスの行動的アクションプラン

◆◆症例◆◆

　メレディスは妊娠6か月の30歳の女性で，うつ病を体験している．症状は妊娠2か月から出現し始め，その程度は中等度である．彼女の最初で唯一の抑うつエピソードはコミュニティカレッジ在学中に現れた．当時はセルトラリンを内服し，支持的カウンセリングを受けた．服薬は効果があったようだが，今は妊娠中なので内服を避けたいと考えている．

　彼女は高級レストランで給仕の仕事をしており，できる限り長く働き続けることを希望している．彼女は情報テクノロジーの学位をとったが，その領域で職を見つけることはできなかった．彼女は現在1人で住んでいて，家族は近くに住んでいる．同じくうつ病を患う母親からは十分な援助を受けていないが，既婚で2人の子どもがいる彼女の兄は非常に協力的である．ほかにも2人の親しい友人がいて，1人は子どもの頃からの友人で，もう1人は職場での友人である．妊娠は予定外のものだったが，彼女はいつも家族がほしいと思っていた．赤ん坊についてはポジティブな感情をもっているものの，自分がよい母親になると思えずよく自己批判的になっている．また，「ジャンクフード」を食べ，健康的な食事を心がけないことでも自分自身を責めてしまう．メレディスは，子どものために子どもの父親とは友人関係を維持したいが，恋愛関係に戻りたくはなかった．

　メレディスは前述のものを除いて，精神科治療歴はないと報告した．希死念慮や自殺行為もない．身体的な疾患もなく，多少の背中の痛み，胸やけ，および気力の低下がある以外は妊娠経過も順調である．

　Video 12 では，メレディスと精神科研修医のウィッチマン医師は，メレディスが再び活動的になるためのいくつかの方法に焦点を当てている．2回目のセッションの終盤に，2人は効果が期待できそうな行動的アクションプランを作り出す（図6-1）．次に示したやり取りの一部はウィッチマン医師がどのようにこの介入を行ったかを具体的に示している．今この Video 12 を見ることで，成功する可能性の高い具体的なプランを立てる方法を知ることができるだろう．

Video 12
行動的アクションプラン
ウィッチマン医師とメレディス（3：43）

ウィッチマン医師：気分を軽くするために，今週何か1つのことをするならば，それは何になると思いますか？

メレディス：何か体によいものを食べると思います．

ウィッチマン医師：体によいものを食べるということは，あなたにとって何を意味するのか教えていただけますか？

メレディス：私は完全にファストフードをやめたいのです．もっとバランスのよい食事を食べたいです．ただ体によいものを食べたいのです．

ウィッチマン医師：それはどれも非常に重要なことですね….ただ，もしかすると，今言われたことを全部1度に取り組むのは少し大変かもしれません．それを目指しながらも，もう少し小さくて，より具体的な目標で取り組めそうなことはありそうですか？

メレディス：少なくとも食料品店に行かなくてはいけません．

ウィッチマン医師：OK．それは最近やっていないことなのですか？

メレディス：はい，最近は全く．職場で食べ物をもらってくるか，帰宅途中にファストフード店に行くぐらいしかしていません．

ウィッチマン医師：食料品店に行くことはより実行しやすそうで，体によいものを食べると一括りにするよりも取り組みやすそうですね．何か食料品店に行くことを妨げるようなハードルや障害はありますか？

メレディスは中等度のうつ病を体験しており，ウェルビーイングや喜びを感じられる活動に従事するのが難しかったので，ウィッチマン医師は難しすぎたり，達成が難しそうに思える行動的アクションプランを注意深く避けた．このケースでは，メレディスが役立つかもしれないと考えた活動を選択したが，ウィッチマン医師はより取り組みやすい行動にするように提案した．メレディスが行動的アクションプランを実行できる可能性を上げるために，ほかにもいくつかの方略が用いられた．それには，プランを実行するなかで潜在的な障害やハードルについて尋ね，その障害に対処するために問題解決をすることが含まれている．さらに，ウィッチマン医師は患者に活動を実施する具体的な日付と時間を決めるように促した．最後に，ウィッチマン医師は行動的アクション

プランを実行するための覚書として，カードにそのプランを書いた．ウィッチマン医師とメレディスはうまく協力し，行動的アクションプランを作り上げた．ウィッチマン医師が単純にこれをするようにと指示を出すのではなく，メレディスにこれまでの経験を基に思いつくことがないかを尋ねていることに注目してほしい．

　患者が治療を求めるとき，通常は変わりたいと考えて行動する．ポジティブな方向に動き出したいと思い，最初の1歩についてのガイドを探し求める．そのため，初回のセッションのなかで治療者が直ちに行動をとるように提案すると（たとえ初歩的なものだったとしても），通常患者は，治療者とともにより大きな成果を上げ，より大きな問題を解決することができるというサインだと考え，歓迎する．行動的アクションプランでは洒落た技法や複雑な技法は使わないが，患者の引きこもりや無気力のパターンから抜け出すことを援助し，前進できるということを示すことができる．このタイプの介入は治療の後半の段階，または慢性疾患の治療の維持段階においてもよい効果をもたらす可能性がある．表6-1に示した提案は，効果的な行動的アクションプランを実行するのに役立つ可能性がある．

活動スケジュール作成

　脱力感や快感消失の症状が進んで極度の消耗状態に陥り，喜びを感じたり何かを楽しんだりすることがほとんど，または全くできないと患者が固く信じている場合に，活動スケジュールの作成が有効な可能性がある．この系統立った行動的手法は，CBTで，患者を再び活動的にし，人生への興味を高める方法を見つけ出す手助けをする際によく用いられる．活動スケジュール作成は中等〜重度うつ病の患者に対して最もよく使用されるが，そのほかの障害でも，毎日の時間の割り振りや生産的活動への参加に支障をきたしている患者の治療に役立つ場合がある．活動スケジュール作成は活動アセスメントおよび達成感masteryと喜びを感じる活動を増やすことを標的としている．これらの手法を下記のジュリアナの事例で触れ，その後さらに詳細に説明する．

表6-1　行動的アクションプランを使用する際のヒント

1. 行動活性化を試みる前に，協働作業的治療関係を育む
　先を急ぎすぎないことが大切である．患者と治療者の間に十分な協力関係がなければ，行動的アクションプランの実施を試みても失敗に終わる可能性がある．患者が課題を実行する動機の一部は治療者とともに治療を進めていきたいと思うからであり，また変更を実施する根拠を理解できているからである

2. 決断は患者に任せる
　患者を手助けし，よい効果をもたらす可能性のある行動へと導くことはするが，可能な限り患者自身に行動的アクションプランを作る提案をしてもらい，次に患者にプランを実現するためのいくつかの選択肢を提供する

3. 変わることに対して患者の心の準備がどの程度できているかを判断する
　行動的アクションプランを提案する前に，その実施に対する患者の意欲と受け入れ準備がどの程度かを判断する．患者が現在行動を変えることに関心がない場合，もしくは変化への準備がまだできていない場合は介入実施を延期する．これに対し，患者が前向きな行動を起こすことに抵抗がなければ，その意欲を生かすようにする

4. 行動活性化に向けて下地を作る
　課題実行に向け，ソクラテス的質問法もしくは認知行動療法のほかの介入法を用いて変化への下地を作る．行動を起こすことの利点を患者に分かってもらえるような質問や，行動を変えていくことに対する意欲を引き立てるような質問を試みる．よい質問の一例に「この変更を実行したら，どのような気分になると思いますか？」というものがある．この質問に対する答えが肯定的で，その変更実施が効果的である可能性が十分にあれば，患者がその変更をやり遂げる可能性はより高くなる

5. 扱いやすい課題をデザインする
　患者の活力レベルおよび変更能力に見合った行動活性化エクササイズを選択する．行動の詳細を確認し，患者にとって十分やりがいがある一方，負担が大きすぎることのないようにする．必要であれば計画がうまくいくようにする方法を手短に指導する

6. アクションプランの実行をファシリテートする
　患者に活動を実行する具体的な日付と時間を決めるよう伝える．活動を実行するときの障害を特定し，対応する．もし何か見つかれば，それらの障害に取り組むよう患者を援助する．課題を忘れないように，必ず書き留めておく

◆◆症例◆◆

　ジュリアナは重度のうつ病を体験しており，活動スケジュール作成の手法が効果的である可能性の高い患者であった．ジュリアナは22歳のプエルトリコ系の独身女性で，CBTによる治療開始の1年前に弟を自動車事故で亡くすという経験をしていた．弟の死後，ジュリアナは大学を休学し，両親を慰め励ますために家へ戻った．しかしジュリアナ本人の悲しみも強く根深いものであり，次の学期になっても大学へ戻ることができなかった．両親はジュリアナの悲しみを理解し，大学に戻ったり仕事を見つけたりするように強制しなかった．また友人たちは，弟の死後何か月もの間ジュリアナを支えようと努めてきたが，ジュリアナが夕食の誘いを断り続け，電話をしても折り返しの電話がないようになると，だんだんとジュリアナから遠ざかるようになった．

　ジュリアナは家族に守られていて，経済的にも働く必要性は特になかったため，何かするよう要求されることもなかった．1年も経つと，両親はジュリアナが弟を失ったことによる悲しみをだいぶ克服できたと考えるようになった．しかしジュリアナの行動は明らかに変わってしまっていた．ジュリアナは以前と比べて深刻な様子で明るさがなく，1人でいることを好み，以前よりずっと内向的な傾向がみられるようになっていた．それでもジュリアナは外見上よくなっていたため，両親は自分たちが仕事へ行くときや遠出する際にジュリアナを1人で家に置いていくことに特に不安は感じていなかった．ところがある夕方，仕事から早く帰った母親が，クローゼットのなかで首を吊ろうとしているジュリアナを発見したのである．

　短期入院と薬物療法を開始した後，ジュリアナは認知行動療法家の外来治療を紹介されるまでに回復した．症状が深刻であることを考慮し，治療の第1歩として実施したことの1つはジュリアナの活動量を増やすことであった．それによって，ジュリアナは友人の支援を活用できるようになり，また自分の外見について肯定的にとらえ，社会的スキルを磨き，全般的に元の自分に近づいたと感じられるようになるものと考えられた．この介入計画のはじめに，まず現在の活動レベル，以前に快感を感じた経験，そして自分を取り巻く世界に対する克服感のアセスメントを行った．

1. 活動アセスメント

　うつ状態にある患者は肯定的な経験を過小評価し，否定的な知覚を強調する傾向がある．また成功よりも失敗に焦点を当てる傾向があるため，患者自身の報告は次の治療セッションまでの1日，もしくは1週間に記録した活動記録ほど正確ではない可能性がある．活動アセスメント，もしくは活動モニタリング

もまた，楽しいもしくはやりがいのある活動のパターンおよびそれに伴う気分の変化のパターンを記録するのに使えるだろう．特定の活動と気分が関連していることに気づいた患者は気分が改善し，抑うつの重症度を軽減させる活動にさらに取り組むようになる可能性が高くなることがある．図 6-2 に示した 1 週間の活動スケジュール表の記入は，ホームワークとして家で行ってもらうことが可能だが，患者が活動スケジュールの概拠を把握し，用紙の使い方を練習できるように，まずはセッション中に記入を開始すべきである．まず治療セッション当日を 1 日目とし，セッション前の各時間枠における自分の行動を患者に書き込んでもらう．その際，実際に行った活動をどんな些細で日常的なこともすべてありのままに書き込んでもらうようにする．具体例を挙げると，記入する活動には，入浴，着替え，食事，移動，電話や対面での会話，テレビの視聴，睡眠といったものがある．患者の活力が極端に低下している場合や集中力の著しい低下がある場合は，スケジュール記入を 1 日のみ，または 1 日のある一定時間のみに限定したほうがよいこともある．入院患者に活動スケジュール作成を適用する際は 1 週間ではなく 1 日の活動スケジュールを用いることが多い(Wright ら 1993)．

　1 週間または 1 日のスケジュールに記入されたさまざまな活動の影響力を判断するため，患者に各活動に対して感じた楽しさの度合いと，その活動に伴う達成感や達成の度合いの評点化を行ってもらう．この評点の尺度には 0〜5 もしくは 0〜10 のいずれかを用いる(Beck ら 1979，1995；Wright ら 2014)．0〜10 の尺度の場合，達成感の評点が 0 であれば，その活動からは達成感が全く得られていないことを表し，反対に評点が 10 であれば，その活動から大きな達成感が得られたことを示している．これら 2 つの評価尺度を使用するよう患者に教えるときは，快感／達成感が全くない特定の活動，快感／達成感が中等度の特定の活動，および快感／達成感が最大の特定の活動，について尋ねると役に立つことが多い．患者によっては，皿洗いやコーヒーを入れるなどのありふれた作業は無意味だとみなし，低い評点をつける場合がある．このような過小評価がみられた場合は日々の活動に参加する意識を認識するよう手助けする．特定の活動を評価する際によく使用されるもう 1 つの方略は，活動するたびに，または 1 日の終わりに，気分のレベルを 0〜10 の数字を用いて評価して

週間活動スケジュール

記入方法：各時間における自分の活動を記入し、各活動について自分が感じた達成感 (m) すなわち達成度と、快感 (p) すなわち楽しさの度合いを、0〜10の尺度を用いて評点化する。評点0は達成感や快感が皆無であったことを表し、評点10は達成感や快感が最高であったことを表す。

	日曜日	月曜日	火曜日	水曜日	木曜日	金曜日	土曜日
8:00 A.M.							
9:00 A.M.							
10:00 A.M.							
11:00 A.M.							
12:00 P.M.							
1:00 P.M.							
2:00 P.M.							
3:00 P.M.							
4:00 P.M.							
5:00 P.M.							
6:00 P.M.							
7:00 P.M.							
8:00 P.M.							
9:00 P.M.							

図 6-2　週間活動スケジュール表
注：より大きな表は https://www.appi.org/wright で入手できる。

もらうことである．この気分の評価は，特定の活動がいかに気分の変化に影響しているかということをより自覚しやすくする．

　一般的に，進歩とは前へと向かう小さな1歩1歩の積み重ねによって成し遂げられるものであるため，患者は小さな成果も評価し自分を褒めていくべきである．ありふれた作業であっても，達成感の評点が高くなる場合がある．例えば，うつ病のためにしばらく活動ができない状態にあった人にとって，朝食を作るということは大きな成果であり，そうした場合には8や9と評点化されることがある．図6-3(➡162，163頁)に示したジュリアナの行動モニタリング例では，電話をすることを何か月も避けてきたジュリアナにとって，かかってきた電話に折り返し電話することは大きな成果であることから，数本の電話をかけられたことに対して，ジュリアナは達成感の評点として0〜10の尺度で8をつけている．以前であれば，ジュリアナにとって折り返し電話をかけることなど簡単なことであり，達成感はおそらく4程度だったであろう．

　うつ病の症状が中等〜重度の場合，快感の評点は以下の2つの理由から低くなると予測される．(1)多くの人が快感を感じるような活動を普段ほとんど行っていない，(2)喜びや楽しさを感じる能力が鈍化していることが多い．通常であれば笑いや笑顔を誘う出来事についても，その刺激のおもしろさを論理的にしか理解できない場合は，その出来事に対する快感度の評点は低くなる可能性が高い．その場合，うつ病が改善するまでは，快感を感じるためにより現実的な期待をもつようにすることが役に立つ可能性がある．そして患者に対しては，さまざまな出来事に対して失望感を抱いて0と評点化する代わりに，少しでも楽しみもしくはポジティブな感情を感じたのであれば，1〜3の低い点でもよいので評点をつけるように勧めていく必要がある．

　　活動スケジュール実施中に，両親との夕食に対してジュリアナがつけた快感の評点はわずか1であった．その夕食のどのような部分を楽しむことができたのかを尋ねたところ，ジュリアナは母親とともにいることに対する安心感，バターを添えたマッシュポテト，そして子どもの頃から大好物だったデザートのバナナプディングを挙げた．そこで，なぜ独立した3つの楽しいことに対する快感の評点がわずか1となってしまったのかを尋ねたところ，ジュリアナはその評点を見直し，4へと変更した．ジュリアナは家族皆で食事をとる際に弟が不在であること

表6-2 活動モニタリング

- あなたが目立って快感を感じている時間はありますか？
- どのような種類の活動が患者に快感をもたらしていると思われますか？
- それら快感を伴う活動は，別の日に再度行うことは可能でしょうか？
- どのような活動があなたに達成感を与えていると思われますか？
- そうしたタイプの活動を，ほかの日のスケジュールにも入れることは可能でしょうか？
- 達成感または快感が低下していると思われる特定の時間帯はありますか？
- そうした時間帯における活動パターンを改善するためには何ができますか？
- 他者のかかわる活動に対する評点がほかの活動に比べて高いですか？　そうであれば，社会的接触の機会を増やすことはできませんか？
- あなたが以前行っていた活動で現在はやめてしまった，または頻度が減ってしまった活動は何ですか？　こうした活動に対する興味を再び高める機会はありませんか？
- さまざまな活動の種類（例：運動，音楽，信仰，アート，工芸，読書，ボランティア活動，料理）のうち，自分自身は見落としているが興味を引く可能性があるものはありませんか？　また週間スケジュールに新しい活動や異なる活動を加えることを検討してみませんか？

を意識せずにはいられず，弟の死を思うとジュリアナの気分はたいてい暗く沈んでしまうのだった．しかし，食事の肯定的な部分をよりよく考えてみると，全体的には自分が当初評価したよりも楽しい食事だったと感じられるようになったのである．これを基に，ジュリアナはスケジュール表に記入したそのほかいくつかの活動についても再評点を行い，快感の評点を相応の高さまで引き上げた．

　表6-2に挙げた質問文は，患者の楽しみややりがいのある活動，さらには気分を改善する活動のレベルを評点化し，改善していく際に役立つようにデザインされたものである．活動スケジュール表を患者と振り返るとき，協働的にアプローチし，表6-2にあるような質問を用いて，患者自ら楽しめる活動とやりがいのある活動の役割についての結論を導き出し，行動を変えていこうと自ら思えるようにすることが重要である．

第6章 行動的手法Ⅰ

週間活動スケジュール

記入方法：各時間における自分の活動を記入し、各活動について自分が感じた達成感(m)すなわち達成度と、快感(p)すなわち楽しさの度合いを、0〜10の尺度を用いて評点化する。
評点0は達成感や快感が皆無であったことを表し、評点10は達成感や快感が最高であったことを表す。

	日曜日	月曜日	火曜日	水曜日	木曜日	金曜日	土曜日
8:00 A.M.	起床 m-2 着替え p-0				起床 m-3 着替え p-1		
9:00 A.M.	両親と教会 m-3 p-4				犬の散歩 m-5 p-7		
10:00 A.M.		起床 m-3 着替え p-1	起床 m-3 着替え p-1	起床 m-3 着替え p-1	セラピー m-7 p-6		起床 m-2 着替え p-1
11:00 A.M.		犬の散歩 m-4 朝食 p-6	犬の散歩 m-4 p-5	犬の散歩 m-4 p-5		起床 m-3 着替え p-1	犬の散歩 m-4 朝食 p-5
12:00 P.M.	両親と昼食 m-4 p-2		昼食 m-2 p-2	昼食 m-2 p-2		犬の散歩 m-5 p-6	自分の部屋の掃除 m-6 p-3
1:00 P.M.		郵便物を 取りに行く m-3 p-1	郵便物を 取りに行く m-3 p-1	郵便物を 取りに行く m-3 p-1	郵便物を 取りに行く m-4 p-2	郵便物を 取りに行く m-4 p-3	洗濯物の手洗い m-7 p-4
2:00 P.M.	新聞を読む m-4 p-2						

時刻							
3:00 P.M.	雑誌を読む m-4 p-4						
4:00 P.M.		「オプラ」*を見る m-1 p-3	「オプラ」を見る m-1 p-3	「オプラ」を見る m-1 p-3	「オプラ」を見る m-1 p-3	夕食の買出し m-6 p-2	
5:00 P.M.						犬の散歩 m-5 p-7	犬の散歩 m-5 p-7
6:00 P.M.	犬の散歩 m-4 p-5	両親と夕食 m-2 p-4	両親と夕食 m-3 p-4	両親と夕食 m-3 p-4	両親と夕食 m-3 p-4	1人で夕食 m-5 p-3	1人で夕食を作って食べる m-5 p-4
7:00 P.M.	両親と夕食 m-2 p-4	犬の散歩 m-4 p-6	犬の散歩 m-4 p-6	犬の散歩 m-4 p-5	犬の散歩 m-5 p-7		
8:00 P.M.	母とテレビ鑑賞 m-2 p-4	電話をかける m-8 p-5			母とテレビ鑑賞 m-2 p-5	1人でテレビ鑑賞 m-2 p-2	1人でテレビ鑑賞 m-2 p-3
9:00 P.M.							

*訳注：テレビのトーク番組．

図6-3　ジュリアナの活動スケジュール

ジュリアナは完成した活動モニタリング用紙を振り返ってみて，家の外での活動に携わっているときや，友人たちと連絡をとる（電話をかけるなど）努力をしているときに，最も快感度が高くなっているというパターンに気づいた．ジュリアナは犬を散歩するときに快感の評点のなかでも高い値をつけている．反対に，1人で家にいて何もすることがないときは最も低い評点をつけている．また，生産的な活動への参加が極度に減少しているため，ジュリアナの達成感の評点は全般的にきわめて低くなっている．また達成感の評点について振り返るときに，ジュリアナは自分の人生には全く意味がないと訴えていた．ジュリアナは任されている家事も限られており，学校にも行かず，仕事もせず，多くの友人とも疎遠になっていたし，より積極的に生きられるようになるという予測もはっきりと立てられないでいた．そのため，ジュリアナは目的意識や充実感をもたらすような活動や責任を見つける必要があった．

　Video 13 では，メレディスとウィッチマン医師は第3セッションで活動モニタリングの振り返りを行った．メレディスは食料品店へ向かう計画（Video 12 参照）をやり遂げ，活動スケジュール表にこの活動とその評価を記録した．セッションのなかで活動スケジュール表を振り返ったとき，メレディスはこの活動をすることで達成感や喜びを感じたことに気づき，この活動によってこれほどまでに気分がよくなったことに驚いた．彼女は食料品店に行くのがやや難しいと感じていたが，実行後は明らかに気分が改善した．メレディスとウィッチマン医師は，楽しめる活動に取り組むほかのパターンやそのパターンがいかに気分の評価に影響するかについても振り返った．最後に，ウィッチマン医師はメレディスに，何か新たな活動に取り組むことについて考えたことがあるかを尋ねた．

Video 13
活動スケジュール作成
ウィッチマン医師とメレディス（9：41）

2．達成感および快感を高める

　患者が毎日の生活のなかで感じる達成感または快感が少ないと判断した場

合，次のセッションまでの期間に，患者が自分自身に肯定的な感情を抱くことにつながる活動を行うスケジュールを立てるよう促すことによって，現状改善に向けた手助けをすることが可能である．まずはじめに，患者に快感をもたらす活動のリストを経験を基に作成するよう求める．患者はモニタリングエクササイズで快感の評点が高かった活動を含めることを希望するかもしれない．また患者とともにブレインストーミングを行い，試す価値がありそうな新しい活動を挙げる（**表 6-2** の質問例を参照）．

　一部の患者は，活動スケジュールの振り返りや以前の経験について尋ねた後でも，楽しめる活動を特定することが難しいかもしれない．彼らには，Pleasant Event Schedule（MacPhillamy と Lewinsohn 1982；http://www.healthnetsolutions.com/dsp/PleasantEventsSchedule.pdf で入手可能）のような質問紙を用いて潜在的に楽しめる活動のリストを振り返ってみることが役立つだろう．これらの活動を特定したら，患者と治療者で協働的にどの活動を日々の習慣に組み込むかを決める．

　次に，活動モニタリングエクササイズを活用して，達成感をもたらすと考えられる活動の種類を決めるようにする．例えば，ジュリアナの活動スケジュール（**図 6-3** を参照）を見ると，自分で夕食を作った場合および自分に任されている家の仕事をやり遂げた場合に，達成感の評点が高くなっている．誘導による発見を用いて，達成感の高い現在の活動を継続すること，もしくは現在の活動を修正することで，患者の価値を高め，気分が改善する可能性があることを患者に気づくよう手助けすることができる．また，患者が目標リストを作成していた場合は，その目標の達成に向けた取り組みを活動スケジュールに追加してもよい．

　スケジュールが完成したところで，活動レベルの変更に成功する可能性がどの程度あると思っているかという予測とその活動に従事する可能性を聞き出す．患者が活動スケジュールを計画通り実行していく妨げとなりそうなハードルもしくは障害について尋ねる．それから，障害を乗り越えるための工夫について患者と話し合う．こうした情報を準備した後で，その後1週間の新しいスケジュールを課題として設定し，各出来事について達成感および快感の評点化を患者に行ってもらう．そして次回セッションでプランの見直しを行い，必要

があれば変更を加える．通常，活動スケジュール作成は治療の初期に用いられ，快感を伴う活動や達成志向型の活動を患者が自発的に始められるようになった時点で中止する．しかし，治療の後期であっても，患者に快感消失が認められる，効果的な行動プランの作成ができない，先延ばしがみられる，といった問題が持続している場合には，活動スケジュール作成を用いることもある．

3. 活動スケジュール作成を用いて問題に取り組む

◆◆症例◆◆

　チャールズは75歳の男性で，63歳のときに妻をがんで亡くしている．妻が亡くなるまでは人生はとてもうまくいっていた．2人で何度も旅行へ行き，クルージングをし，映画や演劇にも出かけた．チャールズは妻の死後，大きな悲しみを経験していたが，自分自身を奮い起こして自動車販売店の販売マネジャーの仕事に没頭した．彼はまだ深く妻の死を悲しんでいたが，重度のうつ状態になることなく，彼女の死から気持ちを切り替えることができたのだった．

　彼は40代で自動車企業のマネジャーとしての仕事を失ったときに，うつ病を体験した過去がある．そのときには，かかりつけ医を受診し，抗うつ薬を処方されてうつは改善した．その後，車のセールスマンの仕事を見つけた．彼は仕事を続けていたが，販売代理店で立っているのが辛くなったため，完全に引退する73歳まで勤務時間を短縮していた．膝と脚の関節炎は1〜2時間の勤務で強い痛みが生じるようになっていた．

　引退後に，抑うつ状態に陥り始めた．友人の多くは販売代理店で働く同僚だった．数か月の間は彼らと連絡を取り合っていたが，しだいに自分はただの「年寄り」であり，彼らにとっては足手まといだと感じ始めた．そのため，彼は以前のように販売代理店を訪れたり，仕事後に彼らと遊びに出かけたりするのをやめた．彼のエネルギーは低下し，木工細工や映画鑑賞を含む以前やりがいのあった数多くの活動を控えるようになった．月に1回，長期の連休には4時間かけて息子の家までドライブしていたが，それもやめてしまった．規則正しい食事も，バランスのよい食事も，自炊もしなくなった（彼はよく家族や友人のために料理をしていた）．チャールズは他者との社会的な交流も避けるようになった．それに参加するのは大変だと考え，招待されても断るようになった．

　チャールズは治療者のチャップマン医師からホームワークをするように言われた．それは，活動スケジュール作成を使用して1日の活動を観察し記録する

	よい点／メリット	コスト／悪い点
行動を変化させる	1. 友人との交流 2. 職場を整理整頓する 3. 家を掃除する	1. 友人は多忙かもしれない．あるいは私の電話に出ないかもしれない 2. 汚い部屋や職場を掃除したり整理したりすることに疲れてしまうだろう
行動を変化させない	1. 努力がいらない 2. 人に会って，引きこもっている理由を説明しなくてよい	1. 憂うつで孤独なままだろう 2. 何も成し遂げることはないだろう 3. 皆を無視し続ければ，私は見限られてしまうだろう

図 6-4 チャールズの意思決定バランスシート

ことだった．2人は友人と食事に出かけることや木工細工を行うことなどポジティブな活動についても話し合った．Video 14 では，チャップマン医師がチャールズの記録した1日の活動スケジュールを振り返る．活動に関する快感の評価はされているが，達成感の評価はされていなかった．チャールズが達成感を評価する難しさを尋ねられたとき，食事をとるなどの達成感を少ししか感じられない活動を評価することに「意義を見出せない」と指摘した．

全体的に，チャールズは活動量が低いまま身動きが取れなくなっていて，変化をもたらすために活動スケジュール作成を用いる価値を見出せていない．そこで，チャップマン医師は新たに活動を増やすコストやメリットと，新たな活動をしない（もしくは行動を変えない）コストとメリットを組み込んだ意思決定バランスシート（図 6-4）を導入した．彼は，誘導による発見を用いて，チャールズにこのワークシートを埋める手助けをした．

エクササイズの実施後，チャップマン医師はチャールズに行動を変化させるメリットとデメリットについての結論を尋ねた．チャールズは行動を変化させることにメリットを見出し，翌週友人に連絡すると決めた．さらに，彼はホームワークとして1日の達成感と快感の評価を含む活動スケジュールを1日分記録することにも同意した．次の Video 14 は，活動スケジュール作成を使用する際の問題を解決するのに役立つかもしれない．

Video 14
活動スケジュール作成を用いる際の問題
チャップマン医師とチャールズ（8：14）

　Troubleshooting Guide 3 には，ホームワークをやってこなかった場合に対応するためのガイドラインと提案を盛り込んである．ホームワークの取り組みに関する問題を扱うとき，治療者が批判的でないこと，患者を「約束を守らない人」と非難しないこと，およびラベルづけしないことが重要である．ホームワークについて話し合う場合は治療者が支持的で理解を示し，共感的になるほうが役に立つ．さらに，Troubleshooting Guide 3 に示されている，いくつかのもしくはすべてのガイドラインに従って協働的な問題解決アプローチをとるほうがより助けになる．

 Troubleshooting Guide 3
ホームワークの実施に伴う問題

1．患者がホームワークの理論的根拠を理解していない．
　再度，ホームワークの意義を説明する時間をとる．誤解を明らかにする．ほかの患者がいかにホームワークを利用して利益を得たかの例を挙げる．

2．患者がホームワークが役立つと思っていない．
　課題に対する患者の反応を確認する．意味があると思っていても，実施可能だと思っているだろうか？　役立つと思える課題を提案していない場合は，1歩下がって，治療計画を考え直す．さらにセッション内で前回のセッションでのホームワークを忘れずに確認する．そうしなければ，治療者がホームワークを重要だと考えていないと患者は結論づけるかもしれない．

3．ホームワークが患者にとって実現可能なものと思えない．
　重度のうつ状態で，気力が限られている患者に対して，大量の読み物，1週間を通しての活動スケジュール，もしくは多くの努力が必要なものを課題にしないよう気をつける．ホームワークを再調整し，現実的で，患者の能力やモチベーション，および状況の要因にあったものにする．

活動スケジュール作成

4．患者が課題を十分に理解していなかった，一部を忘れてしまった，もしくは活動に集中するのが困難だった．

　課題は具体的かつ明確に提示されたか？　患者は課題をノートやほかの記録に残しているか？　抑うつ状態の患者は集中や理解に問題を抱えている可能性があるため，理解についてフィードバックを求める．セッションの終わりに，家に持ち帰る主要なポイントを尋ねる．そして，患者にホームワークのために計画したステップを繰り返すよう伝える．付箋，モバイル機器によるリマインダー，もしくは日々のスケジュールのような記憶を助けてくれるものを用いて，患者がホームワークを思い出し，達成できるよう援助する．

5．ホームワークの実行可能性が評価されていない．

　もしも患者がやりそうにないことをホームワークにするのであれば，最初から達成の可能性を低くしていることになる．ホームワークを提案，または再提案する際には，患者が実際に課題を達成する可能性を評価しておく（80％？10％？）．患者が課題をやれそうにないと示しているなら，可能性を低く考える原因となっている問題を解決する，もしくは別のホームワークを考える．

6．患者がホームワーク全般もしくは特定の課題に対してネガティブな考えをもっている．

　多くの成人患者は**ホームワーク**という言葉を使うことにネガティブな反応は示さない．彼らの抱える問題に対してうまく対処できるような，実用的課題を提案されているということは理解するだろう．しかし，学齢期の患者や，学校での経験をネガティブに考えている患者の場合は，ホームワークを別の名前にすることも役に立つだろう．課題をアクションプランやセルフヘルプエクササイズと呼ぶこともできる．さらに課題の作成をするときには，患者が「やるように指示された」と考えないように，患者と協働的に行うということを強調することも忘れないでおきたい．ホームワークの立案に患者がかかわっていれば，それを遂行する可能性がより高くなる．具体的なホームワークの課題はできるだけ患者から提案してもらう．

　ホームワークに対する非適応的考えの例は，「私は学校では全くできがよくなかった…これもできない」「ホームワークは完璧にこなすか全くやらないかだ」「何もかも正しくできない…なぜ試してみなければいけないのか？」などがある．ホームワークに対するこれらの反応が明らかになったときは，思考記録，根拠の検証，もしくはほかの CBT の手法を用いて認知の修正に取り組むことが

できる．
　もう1つの役立つ方略はホームワークを達成できなかったことをノーマライズすることである．いかに人々が同様の問題を抱えているかについて話し合い，課題を完璧にこなすことを期待しているわけではないことを説明する．困難に遭遇した場合は，治療者はそれを理解し，学習の機会として患者がその経験を活用できるように手助けすることを伝えておく．

7．スケジュールの忙しさ，家族からの援助の欠如，もしくは状況的なストレス要因などの障害が，患者がホームワークをすることを繰り返し妨げる．

　障害を乗り越える方法のトラブルシューティングにもっと時間をかける必要があるかもしれない．より現実的で，達成可能な目標に焦点づけることができないだろうか？　これら障害の影響を受けにくい活動を見つけることができないだろうか？　課題をやり抜くために，友人や他者からの協力を得られるか？　こうしたことをしても役に立たなければ，セッションのなかでホームワークを行うことができることも忘れないでほしい．認知行動リハーサルを使って克服する障害に焦点を当て，課題を達成するスキルを伸ばす．

8．患者が，長期にわたって先延ばしのパターンに陥っているために，課題を達成することが難しい．

　先延ばしが慢性的な問題だとすると，治療者は，患者がより活動的で生産的になるよう手助けするために中核的なCBTの手法を適用することができる．例えば，先延ばし行動に関連する認知を引き出し，修正を試みる（例：「どうせ失敗するのになぜ挑戦するのか…難しすぎるだろうな…以前挑戦したが，うまくいかなかった…他の誰もがしっかりやっている」）．日々の活動やスケジュールを計画するといった基本的な行動を評価する．その後，患者がホームワークを達成できるように現実的な計画を作り上げる手助けをする．先延ばしする習慣を変える機会として，ホームワークを利用する．例えば，次項で議論されている「段階的課題設定」をステップバイステップで患者に教えていく．

> Learning Exercise 6-1.
> **活動スケジュール作成**
>
> 1. 自分自身の生活について，最低1日分の活動スケジュールを作成し，達成感および快感の評点を振り返る．
> 2. 同僚とのロールプレイエクササイズを通して，活動スケジュールを治療に導入する練習をする．
> 3. 臨床場面で活動スケジュールを作成する．

段階的課題設定

　段階的課題設定 graded task assignment(GTA)は，圧倒されるような，困難で手に追えない，複雑な課題をより小さく達成しやすい課題に細分化することによって，比較的実行できそうにする方法である．GTAは達成感の体験を増やすことを目的として活動スケジュール作成と並行して用いることができる．これは特に，患者が任されている雑用(例：家の手入れや庭仕事)を予定通りこなせていない場合，期限が近づいている困難な課題(例：請求書への支払いや確定申告)を先延ばしにしている場合，また患者が達成したいと考えている目標が複雑で長期間の努力を必要とするもの(例：体調を整えること，高校卒業資格の取得や大学での学位取得，離婚訴訟)である場合に有用である．課題が大きすぎる，または複雑すぎ，患者が受け取めているために行動を起こせないでいる場合には，GTAで解決できる可能性がある．

　GTAではまず，対処が必要な課題について患者がどう感じているかを聞き出す．実際にGTAに入る前に，否定的な自動思考に耳を傾け，それらの思考の妥当性を評価する．破局的思考や黒か白かという二分法的思考はGTA開始の妨げになる可能性がある．そこでまず患者に修正した思考を書き出してもらい，この認知分析を見直してから，行動的エクササイズを開始する．否定的思考が再び現れた場合を考え，この書き出した記録をいつでも見直すことができる覚書として携帯するよう患者に助言する．ロバートの治療例は，行動の実行に関連した自動思考を引き出すことが役に立つことを示している．

第6章　行動的手法Ⅰ

◆◆症例◆◆

治療者：確定申告について考えるとき，どのような思いが頭をよぎりますか？

ロバート：何も思い浮かびません．どこから手をつけたらよいのか分からないのです．

治療者：では自分が家にいて，納税申告代行サービスのテレビコマーシャルを見ているところを想像してください．そのときあなたは何を考えていますか？

ロバート：なんだか喉の奥がつまるような感覚に襲われます．チャンネルを変えてしまいたいと思います．

治療者：どのような考えからチャンネルを変えたいと思うのですか？

ロバート：確定申告をしなければならないことは分かっています．昨年申告をしなかったので，今年申告すれば国税庁(IRS)は必ず調査に乗り出すでしょう．でも，どうやって始めればよいのか見当がつかないのです．申告用紙も持っていません．誰かの手を借りることもできません．助けを求めるには，昨年申告をしなかったことを話さなければなりませんから，そんなことを話すなんて恥ずかしすぎます．今の私にはすべてが手に負えない状態なのです．

治療者：自分が確定申告をしなければならないことを思い出すと，ひどく動揺してしまうというわけですね．

ロバート：その通りです．

治療者：動揺すると確定申告に取り組もうという意欲はどうなりますか？

ロバート：手をつける気がなくなってしまって，また別の日へ先延ばしにします．

治療者：確定申告に伴うストレスにうまく対処する力が自分にあれば，この問題に取り組んでいきたいと思っていますか？

ロバート：どうにかしなければなりませんから．

治療者：もし2人で一緒に考えて，この問題に取り組みやすくする方法を見つけることができたとしたらどうですか？

ロバート：取り組みやすくなれば，なんとか対処できるのではないかと思います．でも簡単にはいかないでしょう．

治療者：私の考えている方法が役に立つと思いますよ．

　ロバートは確定申告を行うということに圧倒されてしまっている．その理由の1つはどこから手をつければよいのか分からないためである．また周囲の人に助力を求めた場合，その人たちが示す反応について，いくつもの思い込みがある．そこで治療者は，人に助けを求めることはできないというロバートの信念を修正することから始めた．その修正が完了すると，問題となっている課題を小さな部分に細分化し，それらの遂行に向けたスケジュールを作成することができるようになる．

GTAの行動的要素には，大きな課題の具体的な要素をリストアップし，それらを論理的な順序に並べていくという作業が含まれる．通常，遂行すべき1つの課題に対して，いくつもの取り組み方が存在するため，特定のアクションプランを作成する前に，いくつか考えられるアプローチの検討を行うことが有用である場合が多い．

　ロバートは，自分の確定申告を手伝ってくれる人を見つけることから始めるのが1番よいのではないかと考えた．姉のセレストは，誰かの助力を求める前に，必要な資料を揃え，適切な申告用紙を入手したほうがよいと考えていた．一方，母のブレンダは，まず昨年分の申告書を先に提出したほうがよいのか，それとも今年分の申告を始めたほうがよいのか，IRSに電話をかけて聞いてみてはどうかと提案した．これらのオプションを治療者と検討した結果，ロバートは自分がはじめに考えた通り，助力を求めることにした．ロバートはこの課題にかなり圧倒されており，自分1人で実行できるとは思えなかったからである．こうしてロバートは，課題遂行の第1段階としてセレストに助力を求めた．
　残るその後のステップは，自宅にある資料を見つけ出す，それらの資料を整理する，IRSのウェブサイトから適切な用紙をダウンロードする，申告用紙への記入を開始するためセレストと会う時間を調整する，用紙の必要事項をすべて記入する，IRSへ電話し昨年の納税について相談することなどであった．ロバートはこうした一連のステップの順序について確信がもてず，またそのほかにもすべきことがある可能性を考え，セレストにこれらの課題の順序について助言を求め，またそのほかに必要な作業がないか，セレストの考えを聞いた．

患者がその後の治療セッションで進展状況を報告したときには，治療者は患者の努力を褒めるべきである．またそうした行動を実行したことで自分自身についてどのように感じるようになったか，患者に質問する必要もある．そして行動の肯定的な変化によって，気分が改善し自己評価が向上し，今後の取り組みを前向きに考えられるようになることを再度説明し，認知行動モデルを強化する．また，次の段階に進むことに対する患者の意欲を尋ね，否定的な思考があればそれを引き出して修正する．一部の患者は，GTAの最初の数項目の設定をこなした後は十分にはずみがついて，その後の課題については治療者の助力なしに進めていけると感じられるようになる．一方で，前進し続けるために継続的な治療者のコーチングが必要な患者もいる．活力および意欲が正常なレ

ベルまで回復すれば，活動の開始に GTA を用いる必要はなくなるはずである．

　ときとして，GTA が不成功に終わる場合もある．その場合は，実行すべきステップがその患者にとって複雑すぎる，またはそのステップの実行に患者のもつレベル以上のエネルギーが必要であったということが主な理由になっている．そのような場合には，複雑な課題をさらに小さなサブステップに細分化しなければならず，サブタスクの複雑さや範囲を患者のエネルギーレベルや使用可能な時間に合わせたものにする必要がある．もう1つよくみられる GTA の失敗理由は，患者が否定的な自動思考に支配され，その思考が実行への意欲を失わせている，または実行を妨げているというものである．課題が困難な場合，それを実行する最初の試みが完全に成功したとは言いがたい場合もある．そうなると，二分法的な思考に陥りやすい患者は，自分が目標に向けて少しでも前進したことを評価せず，「部分的な成功＝失敗」と受け止める．したがって，GTA 介入法をデザインする際には，各ステップがその患者の能力で達成できる範囲内にあるように注意しなければならない．判断に迷う場合には，難しすぎるよりは簡単すぎる課題を選択したほうがよい．

　GTA の実施方法をさらに学びたいのであれば，チャップマン医師がチャールズの治療に行っている **Video 15** を視聴するとよい．多くの試みやよい介入が実施されているのにもかかわらず，チャールズは以前大きな充足感を得ていた木工細工に再び興じることができていなかった．彼は店の状況に圧倒され，以前のホームワークだった孫のおもちゃなどを作る努力も行き詰まっていた．Video 15 では，有効な GTA を組み立てるために，いかに認知的手法と行動的手法を効果的に組み合わせて使っているかを見ることができるだろう．

Video 15
段階的評価課題を展開する
チャップマン医師とチャールズ(7：48)

行動リハーサル

治療時間外で患者に実施してほしい行動プランを，まず治療セッション中にリハーサルしたり，練習したりすることもできる．リハーサルを行う目的は，(1)患者が計画の理論的根拠を理解しているかどうか評価する，(2)その活動を実行する患者の能力とモチベーションを確認する，(3)行動的スキルを練習する，(4)そのスキルに対してフィードバックを与える，(5)潜在的な障壁を特定し，それに取り組む，(6)その計画が確実にポジティブな結果を生む方法を患者に指導すること，である．

行動リハーサルはCBTではさまざまな形で応用できる．実践例を挙げると，不安を抑制するための呼吸法訓練，パニックや回避を克服するための暴露プロトコール，また強迫儀式をやめるための方略などがある（第7章「行動的手法Ⅱ 不安の抑制および回避パターンの打破」を参照）．服薬方法をきちんと守れるようになるための行動（例：処方医と効果的なコミュニケーションをとる，複雑な服薬方法を分かりやすく整理する，服薬を忘れないようにするシステムを導入する）についても，治療セッションのなかでリハーサルを行うことができる．そのほかには，行動リハーサルを活用して，問題解決エクササイズで作成した計画のロールプレイを行うこと（**Learning Exercise 6-2** を参照）や，社交不安症に対処するためのスキル（例：軽い世間話の仕方）を練習することもできる．

Learning Exercise 6-2.
課題遂行

1. やりがいのある課題，または困難な課題を標的として，同僚とロールプレイエクササイズを行う．
2. まずGTAの手法を用いて，課題遂行に向けた計画を作成する．
3. 次に行動リハーサルを用いて，計画実行に向けたスキル習得を行う，または潜在的問題を見つけ出す．
4. もう1度行動リハーサルエクササイズのロールプレイを行う．

問題解決

　問題の解決に支障をきたしている場合，その一因がパフォーマンス欠如またはスキル欠如にある場合がある．パフォーマンス欠如の人は十分な問題解決スキルをもっていても，うつ病，不安症，極度のストレス，または無力感などのために，それらのスキルを思い出して活用することが困難になっている．対照的にスキル欠如の人には，問題の本質を分析することができず，その問題を解決する妥当な方法を考え出すことができないという問題がみられる．こうしたスキル欠如の人は日々の生活のさまざまな分野で問題解決がうまくできなかったり，過去に失敗や事態の悪化につながった解決策を何度も繰り返し選択したりしていることが多い．パフォーマンス欠如の人たちについては，自分のもっているスキルを活用する妨げとなっている原因を特定し，可能な限り修正していく方法が役に立つ．しかし，スキル欠如の患者の場合は問題解決方法について基礎的な訓練が必要となることもある．

1. 問題解決に向けた対策——パフォーマンス欠如

　表6-3に，効果的な問題解決を妨害する因子として多くみられるものをいくつか挙げる．このリストには精神疾患または身体疾患の症状に伴う障壁も含まれている．具体例を挙げると，うつ病は集中力を低下させ，問題解決に必要な認知機能の働きを妨げることが多い．また問題解決を妨げるそのほかの障壁には，問題を適切に処理するために必要なリソースを患者がもっていない場合（例：金銭的，知的，または身体的制限），実際にはありえない理想的または完璧な解決法を探し求めている場合などがある．

▶ 認知障害

　集中力の持続時間の減少や集中力自体の低下によって問題に集中することができない場合，刺激コントロール法が必要になることがある．刺激コントロールでは，物理的環境を整え，目標達成の障壁となりうる刺激を制限または回避する一方，目的達成を促す可能性のある環境的要素を特定し強化する．問題が

問題解決

表 6-3　効果的な問題解決を妨げる障壁

認知障害	集中力の低下，思考速度の遅延，意思決定能力の低下
情動過多	圧倒感，不快感，不安感
認知の歪み	否定的な自動思考，認知の誤り（例：破局視，全か無かの二分法的思考，拡大解釈），無力感，自己批判
回避	先延ばし，健忘
人間関係の要因	他者からの相反する助言，批判，支援の欠如
現実的問題	時間の不足，限られたリソース，コントロールできない問題
方略的要因	完璧な解決策の模索，関連した複数の問題をカバーする1つの大きな解決策の模索

集中力にある場合，環境的な騒音や雑然さは課題を行う妨げとなり，反対に平穏と静けさは課題の遂行を促進する可能性がある．

◆◆症例◆◆

　ジョナサンはすべての請求書に対する支払いができないのではないかと心配するあまり，不眠ぎみになっていた．職場でも自分の経済状態が気にかかって仕事に集中できず，また頻繁に頭痛がするようになっていた．どの請求書をすぐに支払わなければならないか，どれはまだ支払いを延期でき，それらの支払期限はいつか，そして現在未払いの金額は合計いくらなのかをはっきりさせることで，この問題を解決する必要があった．そこでジョナサンは夕食後に食卓で請求書を整理しようと試みていたが，集中力に欠け最後までやり遂げることができないでいた．ジョナサンが請求書を整理し支払う作業に取り組もうとしているときに，まわりがどんな様子なのかを治療者が尋ねたところ，ジョナサンは騒々しいダイニングルームの様子を説明した．妻が横で食器の片づけをしていて，子どもたちがテレビでコメディ番組を見ながら笑い転げている．ジョナサンは子どもたちに静かにしてほしいと思う一方，まだ小さな子どもたちのことでもあり，子どもたちの笑い声を聞くと少し明るい気分にもなっていた．そうした様子を聞いた治療者は，ジョナサンの環境は集中して問題解決を行うのに適していないと判断した．
　ジョナサンには，外部の視覚的および聴覚的刺激のない作業場所が必要であった．また請求書の整理をするのに十分なスペース，課題をやり遂げるための道具，そして課題を遂行するのに十分な時間とエネルギーも必要であった．こうした条件を整えることは仕事のある平日には難しかった．ジョナサンの家は狭くて請求書に取り組めるような静かな場所はなく，また1日の終わりになるとジョナ

サンはいつも疲れ切っているからであった．治療者が刺激コントロールの原理について説明したところ，ジョナサンは請求書の支払い作業をするためには土曜日の早朝に時間を作る必要があるという結論に達した．そして作業時間として，子どもたちが起きる前，また妻が朝食の用意を始める前の時間を選んだ．

▶ 情動過多

過度の情動を弱める取り組みも問題解決を進めることがある．次項で説明する認知再構成の手法は妨害的な，または心的苦痛を伴う情動を低下させる目的で使用される主要な問題解決技法の1つである．また，リラクセーションエクササイズや祈り，瞑想，音楽鑑賞，運動，マッサージ，ヨガ，また一時的な精神の安定をもたらすセルフケア行動といったさまざまなアイディアを試みることもできる．セルフケア行動には，散歩をする，温かい風呂に入る，好物を食べる，庭でくつろぐなどがある．こうした行動の目的は緊張を和らげることであり，課題からの回避を助長することではない．落ち着きを取り戻してくれば，患者は問題への取り組みを開始することができるようになる．ただ再び感情が高ぶってきてしまったら，一時中断し緊張緩和を行うべきである．

▶ 認知の歪み

認知再構成の手法（第5章「自動思考に取り組む」を参照）を問題解決に用いる際に重要なのは，治療のなかで学んだことをどのように実生活に取り入れるかを患者に教えることである．治療セッションで，否定的な自動思考を認識し認知の歪みを修正する方法を学んだ後，患者はその知識を応用して自分の生活のなかで起こる問題を概念化し処理していくことになる．認知再構成の有用性がよく表れるのが，認知の誤りを見つけ修正するための方法を適用する場合である．うつ病患者は自分の抱える問題の深刻さを過大評価し，障害に対処するための自分のリソースや力を過小評価することがあり，また現状に対して過度の責任を感じ（すなわち自己関連づけ），重要性が限られている問題に対して全般的な意味を与える場合がある．こうした認知の誤りを認識し，修正することができれば，自分の直面している問題の全容をより明確にとらえることができ，問題解決の機会を作り出すことが可能となる．

▶ 回避

　本章のなかで説明したいくつかの技法（前述の「活動スケジュール作成」および「段階的課題設定」を参照）は，患者が回避を克服する支援をする際に効果的である．また第7章「行動的手法Ⅱ 不安の抑制および回避パターンの打破」では，不安症に伴う回避の問題に対処するためのそのほかの行動的手法を取り上げる．これらの行動的手法はすべて，無力感や麻痺してしまうような恐怖感を克服する，そして行動を起こす際に漸進的または段階的方法を用いる系統的な計画の作成を含んでいる．

▶ 人間関係の要因

　重要な他者に助言を求めた場合，役立つ可能性のあるさまざまな提案が提供されることもあるが，なかには矛盾するものや役に立たないもの，かえって害になるものもある．そこで治療者は，患者が受けた助言を整理するのを手助けする方法として，他者からの提案と患者自身が考えたアイディアについてそれぞれ長所と短所を分析することを勧める．そして最も利点が多く，欠点の少ない解決策を編み出す．助言を受け入れないことで助言提供者を失望させる可能性がある場合，自己評価が低く決断力のない患者にとってはそれ自体が新しい問題となってしまう可能性がある．そのため，場合によっては助言者たちと効果的にコミュニケーションをとるためのスキルのコーチが必要になる．

　問題解決における最も大きな障害として，(1)ほかの人からの支援の欠如，(2)家族，友人，そのほかの人たちからの批判および軽蔑的言動，そして(3)問題解決を故意に妨げようとする周囲の人たちの行動，がある．(3)の実例を挙げると，離婚訴訟中のある患者の配偶者が調停に応じず患者をできる限り苦しめたいと心に決めているように見受けられる場合，子どもが違法な薬物を使用しており，治療を受けさせようとする親（患者）の多大な努力にもかかわらず薬物使用をやめない場合，上司が極度に批判的でありしかも期待に応えるにはどうすればよいのか建設的な提案をしない場合，などが該当する．こうした問題のなかには解決できない，またはできるとしても簡単にはいかないものがある．そのため方略の一部として，状況が変化する可能性，その問題の処理に使用できる患者のリソース，そしてこれまでに試していない別のアイディアにつ

いて，現実的な評価を行うべきである．専門家の助言が必要になる場合もある．そのほか，本を読む，ビデオを見る，支援グループの集会に参加する，従業員援助プログラムのカウンセラーに相談する，または現状への対処法に関するアイディアを得るそのほかの手段を用いることが，患者にとって有益な場合もある．

▶ 現実的問題

　うつ病エピソードが長期にわたり，その期間機能性が低下している患者の場合，かなり深刻な現実的問題が発生していることは珍しくない．症状が重く仕事を続ける能力に影響を及ぼすほどの場合は特にそうである．家計の困窮はみるみる悪化する．健康保険の欠如によって医療的な問題が放置されることもあり，家賃や家のローンの支払いが不可能になり，住居を維持することが危うくなることもある．こうした状況にある患者の絶望的な訴えを聞くと，治療者も希望を失いそうになるかもしれない．しかし治療者の認知が患者の無力感に感化されてしまえば，問題の解決に対し客観的で創造的な姿勢を保つという治療者としての能力が失われてしまう．そのため，問題の解決に対して限られたリソースしかもたない患者と対する場合，治療者はその陰うつな状況に対する自分の否定的な自動思考を適切に処理することが重要となる．

　解決策は見つかるというある程度楽観的な姿勢を治療者側が維持することができれば，患者が辛抱強く努力していくのを手助けできる可能性は高くなる．ブレインストーミングを行い，患者が問題に対処するための方法を考え出す手助けをする．それでもアイディアが浮かんでこない場合は，うつ病でなかった頃の自分であればこの問題にどう対処したかについて，患者に問いかける．もしくは思慮深い協力的な人に相談したとしたら何と言うと思うか尋ねてみる．その際，患者が解決策を口にするそばから，これは無理だと取り下げてしまうことがないようにする．まずはアイディアをどんどん挙げていき，ブレインストーミングが完全に終了してから各案の潜在的可能性を評価していく．

　うつ状態にある人はこの苦悩のなかで自分は孤独であると感じている場合が多い．そうしたうつ病の患者たちは，助けが必要なことを知れば手を差し伸べてくれる人たちが周囲にいるということを忘れてしまっている．患者の大半は

ほかの人が同様な状況にあったとしたらその人を手助けするだろう．患者が考え出した解決策のなかに，家族や友人，宗教関係者や社会福祉機関に援助を求めることが入っていなければ，そのような援助を求めることについて考えてみるように患者を促す．恥ずかしさや自尊心が助力を求める妨げとなっていることもある．しかし，状況が深刻な場合，患者は独立独歩的な問題解決スタイルを一時的に放棄することが必要になることもある．

▶ 方略的要因

うつ状態や不安状態にあるとき，人によっては，誰の目にも明らかな解決策を単純すぎるという理由から放棄してしまうことがある．また，完璧に考え抜かれた解決策や成功確実な解決策を探そうとすることもある．なかには複数の問題を同時に解決できる魔法のような解決策を見つけ出そうとする人もいる．

◆◆症例◆◆

オリビアは失業して，再就職先を探していた．オリビアには小学校に通う子どもが2人おり，3人はオリビアの年老いた祖母と暮らしていて，その祖母には最近健康上の問題が生じていた．オリビアには子どもたちを育てていけるだけのお金が必要であったが，一方で子どもたちに何かあったとき駆けつけることができるように，子どもの通う学校に近い職場を探す必要もあった．また祖母の様子を見に行けるように昼休みを余分に許可してくれる理解ある上司が必要であった．オリビアは祖母の介護にホームヘルパーを雇うことに気乗りせず，また子どもたちは私設の学童保育ではなく学校の課外プログラムに入れたいと考えていた．職場が学校の近くであれば，課外プログラムの終了時間に自分で子どもたちを迎えに行くことができる．子どもたちの父親は終業時間が早いが，オリビアは，彼が子どもたちを時間通りに迎えに行かないのではないかと考えていた．オリビアは需要の高い専門技術をもっており，自宅からやや離れた大きな都市で仕事を見つけることも可能であった．また祖母の世話を自分1人でやるのではなく妹に手助けしてもらうこともできたのだが，自分が大変だったときに祖母にとても世話になった経験があることから，祖母の世話をするのは自分の責任であると感じていた．こうしたすべての事柄をどうにかうまく結びつけようと考えるうちにオリビアはすっかり消耗してしまった．そしてその結果，求人広告に目を通すのをやめてしまい，家事に没頭するようになった．

オリビアのようなジレンマに対しては，問題解決の方略を変える手助けをする．すべてをカバーする1つの大きな解決策を見つけようとするのではなく，患者とともに問題を整理し，できるだけ多くの部分をカバーする解決策を見つけ出すようにする．まずは患者のもつ問題解決スキルを引き出し，主要なリソースや支援を特定してから，計画を単純化する方法や1度に1つずつ取り組む方法を患者にコーチしていく．

2．問題解決に向けた対策——スキル欠如

通常，問題解決スキルは幼少期に習得し，個人が成人早期に人生の転機や心理社会的ストレッサーに対峙し取り組むなかで洗練されていくものである．患者に優れたロールモデルがいれば，そうしたモデルになる人たちが問題に対して秩序立てて取り組み，解決策を見つけ出していくのを見てスキルを学習してきたはずである．過去に問題を効果的に解決できた経験があれば，その患者はその後の問題に取り組むために必要な自信と能力を育んでいると考えられる．しかし残念なことに，患者のなかには効果的な問題解決スキルを身につけていない人もいる．スキル欠如の理由としては，ロールモデルが不適切であった場合，両親が過保護で患者に代わって問題を解決していた場合，成長過程で過度のうつ状態にあってこうしたスキルを完全に習得することができなかった場合などが考えられる．問題を効果的に概念化し処理した経験が限られている患者には，CBTを用いて問題解決の基礎的なスキルを教えることもできる．

そうしたスキル獲得に向けて患者を手助けするのに役立つ方法の1つは，治療セッションのなかで問題解決方略をモデリングするという方法である．例えば，**表6-4**に挙げたステップを使用して，患者の問題リストにある項目の1つに取り組む計画を作成する支援ができる．ここに提示した手順によって，患者が自分の思考を整理し，問題を客観的に眺め，そして完了するまでの手順を把握することができるようになる．

1. **ペースを落とし問題を整理する．**患者が治療セッションで自分の心理社会的問題を説明する際，話題が次々と飛ぶことがある．1つの問題を説明している途中で別の問題が思い浮かぶからである．患者は自分でも気づかな

表 6-4　問題解決のステップ

1. ペースを落とし問題を整理する
2. 標的を定める
3. 問題を明確に定義する
4. さまざまな可能性のある解決案を出すあるいはブレインストーミングをする
5. 最も妥当な解決策を選択する
6. 計画を実施する
7. 結果を評価し，必要に応じて上記のステップを繰り返す

いうちに，どれも同様に緊急でストレスが大きいと思われる問題をまとまりなくリストアップしていることになる．患者自身はそうした問題につながりや複雑に絡み合った層を見出し，各問題における事実や関係者，問題の根底にある意味，また将来への影響をすべて関連づけて考えていることがある．こうした形で問題が提示された場合，これらの問題を解決するのは非常に難しく，あるいは無謀であるように思われるかもしれない．

　そこでまずはじめにしなければならないことは，問題の数や程度，解決への緊急性を定義することによって，ペースを落とすことである．患者に自分の治療ノートへ問題のリストを書いてもらうようにしてもよい．患者が問題を記録し終わったら，患者にそのリストを声に出して読んで問題を要約してもらうようにする．ここで，1度にそれほど多くの問題に直面するのは非常に苦しいことに違いないと患者への共感を示す．その後，問題解決手順の次のステップへと進む．

2. **標的を定める．** 問題に優先順位をつけることによってリストを整理していく方法を患者に教える．例えば，すでに解決されている問題や現在休眠状態にある問題があれば，横線を引いて消してもらう．次に，患者にはコントロール不可能な問題や，他者の問題であって患者には解決できないものを消去してもらう．そして患者を手助けしながら，残りの問題を近い将来に取り組む必要があるものと，ある程度解決を先延ばしできるものとに分類する．その後患者に最も差し迫った問題について検討してもらい，問題の重要性や緊急性に基づいて優先順位をつけてもらう．そして最後に，優

先順位の上位2,3個の問題のなかから,治療の最初の標的とするものを1つ選択する.

3. **問題を明確に定義する**. 問題を明確な言葉で表現することができれば,患者が具体的な解決策を考え出せる可能性は高くなる.治療者は,第4章「構造化と教育」で説明した,目標とアジェンダ設定の原理を患者に教えることで,患者が正確に問題を定義する手助けをすることができる.また,より明確な定義につながるような質問をすることが役立つ場合もある.そうした質問の例としては,「問題に対処していく過程で自分が前進していることが分かるようにするには,この問題をどう定義すればよいと思いますか?」「あなたがどういった問題に直面しているか,ほかの人に正確に分かってもらえるように,短い文章でこの問題を表現するとしたらどうなりますか?」「この問題にはいろいろな事柄が関係しているようですね.中心となる課題に集中できるようにするには,この問題をどのように定義すればよいでしょう?」

4. **さまざまな可能性のある解決案を出す**. 通常どんな問題にも,多種多様な解決方法があるものである.しかし,ときとして人ははじめに思いついた解決策に固執し,それが唯一の対処法だと信じ込んでしまうことがある.しかしながら,その選択した解決策が必ずしも現実的,効果的,または実行可能であるとは限らない.そして方向転換をすることは困難と考え,立ち往生してしまったり,また問題を解決する努力を全く放棄してしまったりすることもある.そこで,解決策を探す際に創造的になることを患者が学べるように治療者は努力するべきである.具体例を挙げると,ブレインストーミングの技法を用いる,創造性を刺激するようなソクラテス的質問法を行うなどがある.患者の検討する選択肢には,a)人からの支援を有効に活用する,b)本を読む,インターネットをチェックする,地域のリソースを調べるなどの方法でリサーチを行う,c)計画の実施を延期する,d)問題を解決する方法を考えるのではなく,共存していく方法を身につける,などが考えられる.また治療者側からの提案をリストに追加するのも有用であるが,その場合は患者が自分自身で多くの案を出すまで待ってから提案を行うようにする.

5. **最も妥当な解決策を選択する**．非現実的なもの，役立つ可能性が低いもの，実行が容易ではないもの，または解決するより多くの問題を引き起こすものを特定し解決策のリストから消去する手助けをする．そして最も成功する可能性が高く，積極的に実行したいと患者が考える解決策1つを患者自身に選んでもらう．患者の選んだものが治療者側の判断として失敗するに違いないと思われる場合もある．そのような場合には，自分の意見を述べて患者のやる気を失わせるのではなく，ほかに1つか2つ可能性のある解決策を患者に選んでもらい，それぞれの長所と短所を評価してもらうようにする．解決策を比較してみると，通常は最もふさわしいものがどれであるか明らかになるはずである．なお，元の選択肢リストは，今後必要となった場合を考えて保存しておく．
6. **計画を実施する**．解決策を選択したら，成功率が上がるように，計画を実行する日時を患者に選んでもらう．ロールプレイやリハーサルの手法を用いて，患者に問題解決スキルを指導することも可能である．また，計画成功の妨げとなりうることはないかあらかじめ患者に尋ね，そうした問題が発生した場合に備えて対処計画を作成しておく．
7. **結果を評価し，必要に応じて上記のステップを繰り返す**．しっかりした計画を準備しても，解決策が失敗に終わることもある．例えばその問題に予期せぬ状況や要素があり，十分検討できていなかった場合である．計画の実行に困難を覚える場合は，問題解決への取り組みに関する患者の自動思考を評価する手助けをし，そこに歪みがあれば修正するように指導する．また，解決策をどのように実施したか見直し，さらにスキル訓練が必要かどうか判断する．なお必要であれば計画を修正し，再度実施を試みる．

ときに，治療者自らがセッションのなかで問題解決スキルを使用して患者を手助けする人もいる．そうすることで患者の問題に対して効果的で妥当な解決策を生み出すこともよくあるが，患者自身が問題解決スキルを学び使用することを教育したり，指導したりすることに対しては効果的ではない．治療者は現在の問題を解決するだけではなく，将来患者が問題解決スキルを応用できるように，効果的な問題解決スキルを学び，使用することを手助けする必要がある．

まとめ

　患者に活動レベルの低下，活力低下，適切な課題遂行が困難といった問題に関連する気分の低下もしくは関心の喪失がある場合，行動的手法を用いて健康的に機能する能力の回復を手助けすることができる．最も手軽に実施できる技法は行動的アクションプランである．行動的アクションプランとは，気分や自己評価の向上につながる可能性が高く，すぐに実施可能な具体的行動を1つか2つ，治療者と患者が協働して選び実施するというシンプルなエクササイズである．一方，活動スケジュール作成は，行動を記録し形成していくという比較的系統的な方法であり，患者に中等～重度のエネルギー低下や興味の低下がみられる場合に役立つことが多い．また同じく行動的技法の1つであるGTAは，困難な課題や厳しい課題への取り組み，または先延ばしや回避の行動パターンからの脱却を目的として，患者が段階的なプランを作成するのを助ける．
　CBTにおいて，行動リハーサルは，患者がアクションプランの作成，スキルの習得，および事前の潜在的障害の発見を行う際の助けとしてよく使用される．この技法では，行動的手法を治療セッションのなかで練習し，その後ホームワークとして練習した計画を実行してみる．また問題解決も，患者がストレッサーに対処する際の助けとなる，主要な行動的技法の1つである．基礎的な問題解決スキルを十分もっている患者については，そうした能力の使用を妨げている障害を克服するための支援が必要なだけであるが，患者によっては効果的な問題解決の原則から教育していくことが必要な場合もある．本章で説明した行動的技法は，患者の活動レベルや気分，問題処理能力，そして将来への希望に，好ましい影響を及ぼすことができる．

文献

Beck AT, Rush AJ, Shaw BF, et al: Cognitive Therapy of Depression. New York, Guilford, 1979

Beck AT, Greenberg RL, Beck J: Coping With Depression. Bala Cynwyd, PA, Beck Institute for Cognitive Therapy and Research, 1995

MacPhillamy DJ, Lewinsohn PM: The Pleasant Events Schedule: studies on reliability, validity, and scale intercorrelations. J Consult Clin Psychol 50: 363-380, 1982

Wright JH, Thase ME, Beck AT, et al (eds): Cognitive Therapy With Inpatients: Developing a Cognitive Milieu. New York, Guilford, 1993

Wright JH, Thase ME, Beck AT: Cognitive-behavior therapy, in The American Psychiatric Publishing Textbook of Psychiatry, 6th Edition. Edited by Hales RE, Yudofsky SC, Roberts L. Washington, DC, American Psychiatric Publishing, 2014, pp 1119-1160

行動的手法 II
不安の抑制および回避パターンの打破

7

　不安症の認知的および行動的特徴である，物体や状況に対する非現実的な恐怖，リスクや危険の過大評価，恐怖刺激に対処・対抗する能力の過小評価，そして回避パターンの繰り返しについては，第1章「認知行動療法の基本原則」のなかで概要を述べた．本章では，まず不安症に対して行動的技法を用いる際の理論的背景について説明した後，恐怖症やパニック症，強迫症(OCD)などの問題を克服するための特異的手法を取り上げる．ここでの焦点は，不安症，心的外傷後ストレス障害(PTSD)およびOCDに使用できる基本原則や技法である．

不安症および関連した状態の行動分析

　不安症，PTSD，およびOCDに対する認知行動療法(CBT)で一般的に用いられる行動的手法は，行動療法の初期の発展に貢献した学習理論モデルに由来している(第1章「認知行動療法の基本原則」を参照)．行動療法と認知療法の発達に伴い，この2つのアプローチは融合され，本書で説明する包括的な認知行動的アプローチとなった．不安症および関連した状態に対する行動的手法の理論的根拠を説明するために，現代におけるこうした介入法の使用の基礎にある概念を手短に紹介する．不安症の論理的で実証的なCBTの基礎をさらに深く勉強したい読者は，ClarkとBeck(2010)によって書かれた素晴らしい本

『*Cognitive Therapy of Anxiety Disorders: Science and Practice*』〔『不安障害の認知療法——科学的知見と実践的介入』(明石書店)〕を参考にするとよいだろう.

不安症患者は通常,脅威を感じる刺激に暴露されると身体的興奮を伴うきわめて強い恐怖を感じると訴える.例えば,高所恐怖症の人が高いはしごを昇るという状況に直面した場合,不安を誘発する自動思考(例:「気を失ってしまう…落ちてしまう…自分にはとてもできない…すぐに降りなければ」)や強い情動,また強い生理的反応(例:不安,発汗,心拍数の増加,呼吸の加速,肌のべとつき)が起こることが考えられる.

恐怖刺激に対する情動的および生理的反応は通常きわめて不快なものである.そのため,患者はこうした状況を再度体験することを回避するためであれば,あらゆることをするようになる.例えば,特定の恐怖症の人は高所や閉所,エレベータなどの不安を誘発する物体や状況を避けるようになる.社会恐怖症をもつ人は社会的プレッシャーにさらされていると感じる出来事や場所を避けるようになる.広場恐怖を伴うパニック症をもつ患者は,自分の恐怖のトリガーとなる状況に置かれることがないよう細心の注意を払うようになる.またPTSD患者はトラウマ体験を思い出させるような状況から自分自身を隔離しようと試みるようになる(例:車の運転をやめる,職場に復帰しない,デートや親密な対人関係を避ける).

回避には情動の軽減という報酬が伴うため,患者が全く同じ状況や類似した状況に直面した際,回避行動をとる可能性は高くなる.例えば,社会恐怖症をもつ人の場合,パーティへ行かないことを決めた途端に不安から解放されると,その回避行動が強化される.そして次にまた社交的なイベントへ招待されたときに,人々の視線を浴びることに伴う不安をコントロールする方法として回避のパターンを継続する可能性が高くなる.こうして社交状況を回避するたびに,恐怖行動および社交的パフォーマンスに対する非機能的な認知はさらに強化されていき,その症状がさらに深く刻み込まれていくことになる.

Video 1 および **Video 2**(第2章「治療関係 治療における協働的経験主義」を参照)は,パニック症状,広場恐怖,運転恐怖症をもつケイトという女性の治療に用いられた,治療的エンゲージメント therapeutic engagement および認知再構成法を示している.また本章後半では,ケイトの治療場面を取り上げ

た別のビデオを提示する．ケイトは，橋の上を運転することと結びついた強い不安およびパニックを抱えている．治療者は，回避のためにケイトの恐怖が永続化していると考え，行動的手法を用いて恐怖場面に自分自身を暴露するようにケイトに促した．

　回避のもつ強化力の例は，OCDでもみられる．OCD患者では，強迫思考が生じると，その思考を止めるために強迫儀式が用いられることが多い．強迫観念が強迫行為によって阻止（すなわち回避）されると不安は低下する．このように，強迫行為は不快な強迫思考を軽減もしくは停止させるために対処方略として強化されることになる．そして，こうした強化の結果として，次に強迫観念が生じた際に強迫儀式が繰り返される可能性が高くなる．

　まとめると，不安症に用いられるCBTモデルを形成する主要な特徴は次の3つである．(1)対象もしくは状況に対する非現実的な恐怖，(2)恐怖刺激の回避パターンがその恐怖対象に対峙したり恐怖場面に対処したりすることができないという患者の信念を強化する．そして(3)患者が不安を克服するためには回避のパターンを打破しなければならない．

　不安症の認知過程の研究（第1章「認知行動療法の基本原則」を参照）および不安に対する認知的手法の発展によって，行動モデルも重要な点で発展がみられた．第1に，多くの研究から，不安症をもつ人の自動思考の特徴は，非論理的な推論（例：ある状況におけるリスクの過大評価，自分のもつ対処能力の過小評価，その場にいることによって悪い結果が起こるという破局的予測）にあることが示された．第2に，発達的観点からみると，恐怖を誘発する認知は，両親などの重要な人物の教えなど，多くの人生経験によって形作られており，そうした経験からリスクや危険および緊急事態に対処する能力に関する中核信念が影響を受けたと考えられる．そして最後に，多くの不安症（特に全般不安症，パニック症）および関連した状態では，条件刺激および回避のパターンを誘発している単一の恐怖刺激を突き止めることができない．したがって，CBTを用いて不安症の治療を行う際には，成長過程における学習経験の影響や，思考および中核信念の影響，そしてそのほかの潜在的影響（例：第3章「アセスメントと定式化」で取り上げた生物・心理・社会的要素全般）を考慮した，より複雑な定式化を用いるべきである．なお，ここでは総合的なCBTモデル

の行動的要素の説明に焦点を当てる．不安に対する認知的介入については，第1章「認知行動療法の基本原則」，第5章「自動思考に取り組む」，および第8章「スキーマの修正」で詳述している．

行動的治療法の概要

　最も一般的な行動技法は，**逆制止** reciprocal inhibition と**暴露** exposure の2つである．逆制止は，肯定的または健全な情動を患者がもてるようにすることによって，強い情動的反応が生じるのを抑制する手順と定義されている．逆制止の一般的な実施方法は，随意筋を深いリラックス状態へと誘導することによって，通常強い不安や興奮とは相容れない平静な状態を作り出すというものである．そしてこの方法を定期的に実施すれば，その刺激が恐怖および回避を誘発する力を弱めたり，もしくは除去したりすることができる．

　暴露は，逆制止とは異なる方法で作用する．対処方略として，暴露には回避とは反対の効果がある．ストレスフルな刺激へ自分を意図的に暴露すると，その人は恐怖を感じる可能性が高い．しかし，恐怖が継続する時間には通常限界がある．なぜなら，強い生理的反応をその状態のまま，いつまでも維持することは不可能だからである．疲れてきて，強い生理的反応を誘発する新たな要因がないと，患者はその状況に適応し始めることになる．具体例を挙げると，高所恐怖症をもつ人が高い建物の最上階に連れて行かれ，窓から外をのぞくように言われた場合，その人は怯えパニックに陥る可能性もある．しかし，その恐怖反応はやがて弱まり，正常な平衡状態が戻ってくる．暴露を繰り返し行うことによって，恐怖を誘発する状況に対する生理的反応は弱まり，その刺激と直面して対処できるという結論に達するようになる．

　認知再構成法は，リラクセーション反応を促進し暴露を基礎とした介入への参加を促すことによって，恐怖反応をストレスフルな刺激から切り離す過程を支援することができる．否定的な思考を弱める，もしくはそれをやめる手法を用いれば，緊張レベルを低下させて，患者がリラックスした身体的・情動的感覚を楽しめるように支援できる．

不安反応を刺激から切り離すのに役立つ認知再構成法の例として，脱破局視の手法がある．脱破局視では以下の事項について患者を支援する．(1)自分の想像する破局的結果が刺激への暴露によって生じる可能性を系統的に評価する，(2)そうした結果が生じる可能性を低下させる計画を作成する，(3)実際にそうした破局的出来事が起こった場合に備え，対処策を作成する．脱破局視の手順については，後ほど本章のなかで詳述する(「ステップ3：基礎的スキルトレーニング」)．

不安症状に対する行動的介入の順序づけ

　行動的介入の順序は，さまざまなタイプの不安症，PTSDもしくはOCDの治療でほぼ同様である．まず治療者は，症状，不安のトリガーおよび現在利用可能な対処方略の評価を行う．それから，治療進行のガイドとなる具体的な介入の標的を定める．次に，その不安症に特徴的な思考，感情および行動に対処するための基礎的なスキルを患者に教える．最後に，これらのスキルを活用して，患者が不安を誘発する状況に系統的に暴露するように手助けする．

1. ステップ1：症状，トリガーおよび対処方略のアセスメント

　不安症のアセスメントを行う際には，(1)不安反応のトリガーとなる出来事(または出来事の記憶や一連の認知)，(2)恐怖刺激に対する過剰反応に関連している自動思考，認知の誤りおよび潜在的なスキーマ，(3)情動的および生理的反応，そして(4)パニック症状や回避症状などの習慣的行動，を明確に表現することが重要である．それによって，定式化や治療計画作成を進める際に，基礎的な認知行動モデルの全要素を評価し考慮できるようになる．CBTで使用される一般的なアセスメント方法については，第3章「アセスメントと定式化」で取り上げている．主要なアセスメントの形式は，主要症状，不安のトリガー，そして重要な認知や行動を突き止めることに焦点を当てた慎重な面接である(Video 1 を参照)．

　専門化された診断基準や評価尺度も，不安症患者，PTSD患者およびOCD

表7-1　不安症および関連した状態の尺度

評価尺度	適用	出典	参考文献
全般不安症7項目尺度	不安	https://www.phqscreeners.com	Spitzer ら 2006
ベック不安尺度	不安	https://www.pearsonclinical.com	Beck ら 1988
Penn State Worry Questionnaire	不安	https://at-ease.dva.gov.au/606/download?token=lMl8wlhC	Meyer ら 1990
Yale-Brown 強迫観念・強迫行動評価尺度	強迫症	https://psychology-tools.com/test/yale-brown-obsessive-compulsive-scale	Goodman ら 1989

　患者の治療におけるアセスメント段階で役に立つことがある．さらに，自己記入式尺度(例：全般不安症7項目尺度［GAD-7；Spitzer ら 2006］；ベック不安尺度［BAI；Beck ら 1988］；Penn State Worry Questionnaire［PSWQ；Meyer ら 1990］)および臨床評価尺度(例：Yale-Brown 強迫観念・強迫行為評価尺度［Y-BOCS；Goodman ら 1989］)も，不安症状やOCDの程度を評価する際に活用することができる．これら尺度の出典は**表7-1**に示す．

　第5章「自動思考に取り組む」で説明した思考変化記録は，トリガーとなる出来事およびそれらの出来事に伴う自動思考を記録するための構造を提供するために，不安を誘発する状況を評価するツールとして役立つ場合がある．不安を誘発する場所，状況および人物の特定は，暴露による介入の準備をする助けとなる．認知の誤りの発見は，治療者が認知再構成介入の使用を検討するヒントとなる．そのほかに役立つ方略としては，患者に遭遇した不安の原因となる物事を記録し，それぞれの反応の強さを0〜100の尺度(100が最も激しい情動を示す)を用いて評定してもらう，というものがある．こうした種類の評点は，ベースラインの評価や，治療目標達成への過程における進捗状況の評価に使用することができる．

不安反応の行動的要素の評価では，回避反応を特定するだけでなく，患者が不安に対処するためにとる行動に関する詳細な分析も行うべきである．例えば，健全な対処方略(例：問題解決，ユーモアのセンスの活用，瞑想)が用いられていて，それを強化したりさらに強調したりできる場合がある．しかし，不安症をもつ患者は，**安全行動** safety behaviors (あからさまな回避とはいかないまでも，不安反応を永続化させてしまう行動)をとることが多い．具体例を挙げると，社会恐怖をもつ人でも，ときには無理をしてパーティへ行くことができるかもしれないが，そうした場ではビュッフェに直行して通常の食事量を超えてひたすら食べ続けたり，パートナーのそばを終始離れず会話をすべてパートナー任せにしたり，また人込みから逃れるために必要以上にトイレに行ったりすることが考えられる．この場合，その人はパーティに出席してはいるものの，回避パターンの一部である安全行動をとっていることになる．この患者の社交状況に対する不安などの問題を克服するためには，非適応的なものも適応的なものも含めて対処方略の全体像をとらえる必要がある．そして，介入法のデザインを，患者がすべての回避行動を特定し，恐怖を誘発する状況に暴露し，その状況にしっかり対峙し対処できるようなものにする必要がある．

　特に重要なタイプの安全行動として，患者のコーピングの手助けをするために家族，友人もしくはそのほかの人がかかわって起こるものがある．他者の支援は不安克服にきわめて有用な場合もあるが，手助けとしてやっていることが，回避行動に意図していない報酬を与え，回避行動を強化する場合があり，結果的に患者の不安症状を永続化させることになる危険性がある．具体例を挙げると，もしケイトが出勤時，いつも家族や同僚に送迎してもらっているとすれば，直接的に回避に取り組んでいることにはならず，橋の上を運転できないという問題を克服する可能性が低下する．さらに，家族や同僚と過ごす時間が増すため，援助を続けることが正の強化になってしまうかもしれない．

　また不安症状に対する介入法を計画する際には，環境的な随伴的要素を考慮する必要がある．不安の強化因子をすべて考慮しなければ，目立ちにくく見落としてしまうような安全行動や，対処方略として回避を強めるような家族の善意のために，患者が恐怖からさらに自立できるように手助けしている治療者の努力が妨げられてしまうことになる．

2. ステップ2：介入における標的の特定

　1人の人に複数の不安が発現することは，特に珍しいことではない．多くの場合に最もよい結果につながる方法は，まずはじめに達成が最も容易な症状や目標を標的とし，早い段階で成功を収めることによって患者に自信をつけるというものである．また，1つの恐怖状況への対処経験から学んだことが一般化され，そのほかの不安に対する効果的な対処方略へつながることも多い．

　場合によっては，まず最も困難な問題から取り組むことを患者が選ぶこともある．その背景には，その問題が患者にとってきわめて重要なものである，または早急な前進を求める環境的圧力がある（例：患者は就職面接に対して不安を抱いているが，現在無職で金銭的に苦しくなってきている場合），といった理由がある．治療者として，患者がその状況に効果的に取り組むためにはもう少し経験が必要であると判断した場合には，その問題を小さく分割するという方法がある．その場合，第6章「行動的手法Ⅰ　気分の改善，活力増加，課題遂行および問題解決」で説明した段階的な課題設定のアプローチと同様の形で，その問題のなかですぐに取り組む必要のある一部分を標的として定める．最も困難な問題への取り組みから開始する場合であれ，段階的な暴露療法で患者を徐々に慣らしていく場合であれ，以下に説明する基礎的スキルのトレーニングは，患者に不安を克服するためのツールとして役立つ．

3. ステップ3：基礎的スキルトレーニング

　いくつかの中心的なCBTスキルは，不安症に対する暴露を基礎とした介入法に患者がうまく取り組めるようにするのに役立つ．ここでは，リラクセーショントレーニング，思考停止，注意の転換，脱破局視，および呼吸の訓練の5つの方法について詳述する．

▶ リラクセーショントレーニング

　リラクセーショントレーニングの目的は，患者がリラクセーション反応，すなわち精神的・身体的な平静状態を得る方法を学ぶ手助けをすることである．リラクセーション反応を得るための主要メカニズムの1つは，筋肉のリラク

Learning Exercise 7-1.
リラクセーショントレーニング

1. 表7-2にあるリラクセーションの方法を自分自身で試してみる。筋肉のディープリラクセーション達成に向けて取り組む。
2. その後，不安症状のある1人または複数の患者とともに，導入手順を練習する。

セーションであり，全身の筋群の緊張を系統的に解いていくように患者を指導する。通常，筋肉の緊張が低下するにつれ，主観的な不安感も低下する。筋肉のディープリラクセーションを患者に教える一般的な方法としては，表7-2に示したステップに従って進めていくものがある。筋肉を深くリラックスさせることを促進する記録表やアプリケーションなどのリソースは，ウェブで入手可能である。これらのリソースの内容は幅広く，質もさまざまであるため，臨床家自らが内容を確認し，患者のニーズによく合うと思われるものをいくつか選んでおくことをお勧めする。リソースを選び始めるにはまず，不安に最適なアプリケーションのレビューを確認するとよい（例：https://www.healthline.com 参照）。

▶ 思考停止

　思考停止 thought stopping は，大半の認知的介入法とは異なり，否定的な思考の分析を必要としない。この介入法の目標は，否定的な思考過程を停止させ，より肯定的もしくは適応的な思考に置き換えることにある。思考停止は，恐怖症やパニック症などの不安症をもつ患者で役立つ場合がある。しかし，OCD患者に関する研究では，患者が意識的に強迫観念を抑制する試みを行ったところ，その強迫観念が強まったことが示されている（Abramowitzら 2003；Purdon 2004；Rassin と Diepstraten 2003；Tolin ら 2002）。したがって，思考停止がその患者の不安な思考の削減につながらなければ，別の技法を試してみるべきである。通常の思考停止の手順は次の通りである。

表7-2　リラクセーショントレーニングの実施方法

1. **リラクセーショントレーニングの理論的根拠を説明する．**
   リラクセーションの誘導を始める前に，リラクセーショントレーニングを用いる主な理由を患者に伝える．また，実施方法の概要についても簡単に説明する．

2. **筋肉の緊張および不安のレベルを評点化する方法を患者に教える．**
   0～100の尺度を用いる．評点0は緊張または不安が皆無であることを表し，評点100は緊張または不安が最高であることを示す．

3. **筋肉の緊張度の幅を探究する．**
   リラクセーショントレーニングの焦点は主に筋肉の緊張緩和にあることから，以下の方法が多くの場合で役立つ．患者にまず片手を最高レベル(100)まで強く握り締めてもらい，その後その手を完全にリラックスさせ，評点0またはできるだけ低いレベルまで緊張を解いてもらう．その後，一方の手をできる限り強く握り締め，もう一方をできる限りリラックスさせるようにする．このエクササイズはたいていの場合，自分の筋肉の緊張状態を意図的にコントロールできる，ということを患者に示すことになる．

4. **患者に筋肉の緊張を緩和する方法を教える．**
   まず手から始め，患者が完全なリラックス状態(評点0またはそれに近い値)に到達できるように手助けをする．認知行動療法のなかで用いられる主な手法は，a)筋群の緊張をモニターし，自分自身に筋肉をリラックスするよう言い聞かせることによって，筋群を意識的にコントロールする，b)標的となる筋群を最大限まで伸ばす，c)硬い筋肉を和らげリラックスさせるため，優しくセルフマッサージを行う，d)心を落ち着かせる心的イメージを使用する，というものである．

5. **患者が身体の主な筋群を系統的にリラックスさせる手助けをする．**
   患者が両手のディープリラクセーションを達成できれば，そのリラックス状態を1つの筋群から次の筋群へと全身に広げていくように患者を促す．この際，一般的に使用される順序は，手，前腕，上腕，肩，首，頭，目，顔，胸，背，腹，尻，腿，ふくらはぎ，足，つま先，である．しかし，治療者と患者が1番行いやすいと考える順序であれば，どのような順序を用いてもよい．このリラクセーション段階では，上記4. で効果のあった手法を再度用いることが可能である．筆者らの経験上，ストレッチは，特に緊張が強くほかより集中してリラックスさせる必要のある筋群を見つけ出す助けとなることが多い．

6. **リラクセーションの助けとなりうる心的イメージを示す．**
   治療者が示した(または患者自身が呼び起こした)心的イメージは，不安な思考から注意を逸らし，リラクセーション反応を得ることに集中する助けとなる．例えば，「緊張が溶け出し，氷がゆっくりと溶けるように，床へと滴り落ちていきます」．これらのイメージを示す際には，安心させるような落ち着いた誠実な調子の声で行う．

(つづく)

表 7-2 （つづき）

7. 患者にリラクセーション誘導法を定期的に練習してもらうようにする．
   患者がディープリラクセーション技法をマスターするまでには，通常相当量の練習が必要である．そのため多くの場合，ホームワークとして患者にリラクセーションエクササイズの実施を提案することは有用である．また，リラクセーションが不安症の治療計画の一部である場合，この技法の使用における患者の進歩をその後のセッションで確認することも重要である．

1. 非機能的思考過程（例：過度の心配，誇張された恐怖，反すう）が現在アクティブであることを認識する．
2. 自分自身にその思考過程を中断するよう指示を出す．この手法が役立つと感じる患者は，不安に支配された思考内容から離れるよう意識的に決断ができる．なかには，「止まれ！」「そっちに行くな！」と自分に伝えることが役立つ人もいる．
3. 好ましい情景やリラックスできる情景を考える．例えば，休暇やスポーツ，音楽の思い出，好ましい人物の顔，もしくはその人が見たことのある写真や絵画である．この肯定的なイメージは，筋肉のディープリラクセーションを用いたり，そのイメージに伴う時間や天候，および音といった詳細な点をイメージに色づけしたりすることによって，強化することができる．

これらの各段階は，治療セッションでリハーサルを行うことができる．患者にまず自分を動揺させる思考を挙げてもらい，次に思考停止方略の実施リハーサルを行うようにする．その後患者からフィードバックを得て，必要があれば手順に修正を加える．例えば，ある肯定的なイメージを思い浮かべることやそれを維持することが難しいようであれば，使用するイメージを別の情景に変えるか，イメージがより鮮明になるように修正する．

▶ 注意の転換

前項「思考停止」で説明したイメージ技法は，CBT の注意の転換 distraction 手法でよく使用される．またイメージ技法は，呼吸訓練を含むそのほかの行動的介入法の強化に使用することもできる（本章後述の「呼吸の訓練」の項

のVideo 16を参照).イメージ技法を用いる際には,患者がリラックスして一時的にでも不安に支配された思考を弱めるために使用できるような,肯定的で心を鎮める情景をいくつか思い浮かべることができるように,できる限り手助けする.そのほかにも,煩わしい思考や不安な思考の影響を弱めるために注意の転換の手法を用いる際に,役に立つ可能性のある手段は無数にある.一般的によく使用される注意の転換には,読書をする,映画を見る,趣味や工芸作品に取り組む,友人と交流する,およびインターネットをする,などがある.注意の転換の手法を用いる場合,治療者はそうした活動を注意深くモニターして,それらの活動が,恐怖を誘発する状況の回避や,本章で後述する暴露を基礎とした介入からの逃避を安全行動として用いられないようにしなければならない.注意の転換を効果的に使用すれば,自動思考の頻度や強さが低下し,身体的な緊張や情動的苦痛が緩和されることによって,暴露やそのほかの行動的介入に参加しようという気持ちが強まるはずである.なお,いくつかの研究では,OCDの強迫思考を減らすためには,注意の転換のほうが思考停止よりも役立つという可能性が示唆されている(Abramowitzら2003;RassinとDiepstraten 2003).

▶ 脱破局視

脱破局視 decatastrophizing の手法を使用する際の一般的な原則は,第5章「自動思考に取り組む」で説明している.また Video 2 でその具体例を示している.このビデオでは,ライト医師がケイトとともに,車で橋を通り過ぎると,気絶するかもしれないという恐怖について取り組む様子を取り上げている.このセッションの対話では,破局的予測を修正する際にとりうるステップの例を示している.多くの患者の場合,非機能的認知を修正する努力によって,不安を克服するための行動的手法を用いる潜在的な能力を解き放つことができる.

　　ケイト:ええと,気絶するかもと心配で運転したくないんです.
　　ライト医師:それがあなたの繰り返し起こる思考ですか?
　　ケイト:そうです.
　　ライト医師:分かりました…では,その思考を取り上げ,それが続くか続かない

か，もしくはその思考がどれほど正確か検討してみましょう．そうですね…あなたの人生のなかですでに今まで何度も運転していますね？ ときどき心配になることがあるにもかかわらず．

ケイト：そうですね．

ライト医師：今，年齢はいくつですか？ 50代前半…52歳だったように思います．何歳頃に運転を始めたのでしょうか？

ケイト：16〜17歳くらいです．

ライト医師：OK．すると運転しているのは…何年ですか，36年？

ケイト：(笑って)そうですね．

ライト医師：この思考が思い浮かんでいるとして…実際に気絶する可能性はどれくらいだと思いますか？

ケイト：そうですね…可能性？…おおよそ90％でしょうか．

ライト医師：なんと，90％の確率で気絶すると思っている？

ケイト：ええ，ありうると思います．はい．

ライト医師：運転している年数に戻ってみましょうか．36年…おおまかにいって，その時期は1日に何回程度運転していたのでしょうか，平均を挙げてみましょう．

ケイト：ええと，たぶん1日に1〜2回です．

ライト医師：ではすべて足してみましょう．16歳から実際どれほど運転してきたのでしょうね．

ケイト：(ため息)ええと，数千回にもなります．

ライト医師：そうですね．少なくとも10,000回．もし1日に2回だとすると，20,000回もしくはそれ以上です．約20,000回の運転で1度でも気絶したことがありましたか．

ケイト：いいえ，ありません．

ライト医師：1度もないと？

ケイト：ありません…しかし，気絶するような気がするのです．

ライト医師：そのような気がする，けれども起こったことはない．さらに，私たちは起こる確率を90％としましたが，実際に起こったのはいまだ0％．どう思われますか？ もう少し現実的な別の予測はありますか？

ケイト：うーん，そうですね…先生の言う通りです(うなずく)．長い間運転してきましたが…気絶するような気が**たびたび**していたのですね．

ライト医師：そうです．

ケイト：でも，起こったことはありません．

ライト医師：すると，本当のリスクはどれほどなのでしょうか．

ケイト：そうですね…5％ほどでしょうか．

第7章 行動的手法Ⅱ

ライト医師：5%？　おお，そうですね…じっくり考えることで90%から5%になりました．とても素晴らしいですね！
ケイト：（笑う）少し恥ずかしいです．
ライト医師：しかしまだ，5%あります…実際の経験は0%です．
ケイト：そうですね．
ライト医師：これは，あなたのように不安を抱える人々によく起こることだと思います．さまざまな理由で，脳の配線の問題なのか，人生で経験したことなのか，何か悪いことが起こる危険性を過大評価してしまうことがあります．そのため，運転することやエレベータに乗ることを考えるとき，それが何であれ恐れていることであれば，不安の問題をもっていない人よりも，その経験に対して危険を過剰に見積もるということが起こりえます．しかし，あなたはまだ5%です．先に進むことはできそうですね．
ケイト：（うなずく）そうですね．
ライト医師：ここでのポイントは，悪いことが起こるリスクが全くないということではなく，現実的になることができれば，不安をコントロールしやすくなるということです．
ケイト：分かりました．

ここに，患者の破局的予測を弱める手助けをする際に活用できる方法をいくつか挙げる．

1. **可能性予測**．Video 2に示すように破局的出来事や結果が実際に起こる可能性について予測し，患者が信じる確率を0%（全く起こりそうにない）〜100%（絶対に起こる）で示してもらう．今後の結果評価に用いるために回答を記録しておく．
2. **根拠の評価**．破局的結果が起こる可能性を肯定する根拠および否定する根拠を評価する．患者の認知の誤りをチェックし，ソクラテス的質問法を用いて患者が恐怖と事実を区別する手助けをする．
3. **根拠リストの見直し**．根拠リストを見直し，破局的事態が起こる可能性を患者に再度推定してもらう．たいていは，ステップ1で得た最初の値よりも低くなるはずである．発生する可能性の推定値が上昇した場合（すなわち心配している事態が発生するという考えが以前よりさらに真実味を増し

ている場合)は，恐れている結果が起こる可能性が，自分が思っていたよりも高いと考える原因となったステップ2の根拠について質問する．必要であれば，第5章「自動思考に取り組む」の認知再構成の手法を適用する．

4. **活動計画の作成**．破局的事態が起こる可能性を低下させる方略についてブレインストーミングを行い，活動計画を作成する．恐れている結果を改善もしくは阻止するために患者自身が実施できると思う行動を書き出してもらう．例えば，ケイトは運転中に頭がふらふらしたり，めまいを感じたりしたときに使うアクションプランに取り組むことができる．また，本章の後半で触れる気持ちを落ち着かせる呼吸法を用いたり，または気分がよくなるまで路肩に車を停めたりすることができる．

5. **対処計画の作成**．破局的事態が実際に起こった場合に備え，対処計画を作成する．ケイトの事例では，運転中に気絶することは実際に大参事になりうる．幸いにも，自分の安全を確保するための警告サインが全くないままそうなる可能性はごくわずかである．より発生しやすい破局に恐れを抱く患者(例：パーティで緊張して固くなり何を話してよいのか分からない社交不安症の患者や，重要なビジネスの会議中にパニック発作になり，退室しなければならない患者)にとっては，「最悪のシナリオ」をイメージすることが非常に役立ち，この恐怖の体験をうまく乗り越えられるプランを立てるようにする．

6. **再評価**．破局的結果が起こる可能性について再評価する．その結果を最初の数値と比較し，そこに違いがあれば，それについて話し合う．

7. **デブリーフィング**．自分の破局的思考をこうした形で話してどうだったか患者に尋ねて，デブリーフィングを行う．また治療の一環としての脱破局視の価値を強化する．

▶ 呼吸の訓練

不規則な呼吸と過呼吸がパニック発作で頻繁にみられる症状であることから，呼吸の訓練 breathing training がパニック症の治療によく用いられる．一般的に過呼吸は，息を吸いすぎることによってPCO_2(血中の二酸化炭素の値)が低下する状態のことである(Meuretら 2008)．呼吸とPCO_2のレベルを調整

する手法の特異性については議論が存在するが(ある研究は,PCO_2の増加・低下どちらもパニック症に効果的であることを明らかにした;Kimら2012),調査研究によって呼吸訓練の効果が実証されていることから(Kimら2012;Meuretら2008,2010),パニック症に対するCBTアプローチの鍵となる特徴的手法として今も使われている.

　パニック発作に対する呼吸の訓練として頻繁に用いられる方略では,まず過呼吸とパニック体験のシミュレーションから始める.治療者が過呼吸を行ってみせ,患者に呼吸数を減らす前に増やすよう促す.パニック発作の際の呼吸を再現するため,短時間(最長1分半)呼吸を速く深くするよう患者に指示してもよい.次の段階では,自分の呼吸を正常に制御できるようになるまで,ゆっくりと呼吸してもらう.パニック症患者の大半は,この体験がパニック発作のときの感じに非常によく似ているという.このように,過呼吸に陥ったときに生理的にどのようなことが起こるのかを説明することによって,起こる可能性のある結果に対する破局的な恐怖を和らげることができる.

　呼吸数を数える,時計の秒針を使って呼吸の速さを測定する,肯定的なイメージを用いて不安な思考を落ち着かせるといった,呼吸を遅くする方法を教えることによって,治療者は,患者が自分の呼吸をコントロールすることを学習する手助けをすることができる.しかしながら,過剰な深呼吸を促さないように注意する必要がある.このような呼吸パターンは過呼吸を持続させ,パニックを悪化させる可能性がある.**Video 16**では,ライト医師がパニック発作の際に起こりやすい過呼吸のシミュレーションを,セッション間で練習するようケイトに促している.ライト医師が呼吸パターンの正常化に向けた取り組みを進め,呼吸速度をコントロールすることによる効果を高めるために,肯定的イメージを用いていることに注目してほしい.

Video 16

パニック発作に対する呼吸の訓練

ライト医師とケイト(7:48)

Learning Exercise 7-2.
呼吸の訓練

1. **Video 16** を見た後，同僚とのロールプレイで呼吸の訓練の練習を行う．
2. 過呼吸を行ってから，1分あたり15回程度まで呼吸速度を落とす練習を行う．
3. イメージ技法を用いて，不安を和らげ呼吸の訓練を進める練習をする．

呼吸訓練エクササイズは，セッションのなかで患者が習得できれば，ホームワークとして使うように勧める．この技法を使用することに対して自信がつくまでは，毎日練習を行うべきである．また，不安が誘発される状況でこの手法を使ってみるように，患者に求めるべきである．ただし，スキルを十分に習得できるまでは，不安の抑制に対して過度な期待をもたないようにと注意しておく必要がある．

4．ステップ4：暴露

不安を誘発する刺激への暴露は，たいていの場合，不安症，PTSD，およびOCDのCBTで使用する最も重要なステップである．回避による強化サイクルに対抗するため，認知再構成および前項「ステップ3：基礎的スキルトレーニング」で述べたリラクセーション方法を用いながら，患者がストレスフルな状況に直面する手助けをする．特定の恐怖症など，一部の不安症状は，**フラッディング** flooding 療法(恐怖刺激に直接直面するように患者を励ます一方で，治療者はその状況に対処するモデルになる)を用いた1回のセッションで治療できる場合があるが，大半の暴露療法では**系統的脱感作** systematic desensitization の手法を用いる．この手法では，恐怖刺激のヒエラルキーを作成し，1ステップずつ段階を追って不安を克服していく段階的暴露プロトコルを準備する．本章の残りの部分では，暴露療法とその関連技法の具体的な実施方法について詳しく説明する．

第7章　行動的手法Ⅱ

段階的暴露のためのヒエラルキー作成

　系統的脱感作，すなわち段階的暴露の成功は，多くの場合，この手順を実施するために作成されるヒエラルキーの質にかかっている．**表7-3**に，効果的なヒエラルキーを作成するための提案をいくつか挙げる．
　Video 17 では，ライト医師とケイトが，不安のトリガーとなる車で橋を通

表7-3　段階的暴露に向けたヒエラルキー作成におけるヒント

1. 具体的なものにする． ヒエラルキーの各段階における刺激について，分かりやすく明確な表現で書き出すように患者を手助けする． 過度に一般化した，または不明確な段階の例としては，「もう1度運転できるようにする」「パーティへ行くことを怖がるのをやめる」「人込みのなかでも動揺しない」などがある．具体的で明確な段階の例は，「最低でも週3回以上，車を運転して2ブロック先の角にある店まで行く」「近所で開かれるパーティに出席し，20分間過ごす」「人の少ない日曜日の朝にモールへ行き，10分間過ごす」などである． 段階を具体的なものにすることによって，治療者も患者も，段階を追って治療を進める計画を的確に判断できるようになる．
2. 各段階の難易度またはそこで予測される不安度を評点化する． 難易度または不安度が最高の場合を100とする0〜100の尺度を用いる．これらの評点は，各セッションで行う暴露の段階の選択と，進捗状況の評価に用いられる．通常はヒエラルキーに沿って進むことによって各段階をマスターしていくにつれて，難易度または不安度の評点が有意に低下する．
3. 難易度の異なる複数の段階を備えたヒエラルキーを作成する． 難易度がきわめて低い（評点5〜20）ものからきわめて高い（評点80〜100）ものまで，異なる段階をたくさん（通常8〜12）リストアップするように患者をコーチする．段階のリストは，難易度が高いものから低いものまで網羅するようにする．患者が難易度の高い段階のみしか挙げられない場合や，中間の段階が思いつかない場合は，より漸進的で包括的なリストを作成できるように患者を手助けする必要がある．
4. 協働的に段階を選択する． CBTで用いるほかの課題と同様に，患者と一緒に1つのチームとして段階的暴露療法用の段階の順序を決定する．

り過ぎる行為や,そのほかの運転行為の回避を克服するためにヒエラルキーを作成している.ライト医師はヒエラルキーの理論的根拠を説明することから始め,0～100の苦痛スケールのなかでケイトがかなり低く評価する項目をいくつか作り出している.苦痛評点90～100の運転行為を同定した後,暴露療法のためのあらゆるレベルの目標を組み込んだヒエラルキーを完成させる(図7-1参照).2人が協働的な方法でヒエラルキーを作成しているところに注目してほしい.

　ヒエラルキー項目の評価は,多くの場合,認知的な手法を用いて詳しく調べることができ,この手法は不安のCBTモデルに関する患者の理解を深め,暴露療法への参加を促す.このVideo 17では,ケイトが現在のオフィスまで3マイル運転する習慣に20という比較的低い評点をつけ,ライト医師はそのことにケイトの目を向けさせている.一方で,ケイトは距離も短く頻度も低い運転を,より苦痛が高いと評価している.ライト医師はソクラテス的質問を用いて,繰り返し経験することで不安が軽減する一方,回避は不安を高めるという

活動	苦痛評点 (0～100)
近所のブロック周辺を運転する	10
現在のオフィスまでの3マイルを運転する	20
オフィスから同僚のランチを取りに短時間運転する	35
夫の運転で高速道路に乗る(目は閉じたまま)	35
小さな崖にある短い橋を運転して渡る	40
夫の運転で高速道路に乗る(目を開けて)	50
家の近所にある小さな橋を運転して渡る	60
日曜の朝(交通量が多くないとき),高速道路を運転する	70
混雑している時間帯に高速道路を運転する	85
新しいオフィスに行くために大きな橋を運転して渡る(晴れの日に)	90
新しいオフィスに行くために大きな橋を運転して渡る(雨の日に)	100

図7-1　ケイトの暴露ヒエラルキー

ことにケイトが気づけるよう援助している．2人はこの洞察を用いて暴露法の有用性を高めている．

Video 17
不安に対する暴露療法
ライト医師とケイト（10：04）

このビデオを見ると，ライト医師がケイトに「度を超えた」暴露行動，すなわち現在のヒエラルキーにおける評点100ではその激しさを表現するには低すぎるような行動を思いつくか，という質問をしていることに気づくだろう．この問いに対して，ケイトは少し考えてから，彼女のきょうだいのコンバーチブルに乗り大きな橋を渡るのは評点140をつけるだろうと答えた．苦痛評点の範囲を超えるほどの行動があるかどうかを患者に尋ねるというこの方略には，いくつかの利点がある．その利点とは，(1)ヒエラルキーにあるそのほかの項目に対する評点を下方修正することにつながる可能性があり，対応しやすいと考えるようになる可能性がある，(2)極度の不安を誘発する行動を見つけることによって，ヒエラルキーにあるそのほかの比較的不安を誘発する力の弱い項目について考える刺激となる可能性がある，(3)度を超えた不安を誘発するものを最終的に暴露行動のリストへ追加して，患者がすべての恐怖刺激と向き合う手助けをすることができる，という3つである．

Video 17でケイトの安全行動に気づいただろうか？　明らかな安全行動の1つは，夫が高速道路を運転している間，同乗者としてずっと目を閉じていることである．この短いビデオのなかでライト医師は特に安全行動について取り上げてはいないが，彼女の目標に到達するために協力し合うなかで，これらの行動に目を向け，暴露の計画のなかに組み込むことを計画している．ケイトの暴露療法はスムーズに進んだ．しかし，ヒエラルキーへの暴露はいつもこのようにうまくいくわけではない．**Troubleshooting Guide 4**は，暴露に基づく治療の成功を妨げる障壁を乗り越えるためのアイディアを提供してくれるだろう．

Troubleshooting Guide 4
暴露療法における問題

1．予約を忘れる／回避する．

　患者の不安や回避が定期的な治療への参加に影響していないだろうか？　この問題は，広場恐怖症をもつ人や厳密に決められた「安全地帯 safety zone」から離れるのが困難な人にみられる．治療に対してこれらのハードルがある患者に対して，一時的な対処法であれば電話，E メール，もしくは遠隔治療でセッションを行うことが可能である．当然のことながら，CBT 手法は直接治療に来られるようになるために用いるべきである．そうでなければ，治療に参加するための代替手法が，継続的な回避パターンの一部になりかねない．もう 1 つのステップは，治療関係と，治療者が患者に行った事前準備の再評価である．協働的な関係を築くことに十分に意識を向けているだろうか？　暴露療法の理論的根拠をしっかりと説明しているだろうか？

　検討すべきほかの選択肢を以下に示す．(1)暴露療法に対する非機能的認知のあぶり出しと修正（例：「私には荷が重い…不安に立ち向かうことなんてできない…これは役に立たないし，一生変わらない」）．(2)患者の治療へのコミットメントを構築するために，動機づけ面接を用いる．(3)家族や友人が予約のために送迎するなど，一時的な安全行動を用いる．

2．暴露を用いたホームワークを繰り返しやってこない．

　各セッションの間に患者が暴露課題に取り組まない場合，「この患者にとって最も適切な課題レベルに合わせられているだろうか」と自問自答してみるとよいかもしれない．もしかすると，早く進みすぎていたり，無理強いをしている可能性もある．もしくは，進みが遅すぎるかもしれない．ヒエラルキーの見直しが必要になることもある．より小さなステップに分けるなど有意義で，実現可能なステップを作り出すことに創造的でいてほしい．

　患者が課題に取り組まない場合は，そのことについて話し合う．暴露への取り組みに対する障害について尋ね，その障害を乗り越えるアイディアを考え出せるよう援助する．例えば，患者は「仕事が多忙で，帰宅後は家族と過ごさなければならない」と報告するかもしれない．解決策として，次のセッションまでに暴露課題に取り組めるように，20 分間まとまった時間がとれるようにパートナーとスケジュールを調整することも考えられる．

　予約の欠席や回避のための方略は，ホームワークの未達成にも適用すること

ができる．例えば，家で暴露課題に取り組むことが困難な患者は，課題の遂行を促すために，治療者と短時間電話で話す予約をあらかじめ予定に入れておく．

3．ヒエラルキーを作り出す難しさ．

患者が暴露療法におけるすべての段階を詳細に述べることができない場合に，いくつか試せる方略がある．

アイディアが本質的なものではない，実施不可能，もしくは簡単すぎるように見えても，アイディアを書き出すことによって，患者の想像力を解放するブレインストーミングを提案することができる．ときに，このようなアイディアはヒエラルキーを構成する生産的な項目の候補につながるきっかけになることがある．

別の方略は，治療者がリードして創造的な提案をするというものである．提案をするときには，患者の興味を掻き立て，その過程に患者もかかわれるよう，質問の仕方を工夫してみてほしい．

3つ目の方法は，ヒエラルキーに関連する活動を見つけるためのスタート地点として，患者がすでに見つけ出した項目を用いることである．例えば，食料品店で買い物をすることをヒエラルキーの項目とした広場恐怖をもつ男性について考えてみる．治療者は，混雑が予想される土曜日の午後1時に買い物をすることと比較して，すいていると思われる日曜日の朝7時に買い物をすることはどのような評価になるかを尋ねることができる．家族や友人と一緒に行くのか1人で行くのか，少数のものを短時間で買うのか買い物カートが一杯になるまで30分間もしくはそれ以上の時間買い物をするのかなど，状況を詳しくみていくことで，ヒエラルキーの別の層を発見できる．

4．暴露体験を設定する難しさ．

患者が，混雑した場所，社交の場，もしくは運転など，日常にありふれた体験に悩まされているのであれば，暴露体験はたいていの場合大きな困難を伴わずに設定することができる．不安のトリガーが一般的なものではなく，系統的なヒエラルキーに織り込むことが難しい場合，一部の刺激を作り出すために映像やコンピュータツールを用いることができる．血液恐怖症をもつ患者の場合，現実暴露(本章で後述)の準備段階として，徐々に鮮明さを増していくように，血液描写のあるインターネット上の映像(例：顕微鏡下の血球，小さな傷から出た1滴の血，深い傷からの流血，開胸手術)を見ることができる．飛行機恐怖症をもつ患者は，実際に飛行機に乗る準備として，さまざまな度合いの現実味の

ある飛行体験の映像を見ることができる．

　バーチャルリアリティ(VR)は暴露療法を促進し，治療者のオフィスや患者の自宅で暴露体験を提供する素晴らしい方法になりうる．VRプログラムは，飛行機恐怖症，高所恐怖症，スピーチ恐怖症，戦争によるPTSD，およびそのほかの不安から生じる回避に関連した問題に向け開発されている．VRプログラムは，第4章「構造化と教育」で説明し，CBTで利用可能なコンピュータツールのリストを**付録2**に載せている．

5．患者のスキル不足．

　長年の回避パターンのために，患者の多くは，恐怖を感じる場面で使う必要があるスキルを十分に獲得できていない可能性がある．公の場で話すことに不安を感じる人は，効果的なプレゼンテーションを行う方法を十分に学ぶ経験がなかったのだろう．社交不安症をもつ患者は，パーティや社交の場で雑談をするスキルを十分に習得できなかった可能性がある．高所恐怖症をもつ人は，はしごの安全な使用方法や絶壁のように切り立った道を歩く方法をあまり知らないのかもしれない．患者のスキルが不足しているとき，読書(例：雑談をするための本)や講習〔例：Toastmasters(訳注：スピーチやリーダーシップを学ぶ米国発祥の非営利教育団体)のトレーニングやスピーチコース〕，オンラインのリソース(例：よく知らない人との効果的な会話の始め方と進め方のビデオ，はしごの安全に関するビデオ)を見ることを提案する．スキル獲得のために治療セッションでロールプレイをすることも可能である(例：就職面接に参加する，仕事の会議で話す，社交行事に誰かを誘う)．

6．行き詰まり．

　セッションの進み具合が大幅に遅れたとき，または行き詰まったときには，上記した多くの方法が軌道修正に役立つだろう．それらに加えて，2つの方略が暴露療法で遭遇する一時的な停滞を乗り越えるのに役立つ可能性がある．

　まず第1に，筆者らは安全行動をより詳しく検討することを勧める．患者が苦痛を十分すぎるほど低下させてしまう安全行動をとっていて，モチベーションが下がっていないだろうか？　暴露プロトコルで取り組む必要のある安全行動を見落としていないだろうか？　セッション内で，回避行動を実際にやって見せてもらうことで，患者がどのように恐怖状況に対処しているかを的確に知ることができる．もしかしたら，この先の発展の鍵となる重要な安全行動を見過ごしているかもしれない．また，イメージ暴露の活動を詳細に書き出して

もらうと，患者の行動をより包括的に，ニュアンスも含めて理解できる可能性がある．

第2に，暴露課題を達成するように治療者が患者にかけているプレッシャーの程度を評価することを勧める．ほとんど期待しないで，支持的になりすぎていると(例：課題を遂行することの難しさについて同情しすぎること，課題を再検討したり問題の解決策を見つけたりすることに対する楽観さやエネルギーがほとんどないこと，患者が現在のストレスから息抜きができるように暴露課題から離れることを習慣的に許容するセッションなど），知らず知らずのうちに進行の行き詰まりに手を貸している可能性がある．長期的に回避している患者が暴露プロトコールで前進するためには，一般的には治療者からのある程度の励ましと，少しの後押しが必要となる．そうでなければ，回避パターンをいつまでも続けてしまうだろう．

Video 17 では，ライト医師がケイトに，最初の計画よりも少し多く挑戦してみるよう促している．よい治療関係ができていて，優しさとユーモアで介入に力が加えられたことによって，ケイトは快く提案を受け入れた．最も効果的なレベルに暴露療法への期待を調整することは，不安や OCD に対する CBT を実践するにあたって，治療者が学ぶ必要がある中核的なスキルの1つである．暴露療法の課題の巧みな調整は，Video 18 と Video 19 で実践されており，その要素については，本章の次項で説明した．

イメージ暴露

暴露には，**イメージ暴露** imaginal exposure と**現実暴露** *in vivo* exposure という2つの種類がある．段階的暴露にイメージを用いる場合，患者に自分が問題の場面に実際にいるかのようにイメージしてもらい，自分がどのような反応をとると思うかを想像してもらう．イメージ暴露は，一般的にセッション内で開始され，ホームワークとして続けてきてもらうものである．その際患者が不安に関連する刺激をできるだけ鮮明に体験できるように，きっかけとなる合図を出すようにする．仕事での事故の後から PTSD を体験している次に挙げるラウルという男性を手助けするために，このイメージ暴露技法が用いられている．

◆◆症例◆◆

　ラウルは，修理していた設備に同僚が誤って電源を入れてしまったため，その設備から約5m下に転落した．肋骨と足の骨折は治ったが，仕事環境に対する恐怖，フラッシュバック，および悪夢が原因で，彼は仕事に戻ることができなかった．登ることや，危険な修理業務が含まれていない違う仕事を約束されたが，職場に足を踏み入れること自体が重度の不安のトリガーとなった．
　ラウルの治療者は，仕事場面における段階的暴露のヒエラルキー作成の援助を行った．2人はイメージ暴露から始めた．ラウルのスーパーバイザーの助けを借り，1歩ずつ仕事に戻るための現実暴露を作り上げた．治療のイメージ暴露的要素の一部を，あるセッション中の対話とともに以下に示す．

治療者：はじめのほうのステップのうち，どれをこの治療セッションで練習したいですか？
ラウル：工場のドアを通り抜け，鼻歌まじりに出勤するところからやってみましょう．
治療者：分かりました．ではまず，車を停めた後を想像してみてください．駐車場で座っています．何が見え，どういった気分で，何を考えていますか？
ラウル：ハンドルを強く握り締め，うなだれ，工場を見ないようにしています．とても無理だ…何か別の悪いことが起こるかもしれない…強く震えるだろうし，おろかに見えるかもしれない…と考えています．
治療者：車中に座り，あなたは何をしようと考えていますか？
ラウル：Uターンして，自宅に帰ることです．
治療者：自分を落ち着かせて，そのまま工場に入るためにはどんなことができるでしょうか．
ラウル：一呼吸入れて，恐怖の思考を止めるように自分に言い聞かせ．入社して15年間1度しか事故が起こらなかったことを思い出します．事故が起こったのは，自分が安全ハーネスを使用せず，周囲の人が私がその機器の上で作業していることを知らなかったからです．私の新しい仕事は品質管理になりました．研究室で実験をすればよいだけ．そこで怪我をする確率は非常に低いです．
治療者：今は車から降りて入り口のドアを通り抜け，鼻歌まじりに出勤するところをイメージできるでしょうか？
ラウル：ええ，やってみたいと思っています．

　治療者は，そのままラウルに心的イメージを用いて工場内を歩き回ってみることで，恐れていた状況を和らげた．より長時間それらを体験させ，そして新しい

職場環境である品質管理室に身を置くよう促した．最終的に，ラウルは現実暴露を用いて，就業中の事故によって引き起こされたPTSDから完全に立ち直ることができた．

PTSDでは，トラウマや，それに関連するトリガーについて考えることを避けているために，不安を誘発するトラウマの力が保たれたままになっている．イメージ暴露は，そうしたPTSDの治療に特に役立つ可能性がある．またイメージ手法は，OCDにおける暴露療法にも役に立つ場合がある．強迫思考をセッションのなかで喚起し，それを根拠の検証といった認知的手法および／もしくはリラクセーションや注意の転換などの行動的手法を用いて鎮めるという方法を使うことができる．強迫行為に対する暴露反応妨害プロトコルでは，まずイメージ手法を用いて練習することによって，患者がスキルを習得し，それらの行動を止められるという自信がもてるように手助けすることができる．Video 18は，OCDのイメージ暴露の強力な手法を示している．OCDの治療専門家エリザベス・ヘンブリー医師が，汚染恐怖があり，病気が移ると思い込んでいる物を回避する女性ミアとの面接に取り組んでいる．Video 18は，ミアのホームワークを振り返るところから始まる．前回のセッションでのイメージ暴露の録音を聞き，ドアノブを洗浄せずに触るという現実暴露エクササイズを終えている．このセッションのために，ミアは，犬の毛，唾液，および排泄物などにひどく汚染されていると考えている，犬の革紐に対するイメージ暴露の筋書きを用意してきていた．

イメージ暴露がいかに非常に強い情動や生理的反応を喚起するかに注目してほしい．ミアが想像のなかで筋書きをやりぬく強烈な経験をした後，ヘンブリー医師はその内容を繰り返した．そしてミアはもう1度イメージのなかでその状況に身を沈める．刺激に馴化し，手袋をつける，手を洗うといった普段の回避行動を行わないようにするという目標に到達するまで，この手順を何度も繰り返した．

Video 18

強迫症のイメージ暴露
ヘンブリー医師とミア(9：38)

　多くの OCD 患者にとって，染み付いた回避行動や強迫行為を変えるためには，想像もしくは現実における長期にわたる暴露が必要となる．サイコロジストもしくはそのほかの非医師の治療者は，効果的な暴露治療をするために 50 分以上かけてセッションを行う．しかし精神科医は，90 分以上に延長することはめったにない．本書の筆者である精神科医(J.H.W と M.E.T)は，OCD の薬物療法と短時間の暴露セッションを組み合わせて使用することが多い〔伝統的な「1 枠 50 分」未満のセッションを用いることについての詳細は，筆者らの書籍『*High-Yield Cognitive-Behavior Therapy for Brief Sessions: An Illustrated Guide*』(Wright ら 2010)(『認知行動療法トレーニングブック 短時間の外来診療編』〔医学書院〕)を参照〕．ホームワークに継続的に取り組む人で，20〜25 分のより短い個人セッションでよい結果が得られているケースもある．しかし，もし必要なときには，いつもより長い時間の予約を入れることや，ほかの治療者へ紹介することも準備しておく．

　暴露療法に関しては，患者が実生活のなかで恐怖刺激に直面することが最も効果的であることが多いため，状況が許す限り，イメージ暴露に続いて現実暴露を行うことを勧める．ラウルの不安の治療を示した事例では，実生活における仕事への暴露に対する心の準備をする方法として，イメージを使用している．患者が現実暴露へと移行する助けとしてイメージ手法を使用するそのほかの例としては，飛行機恐怖症の治療(例：診察室でイメージエクササイズを実施し，その後実際に飛行機に乗る)および広場恐怖症の治療(例：イメージのなかでショッピングモールに行く練習を段階的に行ってから，現実場面でそれらの段階を実行する)といったものがある．

現実暴露

　現実暴露では，患者に恐怖を呼び起こす刺激と直接対峙する．臨床環境におけるリソースによっては，現実暴露を治療セッションで行うことも可能である．高所，エレベータ，および一部の社交状況への恐怖は再現が可能であり，治療者は患者が暴露体験をしている間，付き添うこともできる．ミアの治療に示されているように，汚染恐怖のあるOCDは，治療セッション内での現実暴露の重要な適応である．現実暴露の現場に治療者がいることには長所と短所の両方がある．長所としては，治療者が(1)効果的な不安対処法を実際に行って手本を示すことができる，(2)不安に立ち向かうよう患者を励ますことができる，(3)適時に心理教育を提供することができる，(4)破局的認知を修正することができる，(5)建設的なフィードバックを提供することができる，といった点がある．しかし，治療者が一緒だと，患者にとって脅威的な状況が比較的安全に感じられる可能性がある．友人や家族がいると不安のレベルが低下することがあるのと同様である．したがって，治療者の行動が回避パターンを促進することのないよう注意する必要がある．暴露過程を最後まで遂行するためには，大抵の場合，治療セッション以外で，患者が1人でさらなる取り組みを行う必要がある．

　Video 19は，ヘンブリー医師がミアの現実暴露を援助している場面である．この劇的なビデオは，緊密で豊かな治療関係を保ちながら，いつもなら回避する暴露行動にいかに患者を参加させることができるかを実演している．「おお，頑張りましたね．おめでとう！」というようなヘンブリー医師の心からの激励の言葉を聞いてほしい．さらに，ヘンブリー医師がミアに「汚染された」犬の革紐に「全身で接触する」方法を見せるときの，暴露の効果的なモデリングを見てほしい．現実暴露治療を行う治療者は，患者が回避しているものに気楽に触れられる，もしくは気楽に触れられるようになる必要がある．

Video 19
強迫症に対する現実暴露治療
ヘンブリー医師とミア（8：35）

治療セッションでの現実暴露の後は，ホームワークとして暴露を続けるべきである．ヘンブリー医師は，ミアに毎日1時間は犬の革紐に触れること，腰に巻くこと，そして革紐で家の中のほかの物を「汚染」させることを提案した．現在進行中の現実暴露をホームワークにした場合には，次回のセッションで患者のデブリーフィングを行う必要がある．まず患者に自分の予測と実際の結果を比較してもらう．実際は自分が考えていたよりも脅威的でなく，比較的うまく対処できたという場合には，それが今後の不安対処への取り組みにどのような影響を及ぼすと思うかと患者に質問する．実際の状況が患者の考えていたよりも困難であった場合や，計画していたほどうまく対処することができなかった場合には，次のステップをより達成しやすいものにしたり，恐怖のコントロールに使える手法を再検討したりする．対処方略を実践すること自体に困難を覚えているようであれば，セッション中に練習してみるようにする．また，予期していなかった障壁によって状況が複雑化している場合には，それらの問題を乗り越える方法を患者が見つけ出せるように手助けする．

反応妨害

　反応妨害 response prevention とは，障害を永続化させている行動をやめる手助けするために使用される手法全般を指す言葉である．不安症，PTSD，およびOCDに対するCBTでは，一般的に暴露と反応妨害を併用する．具体例を挙げると，ミアは繰り返し「汚染された」物に触り，手を洗わずにいた．反応妨害は数を数える，もしくは反復行動（例：部屋を出るときに電気のスイッチを16回つけたり消したりする，儀式に基づいた順番で20分間シャワーを浴びる）といったOCD儀式に対して行うCBTの本質的な部分である．患者は十分に儀式を行わないことである程度の不安が継続する可能性があるが，儀式を徐々に減らしていく計画を立てるよう勧める．OCDの治療における反応妨害介入であれば，強迫儀式を行う部屋から出る（例：1度手を洗ったら洗面台から離れる），代わりとなる行動を行うことへの同意を得るといったごく単純なものでもよい．家中を確認して回るという行動に対しては，1度全部確認作業

を終えた後に家を出て，どんなに強い衝動が起こっても一定の時間が経つまで家へ戻らないという同意を患者から得るのも一案である．一般的に反応妨害の手法は，治療者が一方的にこの方法を提示するよりも，協働的に決定したほうがうまくいくことが多い．反応妨害の具体的な目標は患者と治療者が協働で決定し，その後で患者が計画に沿った取り組みを始めるようにする．

報酬

正の強化により報酬が与えられた行動をもう1度行う可能性が高まるだろう．そのため，暴露プロトコールを構成する際は，恐怖を誘発する状況に近づくという適応的行動を促すときの正の強化の役割を考えると有用な場合がある．患者が暴露の目標を達成した場合，家族や友人が褒め，報酬や意欲を与えることが可能である．例えば，患者が暴露過程の重要な中間目標を達成したのを祝福するために，家族や友人と一緒にディナーに出掛けるということが考えられる．また，恐怖との闘いで目標を達成したときに，患者が自身に報酬を与えることも可能である．患者が好きなものやプラスと感じるものであれば何でも報酬になりうる．なお，報酬の程度は達成の程度に見合ったものにするべきである．食べ物などの比較的小さな報酬(例：好きなアイスクリームを食べる)は，不安に対する初期段階や中間段階をやり遂げた際に使用することができる．また大きな報酬(例：何か特別なものを購入する，旅行に行く)は，それよりも大きな障害を克服したときのために用意するとよいだろう．

まとめ

不安症，PTSDおよびOCDに対する認知行動療法は，患者が対象や状況に対して非現実的な恐怖を感じ，恐怖刺激に対して過度の不安や強い生理的反応が誘発され，その不快な情動反応から逃れようとしてトリガーとなる刺激を回避しているという理解に基づいている．患者は不安を誘発する状況を回避する

まとめ

Learning Exercise 7-3.
暴露療法

1. 同僚に不安症の患者役となってもらう，および／または自分自身の不安を引き起こす物や状況を用いてこのエクササイズを行う．
2. **表7-3**にあるヒントを用い，恐怖を誘発する具体的な状況への暴露に向けて，ヒエラルキーを書き出す．
3. 難易度の低いものから高いものまで，独立した段階を8つ以上特定する．
4. 暴露療法のはじめの標的を選択する．
5. イメージ暴露を用い，現実暴露へ向けて準備を整える手助けをする．
6. 暴露の計画を実行する際の潜在的問題に目を向けるようにする．その後患者（または自分自身）に対して，それらの問題を克服する方法を指導する．
7. 主要な行動的技法である暴露療法をマスターするまで練習を続ける．

たびに，この状況に対抗したり対処したりすることができないという考えを裏づける根拠を手に入れることになる．しかし，回避パターンを断ち切ることができれば，患者はそうした状況に耐えたり対処したりすることができるということを学べる．

　本章で説明した行動的介入法は，主に回避を阻止することを目標としている．こうした介入を通して患者は，強い情動反応を抑制する方法や，不安を強める非機能的認知を改善する方法，恐怖を誘発する状況へ自分自身を系統的に暴露していく方法を学ぶ．

　不安症および関連した状態に対する行動的介入法の一般的な枠組みとしては，4段階の手順が用いられる．それは，(1)症状，不安のトリガーおよび対処方法のアセスメント，(2)治療標的の特定および優先順位づけ，(3)不安に対処するための基礎的スキルのコーチ，(4)恐怖反応が有意に低下する，または完全に消去されるまで行うストレスフルな刺激への暴露，である．これらの手

法はまず治療セッションのなかで練習し，その後ホームワークとして実行して治療成果を日常生活へと拡大していく．

文献

Abramowitz JS, Whiteside S, Kalsy SA, Tolin DF: Thought control strategies in obsessive-compulsive disorder: a replication and extension. Behav Res Ther 41: 529-540, 2003(PMID：12711262)

Beck AT, Epstein N, Brown G, Steer RA: An inventory for measuring clinical anxiety: psychometric properties. J Consult Clin Psychol 56: 893-897, 1988(PMID：3204199)

Clark DA, Beck AT: Cognitive Therapy of Anxiety Disorders: Science and Practice. New York, Guilford, 2010

Goodman WK, Price LH, Rasmussen SA, et al: The Yale-Brown Obsessive Compulsive Scale, I: development, use, and reliability. Arch Gen Psychiatry 46: 1006-1011, 1989 (PMID：2684084)

Kim S, Wollburg E, Roth WT: Opposing breathing therapies for panic disorder: a randomized controlled trial of lowering vs raising end-tidal $P(CO_2)$. J Clin Psychiatry 73: 931-939, 2012(PMID：22901344)

Meuret AE, Wilhelm FH, Ritz T, Roth WT: Feedback of end-tidal pCO_2 as a therapeutic approach for panic disorders. J Psychiatr Res 42: 560-568, 2008(PMID：17681544)

Meuret AE, Rosenfield D, Seidel A, et al: Respiratory and cognitive mediators of treatment change in panic disorder: evidence for intervention specificity. J Cons Clin Psychol 78: 691-704, 2010(PMID：20873904)

Meyer TJ, Miller ML, Metzger RL, Borkovec TD: Development and validation of the Penn State Worry Questionnaire. Behav Res Ther 28: 487-495, 1990(PMID：2076086)

Purdon C: Empirical investigations of thought suppression in OCD. J Behav Ther Exp Psychiatry 35: 121-136, 2004(PMID：15210374)

Rassin E, Diepstraten P: How to suppress obsessive thoughts. Behav Res Ther 41: 97-103, 2003(PMID：12488122)

Spitzer RL, Kroenke K, Williams JB, Löwe B: A brief measure for assessing generalized anxiety disorder: the GAD-7. Arch Intern Med 166: 1092-1097, 2006(PMID：16717171)

Tolin DF, Abramowitz JS, Przeworski A, Foa EB: Thought suppression in obsessive-compulsive disorder. Behav Res Ther 40: 1255-1274, 2002(PMID：12384322)

Wright JH, Sudak D, Turkington D, Thase ME: High-Yield Cognitive-Behavior Therapy for Brief Sessions: An Illustrated Guide. Arlington, VA, American Psychiatric Publishing, 2010

スキーマの修正 8

　スキーマを変える手助けをするということは，その人の自己概念と現実世界における生き方の基盤に取り組むということである．スキーマとは，情報処理のための基本原則を内包した中核信念であり，(1)環境からの情報の選択，(2)意思決定，(3)特徴的行動パターンのためのテンプレートを提供するものである．スキーマは，ライフイベント，トラウマ，成功，およびそれ以外の形成的な要因の影響に加え，親，教師，仲間など，人生における重要な人との交流を通じて形作られ発達する．また遺伝的要素も，その人の気質や知性，特別なスキルまたはスキルの欠如（例：運動神経，体型，魅力，音楽的才能，問題解決能力），そして精神疾患および身体疾患の生物学的素因に影響を及ぼすことによってスキーマの形成に関与している．

　患者の潜在的なスキーマを理解することが重要な理由はいくつかある．第1に，認知行動療法（CBT）の基礎理論であるストレス素因仮説では，非適応的な中核信念は，通常は潜伏していて悪影響を及ぼすことが比較的少ないが，ストレスフルな出来事に触発されると，症状発現期間における思考および行動の強力な制御因子となる可能性があるとしている（Clark ら 1999）．したがって，非機能的スキーマを修正する取り組みは，(1)現在の症状軽減，および(2)将来のストレッサーへの抵抗力向上，という2つの重要な領域でポジティブな影響

原注：本章のなかで取り上げ，付録1「ワークシートおよびチェックリスト」で用紙を提供しているリストなどは，拡大版を American Psychiatric Association Publishing のウェブサイト https://www.appi.org/wright からも無料でダウンロードできる．

を及ぼすと考えられる．CBTは再発リスクの低減に高い効果があることが示されている(Evansら1992；Jarrettら2001)．このCBTの特性に関する詳しいメカニズムは解明されていないが，おそらくスキーマの修正が関与しているものと考えられている．

治療介入の焦点を中核信念に当てるもう1つの理由は，一般に患者がさまざまなタイプのスキーマをあわせもっているためである．最も重篤な症状をもつ患者や深い絶望に苛まれている患者であっても，コーピングの助けとなりうる適応的スキーマをもっている．症状発現期間中は非適応的スキーマが完全に支配しているようにみえるが，プラス志向の信念を見つけ出し強化する取り組みがきわめて有効な場合もある．したがって，患者の基礎的な認知構造における適応的な部分を見つけ，伸ばしていくことが重要になる．

BeckとFreeman(1990)による認知行動的なパーソナリティ理論は，自己概念，性格類型および習慣的行動パターンを理解するためには中核信念を調査検討するのが最もよいとしている．具体例を挙げると，強迫的なパーソナリティ特性をもつ人には，「自分がコントロールしなければならない」「物事を適切に行いたければ自分自身でやること」といったスキーマが心に深く刻まれていることがある．こうした人は，上記のような信念と一致した行動のレパートリー(例：柔軟性の低さ，他者をコントロールしようとする傾向，権限委譲に対する抵抗感)をもっている可能性が高い．また，一連の依存的なスキーマ(例：「私が生きていくには支えてくれる人が必要だ」「私は弱い人間だ…自分だけではやっていけない」)をもっている人であれば，まわりの人にすがりつき，対人関係で自己主張ができないでいると考えられる．反対に，より適応的なタイプのスキーマ(例：「私は物事を解決することができる」「私はストレスに対処することができる」「私は難問に挑むのが好きである」)は，問題解決における効果的な行動に結びつくことになる．

一般的に，抑うつおよび不安に対するCBTはパーソナリティの修正よりも症状軽減に焦点を当てている．とはいえ，患者のパーソナリティ構成に関与している中核信念や補完的行動方略の分析を行うことは，精細な定式化を行う助けになり，患者の弱い部分と強い部分を十分に考慮した治療介入法をデザインするのにも役立つ．さらに，抑うつおよび不安をもつ患者のなかには，人とし

表 8-1　スキーマ特定の手法

さまざまな質問技法の使用
心理教育の実施
自動思考のパターンの発見
生活史の回顧
スキーマ調査票の使用
個人のスキーマリストの作成

ての成長という要素を含んだ治療目標をもっている人もいる．そうした患者には，より柔軟になりたい，過剰依存のパターンを打破したい，または長年にわたる自尊心の問題を克服したい，といった希望をもっている人もいるだろう．こうした場合には，それらの目標達成の妨げとなる可能性があるスキーマを明確化し修正することによって，治療過程の質の向上を図ることが可能になる．第10章「重度，慢性または複合的な障害を治療する」で，パーソナリティ障害の治療に合わせたCBTの修正案をいくつか簡単に説明している．パーソナリティ障害に対するCBTについてさらに詳しく知りたい人には，Beckら(2014)およびYoungら(2013)の優れた著書を推薦する．スキーマ焦点型CBTは，『*Reinventing Your Life*』（YoungとKlosko 1994）のなかでセルフヘルプの形式だと説明されている．ここでは，抑うつおよび不安をもつ患者のスキーマを特定する方法，またそれらの中核信念の修正にCBTを活用する方法について，読者の方々の学ぶ手助けをすることに主眼を置く（**表 8-1**）．

スキーマの特定

1．質問技法の使用

　誘導による発見，心的イメージ，ロールプレイ，および自動思考に使用されるそのほかの質問技法は，スキーマを明らかにする際にも用いられる．しかし，スキーマのレベルの認知プロセスに取り組む場合のほうが，効果的な質問方略の実施が困難である．スキーマは，患者が簡単に見つけ出せない場合や標

準的な質問法では明らかにすることができない場合があるため，どのような中核信念が存在する可能性があるか，仮説を立てる必要がある．そうすることによって，治療者は仮定したスキーマの方向に向けた質問を考えていくことができるようになる．Video 20 で，このタイプの誘導による発見の具体例を示す．

定式化から生まれる質問の一例として，再びスダック医師とブライアンの治療に戻ってみる（第5章「自動思考に取り組む」で示したもの）．このセッションでは，ブライアンが仕事で動揺した出来事を報告している．同僚のルネーが彼の机のところに来て，ランチに行かないかと誘った．誘いは嬉しかったが，元恋人を思い出し，「私にはできない」という自動思考を抱いた．スダック医師は一連のソクラテス的質問法を用いて，大抵の場合「風のように去る」父親との幼少期の体験を理解できるよう援助し，さらに，浮気をした彼女とのトラウマ的な別れのために「人はあてにならない」と考えるようになったことを理解できるよう，ブライアンを援助した．彼の最近の人間関係の行動パターンはこの信念に基づいており，「フォートノックス（訳注：きわめて堅牢な軍用地のこと）」の中にいるように自分のまわりを壁で囲んでいる．本章のブライアンの治療の Video 20 の後半でみられるように，「人はあてにならない」という中核信念を発見したことで，彼の他者に対するスキーマと意味のある人間関係を構築する能力に根本的な変化をもたらす可能性が高くなった．Video 20 を見るなかで，スダック医師の定式化（第3章「アセスメントと定式化」参照）がどのように有害な中核信念へと導いていくかに注目してほしい．

Video 20
非適応的スキーマを明らかにする
スダック医師とブライアン（12：19）

気分の変化は関連したスキーマが作用していることを示すよい手がかりになる場合がある．そうした突然の強い感情表現は，中核信念を明らかにすることに焦点を当てた一連の質問を始める素晴らしい入口となりうる．Video 20 では，スダック医師の共感的で生産的な質問に導かれて強い抑うつ気分が示される様子を見た．重度の摂食障害で入院中の若い女性アリソンの治療における対

話は,非適応的スキーマを明らかにするために気分の変化を利用するもう1つの事例である.

治療者:入院生活には慣れましたか?
アリソン:みんな親切にしてくれます.ほとんどの看護師さんのことが好きです(落ち着いて,やや楽しそうに見える).でも看護師さんたちが食事のカートを出してくる時間が耐えられません.なんであんなにたくさんの食べ物を用意するのかしら?(先程よりずっと不安気な様子になる)
治療者:今,食事カートについて話したとき,とても不安そうになりましたね.ここでの食事の提供方法のどのようなところが心を乱すのでしょう?
アリソン:みんな,すごくたくさん食べるし,配給係の人はお皿にどんどん食べ物を載せていくの.もし私があそこに並んで食事を受け取るとしたら,自分を止められないと思います.
治療者:食事を受け取るために食事カートのところに並んでいる自分の姿を想像できますか? 自分が列に並んでいるところを思い浮かべてみてください.どんな考えが浮かんできますか?
アリソン:カートにあるものをすべて食べるでしょう.完全にコントロールを失ってしまいます.
治療者:自分の行動をどの程度コントロールできると思いますか?
アリソン:全くコントロールできません.

スキーマを明らかにするCBT手法のなかで役立つものの1つに,**下向き矢印法** downward arrow technique がある.この手法では一連の質問を用いて深いレベルの思考をしだいに明らかにしていく.通常,最初は自動思考に焦点を当てた質問をする.しかし,治療者は潜在的なスキーマが存在すると推定し,患者の認知は真の自己を正確に表すものであるという仮定(これは後に検証し修正する)に基づいた一連の質問をしていく.質問の大半は,「あなたが自分自身についてもっているその考えが事実だとすると,それはあなたにとってどのような意味をもちますか?」という基本形に沿ったものとなる.

下向き矢印法では便宜上,否定的な認知や患者にとって苦痛な認知が事実であると患者に想定してもらう必要があるため,良好な治療関係を確立して非適応的認知の修正にいくつか成功するまでは,試してみるべきではない.患者には,「治療者が質問を行うのは修正が必要な中核信念を引き出すためであり,

第8章 スキーマの修正

患者を苦しめているスキーマが妥当なものであるということを納得させようとしているわけではない」という点を完全に理解してもらう必要がある．そして思いやりのある共感的な態度で質問を行うこと，また場合によっては若干の誇張や配慮の行き届いたユーモアを使用することが，この下向き矢印法の効果を最大限に発揮させるのに役立つ可能性がある．

◆●◆症例◆●◆

マリアは45歳の女性で，最近夫が浮気をしていることを知った．若い頃の喪失体験(結婚前に恋人と破局したこと，仕事を解雇されたこと)のとき2回，短期間の抑うつを経験したことがある．今回の抑うつはそのときよりひどく，軽くなる様子がみられない．希死念慮はないが，Patient Health Questionnaire(PHQ-9)の値は20(重度の抑うつ状態)であった．彼女の自尊心は不貞と夫の離婚申請によって揺さぶられている．

マリアの治療者は繰り返し起こる自動思考のパターンに気づいた．彼女の自動思考は承認と愛されることについてのスキーマと関連していると思われ，治療者は下向き矢印法を用いてそれらを引き出そうとした．治療者は高度に協働的な質問手法を用いて，マリアが関係破綻によって活性化されている中核信念を見つけ出せるよう支援した．いくつかの鍵となる質問とマリアの反応を図8-1に図式化した．

下向き矢印法の使用に熟達するためには相当な練習が必要となる．よくみられるスキーマに関する知識を深めることも，質問の方向性を練るのに役立つだろう．またどういった場合には深いところまで追求し，どういった場合には控えるべきかを知る経験を積むことによって，推論に基づく連鎖的な質問の手法をより効果的に用いることができるようになる．情動のトーンは，学ぶことを促進して患者が役立つと感じるレベルに保つことが重要である．しかしながら，非適応的スキーマを明らかにする過程は苦痛な感情を引き起こすことが多い．

経験の豊富な認知行動療法家は，下向き矢印法を使用するとき，患者が重要な中核信念を明らかにする手助けになるように，そして質問をしてそれに答える過程がとてもよい治療的な体験となるように，質問をちょうどよいレベルに調整するよう努める．スキーマを明らかにするため Learning Exercises 8-1

> マリア：私が今まで愛したたった2人の男性は去ってしまった…私はとても悲しかった．私に何か問題があるはずです．
> 治療者：あなたが自分に何か問題があると言うとき，抑うつから抜け出すことを難しくしている，自分自身に関する信念があるのではないかと思います．
> もしその中核信念を見つけることができたら，何を変化させるべきか分かるはずです．そこで，自動思考が正しいと仮定してみましょう．
> あなたのどこに問題があると思いますか？
>
>
>
> マリア：人間関係が苦手です．
> 治療者：もしそれが正しいとすると，どうなりますか？
>
>
>
> マリア：私は不幸になるでしょう．私と一緒にいてくれる人を一生見つけられない．
> 治療者：もしそれが正しいとすると，どうなりますか？
>
>
>
> マリア：私は愛されないでしょう．

図 8-1　下向き矢印法

に取り組み，表 8-2 に挙げた下向き矢印法を使用する際のポイントのリストに目を通すことをお勧めする．

2．スキーマに関する患者教育

　スキーマに関する心理教育は，一般的に前項「質問技法の使用」で説明した質問法と並行して実施される．治療セッションでの簡単な説明に加え，スキーマを学び特定する手助けになるような書物やそのほかの教育的体験を患者に勧めることが多い．『*Mind Over Mood*』（Greenberger と Padesky 2015）〔『うつと不安の認知療法練習帳』（創元社）〕には，自分の思い込みや中核信念の認識

第8章　スキーマの修正

Learning Exercise 8-1.
中核信念に関する質問技法

1. 誘導による発見を用いてスキーマを明らかにする練習として，自分自身に対して，まず状況特異的な自動思考に始まりしだいに深いレベルの認知を明らかにしていく一連の質問を問いかける．また自分自身に対して下向き矢印法を試してみる．この技法を用いて自分自身のスキーマを1つ以上明らかにする．可能であれば，ほぼ肯定的または適応的なスキーマに加えて，いくらか非適応的影響力をもつスキーマも見つけ出す．質問と自分の回答をノートに書き留めておく．
2. 次に，クラスメイトか協力者に参加してもらい，誘導による発見および下向き矢印法を用いて中核信念を特定するロールプレイを行う．または，自分の患者と一緒にこれらの手法を練習する．
3. 中核信念を明らかにする質問を行う際の，自分の長所と短所をリストアップする．うまくできているところはどこか？　集中的に練習する必要があるのは何か？　適切なときに的確な定式化を行うことができるか？　質問の仕方や表現を考え，患者に希望を与えながら，患者を苦しめ悩ませている中核信念にたどりつけるような質問ができるか？　適応的なスキーマの発見に十分な注意を払っているか？　スキーマに関する質問法を実施する際の自分の問題点を特定し，その解決策についてクラスメイト，同僚，またはスーパーバイザーと話し合う．

の仕方を患者に教えることを目的としたエクササイズが記載されている．『*Breaking Free From Depression: Pathways to Wellness*』（WrightとMcCray 2011）には適応的スキーマと非適応的スキーマ両方の例が挙げられており，患者が自分のもつ情報処理の基本原則を認識する際に役立つ．

　コンピュータプログラムの *Good Days Ahead*（Wrightら 2016）には，スキーマの発見および修正を促進するためにデザインされた対話方式のシナリオがいくつも含まれている．コンピュータ支援CBTは，表面には現れていない認知を明らかにする可能性を高めるようなマルチメディアの学習方法が用いられて

表 8-2 下向き矢印法の使用方法

1. 苦悩の原因となっている自動思考または一連の認知を標的とした質問を始める．標的とする自動思考には，重要な潜在的スキーマを原動力としている可能性の高いものを選ぶ．
2. その自動思考の根底にあると考えられる単一または一組のスキーマについて仮説を立てる．
3. 患者に下向き矢印法について説明し，なぜこうした難しい質問を尋ねるのかを理解してもらうようにする．
4. この技法の使用に際しては，必ず治療者と患者が協働で取り組むようにする．認知行動療法（CBT）の協働的で実証的な特性を強調する．
5. 事前にタイミングやペース調整について考えておく．「今がこのスキーマを明らかにするのを試みる適切なときか？」「患者はこの中核信念に取り組む覚悟ができているか？」「患者の思考をこのスキーマに導く質問は，どのくらいのペースで，どのくらい集中的に行っていくべきか？」「この線で質問を進めていく際，質問のペースを落とすべきだ，または質問を終わりにすべきだということを示すサインにはどのようなものがあるか？」といった問いを自分に投げかける．
6. スキーマを特定した後，何をするかあらかじめ考えておく．そのスキーマを明らかにすることによる利点は何か？　その中核信念が明らかになった後，それに続くステップにはどのようなものがあるか？　このスキーマを知ることによる利点を上手に活用できるように患者を手助けしていくには，どのようにすればよいのか？
7. 「もし〜だったら if-then」型の質問を使用して，漸進的により深いレベルの認知処理過程を明らかにしていく．質問の例を挙げると，「今まで何度か，うまく友人を作ることができないと言っていましたね．もしうまく友人を作ることができないことが事実だとすると，ほかの人はあなたのことをどのように見ていると考えられますか？　また，あなたは自身についてどのような見方をしていますか？」
8. 中核信念が明らかになっていく過程では，患者に支持的かつ共感的であるようにする．スキーマについて知ることが，自己評価を高めて問題によりよく対処していく方法を学ぶ助けとなるということを態度で示す．否定的な中核信念が部分的には正しい場合も，非適応的スキーマとそれによって引き起こされる行動を抑制するためのスキル獲得に焦点を当てた CBT を行っていくことが可能である．

おり，中核信念について患者に教える際に特に有用である．またコンピュータ支援 CBT は，リハーサルや記憶の再現を促進する学習強化テクニックを用いている．

第8章　スキーマの修正

3. 自動思考のパターンの発見

　自動思考に同じテーマが繰り返しみられる場合，これら一連の比較的表面的で状況特異的な認知の裏に中核信念があることが多い．自動思考のパターンからスキーマを見つけ出すよい方法を以下に挙げる．

1. **治療セッションのなかでのテーマに気づく**．誘導による発見やそのほかの質問技法を用いる際には，何度も繰り返されるテーマがないか注意して聞くようにする．往々にして，そうしたテーマを詳しく追求していくことによって，重要なスキーマにたどりつくことができる．具体例を挙げると，「ジムは私に対して全く敬意を抱いていない…子どもたちは少しも私の言うことを聞かない…職場では何をしようと，まるで私など存在しないかのように扱われている」という自動思考のパターンは，「私は何の価値もない人間だ」または「私には人から尊敬されるほどの価値はない」といった中核信念に刺激されたものである可能性がある．

2. **思考記録を治療セッションのなかで振り返る**．思考記録は，治療者がスキーマを見つけ出す際の助けとなるデータの宝庫である．別々の日に作成したいくつかの思考記録を比較し，自動思考に繰り返しみられるパターンがないかチェックする．患者にも，一貫したテーマを見つけられないか尋ねてみる．その後，誘導による発見か下向き矢印法を用いて，関連のある中核信念を明らかにする．

3. **思考記録の振り返りをホームワークとして課す**．治療セッションで思考記録をチェックしてスキーマ発見の手順を説明した後，患者に対して，次のセッションまでの間に別の記録を見直して，気づいた中核信念をすべて記録するように伝える．こうしたホームワークには，a)治療セッションのなかでははっきりと分からなかったスキーマの特定，b)中核信念のもつ強い影響力に対する気づきの強化，c)スキーマを明らかにするための自助スキルの獲得など，多くの利点がある．

4. **書き出した（もしくはコンピュータで作成した）自動思考リストを見直す**．
　患者がすでに自動思考質問票 automatic thoughts questionnaire に回答し

ている場合，または自分の主な自動思考をすべて書き出したリストを作成している場合には，そのリストのなかに中核信念につながる一連の思考がないか確認することが役立つ場合がある．誘導による発見やそのほかの質問法によるスキーマの特定が思うようにいかない場合は，この代替策の利用を検討するとよい．膨大な数の自動思考を仔細にみることによって，治療者と患者はほかの方法では見出せなかったような信念を発見できることがある．

ここで，自動思考のパターンから潜在的スキーマを見つけ出す練習に使うことができる Learning Exercise 8-2 を紹介する．このエクササイズは，自分の中核信念に気づくスキルを患者に獲得させる目的で使うこともできる．

4. 生活史の回顧

スキーマは人生上の経験から形成されることから，これらの基本原則を明らかにするのに役立つ方法の1つに，患者に過去へと遡ってもらい，非適応的または適応的な信念の形成を促進するのに影響したと考えられるものを思い出してもらうというものがある．この種の回顧は，誘導による発見，ロールプレイおよびホームワークを通して行うことができる．また，そのほかのスキーマ特定方法と同様に，詳細にわたる定式化を行うことによって，よい結果が得られるような方向性を明らかにできる可能性がある．回顧をする際には，発達史全体を概観するのではなく，すでに重要な話題であることが分かっている対人関係，出来事または状況に焦点を当てるようにする．例えば，患者から「自分は同年代の仲間といて居心地がよかったことはなく，社交的な体験をすることを避けてきた」という話を聞いていた場合，治療者は幼少期や思春期の頃の特に記憶に残っている対人関係の経験に焦点を当てた質問を行うことが考えられる．この方向で質問を進めていく場合，治療者の目標は，患者のコンピテンスや他者からの受容に関するスキーマを引き出すことになるであろう．

トラウマとなる出来事，問題のある人間関係，または自分で感じている身体やパーソナリティの欠陥は，スキーマ形成の過程を回顧する際の明らかな標的となる．しかし，適応的な信念の形成を促進したと考えられるプラスの影響に

Learning Exercise 8-2.
自動思考のパターンからスキーマを発見する

実施方法：表の右列に挙げてある各スキーマに該当する自動思考を表の左列に挙げてあるもののなかから1つずつ選ぶ．

自動思考	非適応的スキーマ
1.「アビー（娘）は気をつけていないと挫折する…彼女はあっという間にトラブルに巻き込まれる可能性について分かっていない…彼女が運転できるようにならないよう願っている」	A. 私は負け犬だ．
2.「また失敗してしまった…この仕事は自分には荷が重すぎる…これ以上彼らをだますことはできない」	B. 受け入れてもらうためには，完璧でなければならない．
3.「誰かに会おうと私に言わないで…どうせうまくいかない…1人でいたほうが楽だ」	C. 常に守っていなくてはならない．そうでないとひどいことが起こる．
4.「テストでミスはできない…週末ずっと勉強するだけの価値がある…ジムは私を誇りに思ってくれるだろう」	D. 私はいつも拒否される．男の人がいないと自分には価値がない．

答え：A：2，B：4，C：1，D：3

ついて忘れないようにすることも大切である．次に挙げるような質問は，スキーマ形成に関与した人生上の経験に患者が気づけるようにするために使うことができる．

スキーマの特定

1. **患者が影響を受けた人々について尋ねる.**「人生のなかで最も強い影響を受けた人は誰ですか？」「自分について彼らから何を学びましたか？」「先生やコーチ，友人，クラスメイト，精神的指導者は，どのようにあなたの考え方に影響を与えましたか？」「あなたを悩ませた人や拒絶した人はいましたか？」「あなたに自信を与えてくれたり，励ましてくれたりした人たちについてはどう思いますか？」

2. **それらの体験によって形成された可能性のある中核信念について尋ねる.**「家族とのそうした言い争いから，自分自身に対してどのような否定的メッセージを感じましたか？」「両親の離婚は，あなたの自分に対する価値観にどのような影響を与えましたか？」「学校でうまくいったことで，どのような肯定的な信念が生まれましたか？」「離婚することができ，虐待されるような関係から逃げ出せた経験から，自分自身について何を学びましたか？」

3. **趣味や興味，仕事，宗教的行為，スポーツなど，患者にとって重要な活動について尋ねる.**「音楽に対する関心や才能によって，自分自身に対する見方がどのように変わったと思いますか？」「仕事面でのスキルに関して，どのような中核信念をもっていますか？」「あなたがあなた自身をどう見るかについて，信仰はどのような影響を与えてきましたか？」「芸術活動や旅行，趣味はどうでしょう．そうした活動が自己概念に影響を与えたということはありませんか？」

4. **文化的・社会的影響について尋ねる.**「あなたの文化的背景は，あなたの世界観にどのような影響を与えてきましたか？」「マイノリティとして成長したことによって，あなたの自己概念はどういった影響を受けましたか？」「これまでの人生をずっと小さな町で過ごして，ご家族やご友人と非常に親密な関係を続けていらっしゃったことによって影響を受けたと考えられる信念は何でしょう？」

5. **教育や読書，独学について尋ねる.**「学校で過ごした時間は，あなたの基本的な信念にどのような影響を与えましたか？」「今までに読んだ本のなかで，あなたの自分自身に対する考え方に影響を与えたと思われる本はどれですか？」「その本を読んだことによって，どのような考えをもつよう

になりましたか？」「そのほかに自分の人生に対する姿勢に変化を及ぼした学習経験で，何か思い当たることはありませんか？」

6. **自分を一変させるような体験をしたことがないか尋ねる．**「自分の人生に大きな影響を与えた体験で，まだ私に話していないものはありませんか？」「世界を全く新しい視点からみることにつながった体験はありませんか？」「その体験によって，どのような姿勢や信念が生じましたか？」

5．スキーマ調査票の使用

　一般的な中核信念の調査票も，患者が自分のスキーマを特定する手助けになる技法の1つである．このツールには，主に研究の場で使用される長い質問票である「非機能的態度尺度 Dysfunctional Attitude Scale」（Beckら 1991），また別のきわめて精細な尺度である「Youngスキーマ質問票」（Youngと Brown 2001；Youngら 2003）などがある．またこれらのものより比較的短いスキーマ調査票が，コンピュータプログラム *Good Days Ahead*（Wrightら 2016）用に開発されている．読者の方々がこのスキーマチェックリストを臨床実践に活用できるように，このチェックリストを **Learning Exercise 8-3** および付録1「ワークシートおよびチェックリスト」に提示した．

　スキーマ調査票は，患者が自分の中核信念をなかなか認識することができない場合に役立つことがある．さまざまなスキーマの例を目にすることによって，患者の思考が刺激され，問題の原因となっている信念や，自尊感情の向上に向け強化することのできる信念に気づくことができる可能性がある．スキーマ調査票を使用することは，特に適応的信念のリストを作成する際に有用である．トレーニングを受けている人のスーパーバイズでは，肯定的な思考原則の特定に十分な注意が払われていないと感じることが多い．スキーマ調査票を実施すれば，治療者は確実に，患者の信念機構のなかに長所や今後伸ばしていけそうな点がないか，ある程度の時間をかけて調べることになる．

　誘導による発見やそのほかの質問技法を通して患者が問題なく自分の中核信念を特定できそうな場合でも，スキーマ調査票を使用することによって定式化に深みを与えることができる．一般に患者は，私たちがそれまで特定していなかった否定的および肯定的スキーマも自分に該当するスキーマとして選択する

ということが明らかになった．さらに，スキーマ調査票の実施後，その感想を話し合うことが，中核信念に関するそのほかの貴重な情報の発見につながることもある．ときとして，潜在的スキーマが調査票に挙げられていない場合もあるが，そこに挙げられている信念がトリガーとなって一連の思考が生じ，その思考を通してその患者の最も重要な潜在的思い込みを明らかにできることがある．

Learning Exercise 8-3 では，筆者らの過去の著書から引用したスキーマ調査票を読者の方々に実際にやってみてほしい．このリストは深刻なうつ病もしくは不安症をもつ患者用にデザインされたものであるため，多くの非機能的スキーマには決めつけるような表現が用いられている．しかし，この調査票を用いた臨床経験や研究から，このリストにある非適応的スキーマが自分に該当すると答える患者が多いことが分かっている．読者の方々には，CBT による治療を行っている患者に対して，まずはスキーマ調査票を実施し，治療セッションのなかでその回答について話し合うことを推奨する．

6. 個人のスキーマリストの作成

CBT の概念を思い出し効果的に使用するためのステップとして，治療セッションおよびホームワークで学んだ事柄を書き留めておくことがきわめて重要であることは，本書のなかで何度も指摘してきた．中核信念に取り組む際には，ペンと紙もしくは電子的な書面による記録をとっておいて定期的に復習することの価値を強調することが特に重要となる．スキーマはたいてい潜在的なものであり，日常的思考の水面下にあるため，中核態度に対する自覚は強化しなければすぐに減退してしまう．筆者らは，治療セッションのなかで懸命に重要なスキーマの特定に取り組んだにもかかわらず，差し迫った環境的出来事のプレッシャーや時間の経過によって，筆者ら治療者が注意を促さなければ，患者がその中核信念のことを「忘れて」しまいそうになる事態に何度も遭遇した．

カスタマイズしたスキーマリストは，治療者と患者が適応的および非適応的な中核信念について得た知識を記録，保存，そして強化する優れた手段として効果的に活用することができる．スキーマへの取り組みを始めたばかりの頃は，リストに数項目しか記載されていないかもしれない．しかし，治療の進行

第8章　スキーマの修正

Learning Exercise 8-3.
スキーマ調査票を用いた自己チェック

実施方法：潜在的に存在している可能性のある思考の原則を見つけ出すためにこのチェックリストを使用します．自分がもっている可能性があると考えられるスキーマをチェックしてください．（このスキーマ調査票は，ウェブで入手でき，臨床で使用するためにプリントアウトできます．http://www.appi.org/wright にある Appendix のリンクをクリックしてください．）

健全なスキーマ	非適応的なスキーマ
☐私は何が起こっても，どうにか対処することができる．	☐人から受け入れられるためには常に完璧でいなければならない．
☐何であれ懸命に努力すれば，必ずマスターすることができる．	☐1度何かをやると決めたら，必ず成功しなければならない．
☐私は生き延びていける人間である．	☐私はおろかな人間である．
☐私は人から信頼されている．	☐女性(男性)がいなければ，私には何の価値もない．
☐私は堅実でしっかりした人間である．	☐私は見せかけだけの人間である．
☐周囲の人は私に敬意をもっている．	☐自分の弱さは決して人に見せない．
☐何人も私を叩きのめすことはできても，打ち負かすことはできない．	☐私を愛してくれる人はいない．
☐私はほかの人のことを気遣う．	☐1つでも間違いをおかせば，すべてを失うことになる．
☐大抵，事前に準備をしたほうがうまくいく．	☐人といてリラックスできることはない．
☐私は尊敬に値する人間である．	☐私は何１つやり遂げることができない．
☐私は難問に挑むのが好きである．	☐私は何をやっても成功しないだろう．
☐私にとって怖いものなどいくつもない．	☐私にとってこの世界は恐怖に満ちた場所である．
☐私は知的だ．	☐他人は信用できない．
☐私は物事を解決することができる．	☐どんなときも自分がコントロールしなければならない．
☐私は親しみやすい友好的な人間である．	

(つづく)

(つづき)

- ☐ 私はストレスに対処することができる．
- ☐ 問題が手ごわいほど，私は粘り強くなる．
- ☐ 私は自分の過ちから学び，人間として成長することができる．
- ☐ 私はよい伴侶（および／または親，子，友人，恋人）である．
- ☐ すべてはうまくいく．
- ☐ 私には魅力がない．
- ☐ 自分の感情は決して表に出さない．
- ☐ 人はいつも私のことを利用しようとしている．
- ☐ 私は怠け者である．
- ☐ 私の本当の姿を知ったら，皆私を好きではなくなるだろう．
- ☐ 受け入れてもらうためには，いつも皆を満足させるようにしなければならない．

出 典：Wright JH, Wright AS, Beck AT: *Good Days Ahead*. Moraga, CA, Empower Interactive, 2016. Copyright © Empower Interactive, Inc. All rights reserved. https://www.appi.org/wright で入手できる

 Learning Exercise 8-4.
個人のスキーマリストの作成

1. 本章で説明した手法を用いて，自分自身の個人のスキーマリストを作成する．できるだけ多くの適応的スキーマおよび非適応的スキーマを書き出すように試みる．
2. 1人または複数の患者と一緒に，個人のスキーマリストの作成を練習する．作成したリストは，治療セッションで定期的に振り返る．スキーマ変更の進捗状況に合わせてリストを編集・修正していく．

とともにスキーマを追加していき，非適応的な中核信念は次項「スキーマの修正」で説明する技法を用いて変更する．このように，個人のスキーマリストは，CBT の全過程を通して改善の証をしっかりと記録していく，流動的なリストなのである．

表 8-3 スキーマ変化の手法

ソクラテス的質問法
根拠の検証
長所と短所のリスト作成
認知の連続体の使用
別の選択肢の生成
認知および行動リハーサル

スキーマの修正

　患者を手助けし潜在的スキーマの特定ができれば，思考や行動に対する非機能的原則を変えていく取り組みを開始することができる．この作業を行う際に覚えておきたいのは，多くの場合スキーマは患者に深く根づいており，長い年月の間実践され強化されてきたものだということである．したがって，自己洞察だけで患者がそうしたスキーマを劇的に変えていくとは考えにくい．こうした重要な思考・行動の原則を修正するためには通常，信念の検討，妥当な別の選択肢の生成，そして修正したスキーマの実生活におけるリハーサルという一連の手順を，患者が集中して行う必要がある（表8-3）．

1．ソクラテス的質問法の実施

　優れたソクラテス的質問は，多くの場合，患者が自分の中核信念における矛盾点を見つけ，スキーマが情動や行動に及ぼす影響力を正しく認識し，変化のプロセスを開始する助けとなる．ソクラテス的質問法の主な目標の1つは，患者の探究心を刺激することによって，固定化した非適応的な自己像や世界観から患者を引き離し，より好奇心にあふれ柔軟で成長促進的な認知形態へと導いていくことである．次に，ソクラテス的質問法によって，患者が中核信念の修正に対してより積極的になれるように手助けする際のヒントをいくつか挙げる．

1. **定式化を行い質問の方向性を定める．** 自分の目指すものが何かをしっかりと認識する．チェスの名人は何手も先まで考え，相手のあらゆる動きに反応できるようにさまざまな作戦を用意している．治療者も卓越したチェスプレイヤーのように考えることが必要である．もちろんソクラテス的質問法は競合的ではなく協働的に行うものである．
2. **患者が自分の思考の矛盾を見つけるのを助ける質問を用いる．** 患者は通常さまざまな中核信念をもっており，その一部は相反する意味をもっている．ある古典的なビデオのなかで Aaron T. Beck(1977)は，離婚に直面している患者に対し，「夫なしでは生きていけない」という信念と，「結婚前のほうが幸せで健康的だった」という信念との間にある矛盾について説明を求めている．この種の質問は，変化に向けたその後のアクションプランを理解し参加しようという気持ちを急速に高める可能性がある．〔訳注：当該のビデオは『Beck & Beck の認知行動療法ライブセッション』（医学書院）に含まれている面接動画に収載されている．〕
3. **患者の適応的信念の認識を促す質問をする．** 一般的に，患者が肯定的なスキーマを明らかにするために相当に努力すれば，それらの適応的な信念を完全に認識し，記憶し，実践する可能性は高くなる．患者に対して，問題に立ち向かっていく際に使える健全な態度や強さがあると言う代わりに，適応的な中核信念を明らかにする作業に患者が参加するように促すソクラテス的質問法を行うようにする．
4. **誘導的な質問は避ける．** 治療者として患者に何を分かってもらいたいか，または何をしてもらいたいかについて確かな計画があったとしても，治療者がすでに答えを知っていると思わせるような質問は慎む．CBT の協働的・実証的な形態を維持することが重要である．患者の思考の流れを追うことに対しても柔軟な姿勢を保つようにする．
5. **強い情動を引き起こす質問は学習を増強する可能性があることを心に留めておく．** 強い情動反応を誘発する，または情動的苦痛を激減させるソクラテス的質問を行うことができれば，患者にとってその学習体験は，より有意義で記憶に残るものになる可能性がある．

6. そのほかのスキーマ修正技法を実施するための足掛かりとなる質問を行う．優れたソクラテス的質問は多くの場合，中核信念を修正するためのより特異的な技法を使用するための基礎となる．ソクラテス的質問法は，学習への扉を開く鍵と考えることである．効果的なソクラテス的質問を行ったときには，次項で説明する「根拠の検証」，代わりとなる信念の生成，もしくは認知の連続体 cognitive continuum の使用などの手法を実施する心構えをしておく必要がある．

2．根拠の検証

　第5章「自動思考に取り組む」では，自動思考に対する根拠をどのように検証するかを説明した．スキーマに対する根拠の検証手順も，それと非常に似ている．しかし，非適応的な中核信念はきわめて長い期間維持されてきたものであり，実際に否定的な結果や批判，非機能的人間関係，またはトラウマによって強化されてきていることが多いため，患者はその信念が真実である根拠をかなり多く示すことができると考えられる．自分をダメな人間だと信じている男性であれば，失業や離婚，経済的な問題といった，否定的な結果の実例を数多くもっているかもしれない．また自分を愛してくれる人はいないという女性であれば，恋愛関係で拒絶された経験をいくつも列挙することができるかもしれない．そのため，スキーマに対する根拠の検証を行う際には，問題の存在を認め，患者の人生における苦しみに対して共感的な態度を示すことが必要になる場合がある．

　マリアの治療での根拠の検証のエクササイズを図8-2に示した．彼女は「私は愛されない」というスキーマをもっている（本章前述の「質問技法の使用」を参照）．この介入の最初のステップは，マリアが信念の根拠と反証に気づくよう援助することである．そして治療者は非適応的スキーマの根拠における認知の誤りに焦点を当てるよう促す．最後に，治療者がソクラテス的質問法を用いてマリアが信念を修正するよう支援する．なお，自分の患者に対してこの根拠の検証という手法を実施する際には，表8-4に挙げたヒントを心に留めておいてほしい．

　先の「質問技法の使用」の項で紹介した，アリソンという神経性過食症とう

> **変更したいスキーマ**：私は愛されない．
>
> **このスキーマを肯定する根拠**：
> 1. 夫が浮気をし，私のもとを去った．
> 2. 愛したもう1人の男性も私のもとを去った．たとえトライしても私は同じような痛みを経験するようになっている．
> 3. いつも自分は十分でないと感じていた．
> 4. 付き合った男性が少ない
>
> **このスキーマを否定する根拠**：
> 1. 2人の男性は私のもとを去ったが，一定期間は愛してくれていた．少なくとも10年は夫とよい関係だった．
> 2. 私は完全に自分を責めていたが，もしかすると一部は彼らのせいかもしれない．
> 3. 夫はまだ私を気にしていると言っているし，起こったことについて罪悪感も感じていると言っていた．
> 4. 多くの人が私を愛してくれている（娘，両親，きょうだい）．祖父母もとても愛してくれていた．
> 5. もしかしたら自分にもっと合う，一緒にいてくれる男性がいるかもしれない．愛を見つける過程におけるたった2つの経験に基づいて結論づけていた．
>
> **認知の誤り**：根拠の無視，過度の一般化，自己関連づけ，白黒思考．
> **修正したスキーマ**：2回拒否されたけれど，それは私が愛されないという意味ではない．私には強さがあるし，愛されるべきだ．私は恋愛関係で多くの誘いを受けている．

図 8-2　スキーマに対する根拠の検証：マリアの事例

つ病をもつ19歳の女性の治療では，根拠の検証を用いた介入を，具体的な行動目標を定めた有益なホームワークへとつなげる方法が示されている．この時点で，アリソンのうつ病は改善してきており希死念慮はなくなっていた．またすでに退院し，外来CBTによる治療を継続していた．彼女の治療者は，アリソンが「人から受け入れられるためには完璧でいなければならない」というスキーマに対するワークシートを作成できるように手助けしている（図 8-3）．注目してほしいのは，アリソンがこのスキーマを否定する根拠をかなり多く挙げ

第8章　スキーマの修正

表8-4　スキーマに対する根拠の検証方法

1. 根拠の検証を開始する前に，手短に手順の説明を行う．
2. 実証主義的アプローチを用いる．スキーマの妥当性を偏りのない目で見るという作業に患者を引き入れるようにする．
3. ワークシートに根拠を書き出す．この過程をはじめて行う際には，治療者が根拠を書き留めていったほうがよい．可能な場合にはいつでも，書き留める責任を患者に任せる．
4. ワークシートの記入は治療セッションのなかで開始し，その後ホームワークで記入を完了させるのがよい．これは，根拠を挙げて記録する過程に患者をしっかり参加させることにつながる．
5. スキーマに対する根拠は，決めつけるような表現の形をとり，認知の誤りなどの非機能的情報処理によって支えられていることが多い．論証におけるこうした誤りを患者が見つけることができるよう手助けする．
6. 人間関係，他者からの受容，コンピテンス，社交的スキルなど，主要な機能に関する問題を繰り返し経験していることを示す根拠がある場合は，その情報を介入方略のデザインに活用する．具体例を挙げると，社交面でのコンピテンスについて否定的な中核信念をもつ人であれば，回避のパターンを打破し社交状況で気を楽にもてるようにするために必要なスキルを教える行動的技法を用いることによって，手助けすることができるだろう．
7. 非適応的な中核信念を否定する根拠を挙げる際には創造的であるようにする．状況を異なる視点からみることを促すようなソクラテス的質問法を行う．患者は自分自身に対して固着した否定的な観念をもっていることがあるため，変えていくことに対する理由を患者が見出せるようにするには，治療者の根気と想像力が必要になる場合がある．
8. 非機能的スキーマを否定する根拠をできるだけ多く集める．この情報は中核信念が間違いであることを証明する助けとなり，またそのほかの認知行動療法の介入に向けた重要な突破口ともなる．
9. 根拠の検証という方法を，患者が中核信念に具体的な修正を加えるのを助ける基盤として用いる．患者とともに根拠を検証した後，思考の原則をより健全なものへと変える修正案がないか患者に尋ねる．それらのアイディアを根拠の検証用ワークシートに書き込み，本章で説明したそのほかの介入法を用いてフォローアップを行う．
10. 根拠の検証のエクササイズ成功を基にホームワークの課題を作成する．課題の候補としては，ワークシートにさらなる根拠を追加する，認知の誤りを見つける，代わりとなるスキーマを考えるなどがあり，また行動的な課題として，修正した信念と一致する新しい行動の練習を提案することも可能である．

スキーマの修正

変更したいスキーマ：受け入れられるためには完璧でいなければならない．

このスキーマを肯定する根拠：
1. 両親にはいつも，すべてにおいて最高であることを求められた．
2. 男性はスリムで完璧な女性を求めている．
3. 学校で1番の成績を収めたときには奨学金を獲得した．皆が私を素晴らしい生徒だと言った．
4. 人気者でいるには人より優れていなければならない．平凡な人と友人になりたい人などいるだろうか？

このスキーマを否定する根拠：
1. 両親は物事に高い基準をもっているが，私が完璧でなくてもきっと受け入れてくれると思う．両親自身も完璧な人間ではない．欠点があっても私は両親を愛している．
2. 私の友人のなかには，太っていてもボーイフレンドと非常によい関係にある人が何人かいる．
3. 私の知り合いのなかで最も幸福な人のなかには，完璧であることにこだわっていない人もいる．
4. 完璧ではない人たちも，ありのままにまわりから受け入れられているようだ．もしかすると，完璧ではない人とのほうがくつろげるという人もいるのかもしれない．

認知の誤り：二分法的思考，拡大解釈，根拠の無視
1. 実際には私が失敗したときや目標を達成できなかったとき，両親は思いやりのある態度で受け入れてくれた．両親は私が体重のことをそれほど気にすることはないと思っている．
2. 体重やお腹が出ていないといったこと以外にも，私にはたくさんのものがある．私は，そのほかの長所を受け入れる必要がある．
3. 完璧であることにあれほど一生懸命にならなければ，もっと多くの友人を作ることができたかもしれない．あまり基準を高くもつと，人は嫌気がさすのかもしれない．

根拠の検証を行った結果，このスキーマに対する私の確信度は：30%

このスキーマ修正に対するアイディア：
1. 卓越性を追い求めるのは構わないが，完璧にできなかったとしても自分自身を受け入れるようにする．
2. 自分の目標達成について，もっと現実的な姿勢をとったほうが，より幸福になり，人からも受け入れられていると感じられるようになる．

スキーマを変更し，より健全に行動するために，これから実施すること：
1. 自分のなかにある，完璧ではないが人から受け入れられるだけの価値がある部分をリストアップする．
2. 以下に挙げたことを行うことで，運動をするときの完璧主義を意識的に重視しないようにする：a)最低でも週2回は休みの日を設ける，b)ジムでの反復運動の回数を数えたり記録したりしない．
3. 以下のことを通して，勉強における完璧主義を和らげる：a)各課題にかかった時間を記録するのをやめる，b)最低週3回は勉強を休み，何か楽しいことをする（例えば映画に行ったり，ただ友人とだらだらして過ごす），c)勉強するときの目的を常に最高の成績をとるようにすることから，学ぶという体験を楽しむことへと変えていく．

図8-3 スキーマに対する根拠の検証：アリソンの事例

第8章　スキーマの修正

ており，自分の認知の誤りについての意見もいくつか付け加えていることである．しかし，代わりとなる中核信念を作り上げていくには，まださらに努力が必要なようである．スキーマに対する根拠の検証用ワークシートの用紙は，読者がコピーして自分の患者に使用することができるように付録1「ワークシートおよびチェックリスト」に用意した．

3. 長所と短所のリスト作成

　一部の非適応的スキーマは，役に立つ部分があるために何年にもわたって維持される．そうしたスキーマには，たとえ多くのマイナス面があったとしても，その人にそれまで通り非機能的思考や行動様式を続けようという気にさせるプラス面も同時に存在している．アリソンの「人から受け入れられるためには完璧でいなければならない」というスキーマは，こうしたタイプの中核信念の好例である．完璧主義への衝動はアリソンを惨めな気持ちにしていたが，その完璧主義的な行動のおかげで大きな成功を得た経験もアリソンにはあったのである．こうした二面的なスキーマは，精神障害をもたない人にごく一般的にみられるものである．読者の方々も，長所と短所の両方をあわせもった信念をいくつかもっているだろう．自分の個人スキーマリストのなかに，そういったスキーマを見出すことができるだろうか？

Learning Exercise 8-5.
長所と短所をあわせもつスキーマの特定

1. Learning Exercise 8-4 で作成したスキーマリストを振り返る．
2. 自分によい影響を与えているが，一方でマイナス面もあると考えられるスキーマを特定する．例えば，あるスキーマには仕事に打ち込むことを促す作用があるが，緊張状態をもたらす，または社交的な生活を犠牲にするといった，マイナス面を伴っているかもしれない．完全に適応的なスキーマしかもたない人はいないことを踏まえ，プラスとマイナスの影響のどちらもあわせもつスキーマを見つけ出すように努力してみる．
3. その中核信念の長所と短所をリストアップする．

臨床場面で長所と短所のリストを作成する際には，根拠の検証で用いるものと同様なステップをとることが多い．まずはじめに，手順を簡単に説明し，患者に趣旨を理解してもらう．そして長所と短所のリスト作成に向けた一連の質問を行う．次に，その分析結果を基に，スキーマをより適応的で比較的負担の小さいものにするための修正案を検討する．最後に，新しい行動を練習するためのホームワークをデザインし実施する．

スキーマの長所と短所の比較には，潜在的な利点がいくつかある．まずスキーマのもつさまざまな影響をすべてみることができ，こうした異なる影響を検討していくことによって，変化に向けた創造的なアイディアが刺激される可能性がある．そしてもちろん，スキーマの有害な影響をリストアップすることによって，その信念をもち続けることのマイナス面が強調されることになる．しかし，スキーマの長所について知ることも，それと同じくらい重要である．非適応的なスキーマおよびそれに付随する行動に相当な正の強化が伴っている場合，それと同等のメリットが修正した信念でも得られなければ，患者が元のスキーマや行動を放棄する可能性は低いためである．

代わりとなるスキーマの生成に取り組む際，筆者らは患者に対して，元のスキーマのもつマイナスの影響を除去または大幅に削減すると同時に，長所を少なくとも一部は保持するような修正を考えるよう提案する．アリソンのもつ完璧主義に関するスキーマは，こうしたタイプの介入の標的として理にかなったものであった．長所と短所のリストを作成することによって，アリソンの中核信念の修正に役立つアイディアがいくつか生まれた（図 8-4）．

4．認知の連続体の使用

スキーマに決めつけるような表現が用いられている場合，患者は自分自身のことを非常に否定的にとらえていることがある（例：「私はダメな人間だ」「私は誰からも愛されない」「私はおろかな人間だ」）．こうしたタイプのスキーマが存在している場合には，患者が自分の信念をより広いコンテクストのなかでとらえて，その思考の極端さを和らげられるように，認知の連続体という技法を使用することができる．

Video 21 でスダック医師は，認知の連続体を効果的に用いて，ブライアン

第8章 スキーマの修正

変更したいスキーマ：受け入れられるためには完璧でいなければならない．

このスキーマの長所：
1. 学校ではいつも成績がクラスでトップだった．
2. 今までスリムでいることができた．
3. ヴァイオリンを懸命に練習し，州のオーケストラの一員に選ばれた．
4. クラスメイトの多くは私を尊敬していた．
5. 大学へ行くための奨学金を得た．
6. 今まで精神科の治療を受けたこと以外，問題を起こしたことがない．

このスキーマの短所：
1. 完璧主義は私を消耗させる．
2. 私には摂食障害がある．
3. 自分が満足するためには，すべてが完璧にうまくいく必要がある．
4. 完璧であろうとすることにより人との間に距離ができている．皆が私を好きではないのは，たぶん私が人よりも優れた人間になろうとしているようにみえるからだろう．
5. 自分自身に心から満足したことは1度もない．いつもまだ十分ではないと思っている．
6. リラックスして楽しむということができない．落ち込むことがよくある．いつも緊張していて，たいてい惨めで憂うつな気分でいる．

このスキーマ修正に対するアイディア：
1. ベストを尽くす標的を選ぶようにする．例えば，今後もしっかり勉強し，優れたキャリアに向けた目標をもっていくことは問題ない．けれども，人生におけるほかの分野については手を緩めるようにする．
2. 1番になる必要がなく，楽しみながらできる興味や趣味をもつ．
3. 友人や家族のまわりでリラックスし，私がいろいろなことを達成したり完璧な人間であったりしなくてもきっと受け入れてくれると考える．
4. 成功を求めて努力するにしても，完璧を執拗に追求しすぎないほうが，もっと人から受け入れられるようになるはずである．

図8-4 長所と短所のリスト作成用ワークシート：アリソンの事例

の「人はあてにならない」というスキーマを修正する手助けをしている．図8-5に表示されている連続体を作成していくと，ブライアンは「あてになる人もいる…頼りにならない人もいる」と信念を修正することができる．Video

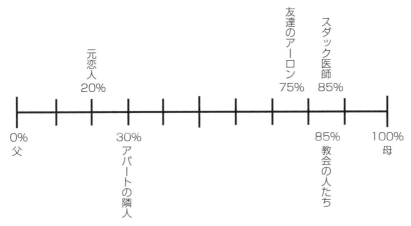

図 8-5　認知の連続体——どのくらい人を信じているか：ブライアンの事例

21 を見る際には，スダック医師が，ブライアンの孤独と社会的な孤立を減少させ，より適応的なスキーマを固める素晴らしい可能性を含んでいる行動的な課題を作成している点に注目してほしい．

Video 21
非適応的スキーマの修正
スダック医師とブライアン（12：22）

5．別の選択肢の生成

　本章で説明した中核信念を変えるための方法（例：ソクラテス的質問法，根拠の検証，および長所と短所のリスト作成）は，患者を刺激し，代わりとなるスキーマの検討につながっていくことが多い．これらの主要な介入法は，患者が自分のもつ思考の基本原則に修正を加えることを検討する助けとして，非常に有益なツールになりうるものである．また，自動思考に対して合理的な別の考えを見つけ出す手法（第 5 章「自動思考に取り組む」を参照）を中核信念への取り組みに応用することも可能である．例えば，科学者や探偵のように幅広い

第8章 スキーマの修正

さまざまな可能性に心を開いて考えるように患者を力づけたり，肯定的で合理的な別の考えを見つけられるように手助けをしながら長所を伸ばしていくコーチとしての自分を患者に想像してもらったりする．第5章で詳しく説明したブレインストーミングの手法は，奥深く根づいたスキーマに対する別の選択肢を考え出す際に特に有用である．筆者らがこの技法を中核信念の修正に用いる場合は，患者に自分の古い思考様式から離れてあらゆる変化の可能性について考えることを試してもらうようにしている．

　患者が別の選択肢を考え出す方法としては，スキーマの言い回しに注目するというものもある．例えば，「私には何の価値もない」「自分にはスポーツの才能が全くない」「私は今後もずっと人から拒絶されるだろう」といった中核信念を考えてみる．スキーマに用いられている決めつけるような表現を指摘して，比較的極端でない表現を使うことを検討してみるように患者に提案するのも，より健全な信念を生み出す1つの方法である（例：「私は何度も拒絶された経験があるが，家族や友人の一部は私を支えてくれた」）．また「もし～だったら if-then」型の文章に焦点を絞って表現を変えていく手助けをすることも可能である（例：「もし私の本当の姿を皆が知ったら，私が見せかけだけの人間だと分かってしまうだろう」「もし彼の要求に応えられなかったら，彼は私のもとから離れていってしまうだろう」「誰かと親密な関係になれば，きっと傷つけられることになるだろう」）．「もし～だったら if-then」型の信念の限定的な性質を教えることが，比較的柔軟な基本原則を作り上げていくきっかけになる可能性がある（例：「人と親密になるということにはリスクがつきまとうが，いつも自分が傷つけられる結果になるわけではない」）．使用できる技法の選択肢としてはそのほかに，いくらか長所はあるが全体的にみて有害な影響を及ぼしている中核信念の言い回しについて考えてみるように患者に提案するという方法がある．わずか1つか2つの言葉を変えるだけで，患者がそのスキーマを微調整し，より適応的または害の少ないものへと変化させることができる場合がある（例：「すべてを自分でコントロールする必要がある」を「すべてを自分でコントロールできるとよい」と修正する）．

　患者のなかには，勉強や内省，文化的活動や講習など，成長志向の活動を効果的に活用して，中核信念を変化させる可能性を探ることができる人もいる．

読書であれば，現在の思考様式に疑問を投げかけるようなインスピレーションを与える本や哲学的な本，または歴史書などが考えられる．信仰活動，舞台や音楽のパフォーマンス，ビジュアルアート，刺激的な市民講座，またはアウトドアでの冒険的な体験なども，自分自身と世界を今までとは異なった視点からみるよい機会になる場合がある．この種の体験は，人生のより深い意味や目的を探している人にとって特に有用である．筆者らの患者が最も役立ったと感じた本をいくつか挙げると，『*Man's Search for Meaning*』（Frankl 1992），『*Full Catastrophe Living*』（Kabat-Zinn 1990），『*The Art of Serenity*』（Karasu 2003），『*The Mindful Way Through Depression*』（Williams ら 2007）および『*Flourish*』（Seligman 2012）〔『ポジティブ心理学の挑戦：*"*幸福*"*から*"*持続的幸福*"*へ』（ディスカヴァー・トゥエンティワン）〕がある．

6．認知および行動リハーサルの実施

　スキーマを変化させるのに成功するかどうかを予測するのに最も重要なことは，1にも2にも**練習**である．ほとんどの場合，自己洞察のみでは深く刻み込まれた中核信念を逆転することはできないため，患者が実生活において修正したスキーマを試し，その成功や障壁から学び，今までとは違った行動をとるためのスキルの習得を支援する方略を考え出す必要がある．一般的に，スキーマの修正案のリハーサルは治療セッション中に開始し，その後ホームワーク課題を通して日常生活へと拡大していく．認知および行動リハーサルの基本方法は，第5章「自動思考に取り組む」および第6章「行動的手法Ⅰ　気分の改善，活力増加，課題遂行および問題解決」のなかで取り上げている．ここでは，読者の方々にリハーサル実施方法の記憶を新たにしてもらうために，スキーマ変更に対するリハーサル技法の使用の実例として，スダック医師によるブライアンの治療から例を引くことにする．

　これまでのビデオのなかでは，スダック医師がブライアンを手助けし「人はあてにならない」という中核信念に対する別の選択肢を作り上げていく様子を取り上げた．次に示す Video 22 でスダック医師はブライアンとともに，より健全なスキーマの実践に向けた取り組みを行っている．治療のこの段階では，ブライアンは多くのことを学び，思い切って同僚のルネーをデートに誘おうと

決意している.しかしながら,うまくいかないかもしれないと恐れていた.ルネーは誘いを断るかもしれないし,ほかのことで忙しいと言うかもしれない.1度誘いが受け入れられた後に断られるというのが最悪の結果だということを,ブライアンがスダック医師に伝えた後,2人はこの可能性に対処する練習を行った.

Video 22
修正したスキーマを行動に組み込む
スダック医師とブライアン(10:45)

修正したスキーマの練習については,多くの効果的な方略がある.Video 22に出てくるように,スダック医師は,ブライアンが修正した信念を実行するためのスキルを獲得する手助けになるようにロールプレイを用いている.一般的に使用されているそのほかの方法には,心的イメージ,ブレインストーミング,およびコーピングカードの作成などがある.修正したスキーマのリハーサルおよびそれらの信念の実践に向けた行動プランについて,表8-5にいくつかヒントを挙げる.

成長志向的CBT

スキーマを変化させるのは通常,症状緩和および再発防止のためであるが,治療を1段進めて,自分のなかに意味を見出し成長していくために使うこともできる.患者の1番の関心が症状の緩和である場合でも,人としての成長の可能性を広げるような,または人生にしっかりとした目的意識をもつ助けとなるように中核信念を見つけ出すことが役に立つ場合がある.患者が成長志向の治療へとつながるような目標をもっているかどうかを判断するための質問の例としては,次のようなものがある:「うつ病を克服した後,治療のなかで取り組みたいと考えていることはありますか?」「退職後(または子どもが家を出た後,離婚から立ち直った後,など)の人生を変えていくことについて,ほかに

表8-5　新しいスキーマを練習する際のヒント

1. 新しい，または修正したスキーマを試すための計画書を作成する．この計画では，修正した中核信念と，その実践のための具体的な行動を特定すべきである
2. 治療セッションのなかで心的イメージおよびロールプレイを用いて計画のリハーサルを行う．変更に向けた計画の障壁となる可能性のある自動思考，スキーマまたは非機能的な行動パターンを特定する
3. 障壁を乗り越えるための対処方略を作成する
4. 新しい中核信念および適応的な行動を実生活における特定の状況で練習するホームワーク用の課題を作成する
5. ホームワークを有益な体験にするための方法を患者に伝える
6. コーピングカードに計画を記載する
7. 次回のセッションでホームワークの結果を振り返り，必要な場合は計画に修正を加える
8. 患者がスキーマを修正する手助けをしていく間，「1にも2にも練習」という方略を常に忘れないようにする．スキーマを変化させるための原理を適用する複数の標的を選択する

何か目標はありますか？」「先程，仕事中毒でいるのをやめたいとおっしゃっていましたね…いつも仕事ばかりしている状態ではなくなった場合，あなたご自身の人生の目標はどのようなものになりますか？」

　うつ病と神経性過食症の若い女性アリソンは，完璧を追求しコントロールを維持しようとする闘いに固着していたために，自分の世界のなかで意味をもつ可能性のある多くの事柄を見逃していた．しかし，症状が落ち着いてくると，アリソンは自分の前に伸びている道をこれまでより質・量ともに豊かな視点からみることができるようになった．そして，それに伴って，非機能的なスキーマによって覆い隠されていた適応的な信念を育み強化していくことができるようになった（例：「私はよい友人だ」「世界を変えることがしたい．人生で何か人のためになることがしたい」「自然のなかで生活して自分のまわりにあるものを大切にするようにしたい」）．

　成長志向のスキーマを作り上げていく過程では，ときに新たな領域の探究が必要になる場合がある．患者はこれまで常に自分の人生には何かが足りない，

第8章 スキーマの修正

または自分は目的や意味のある物事を中心とした人生を送っていないと感じてきたかもしれない．あるいは，大きな喪失体験のために中核的価値観や構成概念が揺らいでいることもある．こうした状況では，患者が自分の存在に関する疑問に取り組み，喪失を乗り越えて進んでいく方法，可能性の扉を開く方法，または新たなアイディアを実践していく方法を見つけ出せるように手助けすることを CBT の焦点にすることができる．一般向けの著書『*Breaking Free From Depression: Pathways to Wellness*』（Wright と McCray 2011）のなかで，筆者らは人生の意味を探究するための実践的な方法をいくつか提案している．これらのアイディアの大半は Viktor Frankl（1992）の著作をヒントにしたものであり，目的意識を高めることや中核的価値観に対するコミットメントを強化することに関心がある人に，自助エクササイズとして課すことが可能である．

成長志向的 CBT に関する文章や本の執筆者のなかには，患者が新たな自己存在を構成する適応的なスキーマを作り上げていくのを手助けする，というアプローチを指す言葉として，**構成主義** constructivism もしくは**構成主義的認知療法** constructivist cognitive therapy という用語を用いている人もいる（Guidano と Liotti 1985；Mahoney 1995；Neimeyer 1993）．構成主義的認知療法の究極の形態は，人をより高いレベルの個人的な信頼感と幸福へと転換させる治療過程である．CBT に関する筆者らの経験では，そうした大きな転換が起こることはまれである．しかし，症状緩和段階の先へと治療を進め，成長志向の目標に向けて取り組んだ場合，その成果は患者と治療者双方にとって非常に満足できるものになる可能性がある．

成長志向的療法および構成主義的認知療法における CBT 手法の詳細な説明は，基礎的なテキストである本書の範囲を超えたものである．しかしながら，治療の定式化の際に人としての成長や意味という側面を考慮して，少なくとも部分的にでも，将来の指針となる適応的な中核信念を患者が見つけ出せるように手助けするように治療場面で努力してほしい．第 10 章「重度，慢性または複合的な障害を治療する」では，ウェルビーイング療法やマインドフルネスに基づいた認知療法といった個人の成長を促すアプローチについて短くまとめている．

Learning Exercise 8-6.
スキーマの修正

1. 協力者とともにロールプレイエクササイズを行い，1つのスキーマに対する根拠を検証し，その長所と短所を比較・評価する．
2. 次に，本章で説明した別の選択肢を生成する技法を用いる．
3. 修正したスキーマを実践するための計画を作成する．計画には，その人がどのように今までとは違った思考および行動を行うか，その詳細を記入するようにする．
4. こうしたスキーマ変更のための手法を，実際の治療現場で患者とともに実践する．
5. 患者から適応的な成長志向のスキーマを少なくとも1つは引き出し，その信念を実践するための計画を作成する．

まとめ

　中核信念を変えるというのはときとして困難な作業である．しかし，スキーマの修正に向けた治療作業は，自己評価や行動の有効性 behavioral effectiveness を大きく向上させる可能性がある．スキーマは人間の奥深くに根づいた思考の基本原則であるため，それを明らかにするには治療者の創意工夫と粘り強さが必要となる場合がある．中核信念を明らかにする方法として一般的に広く使用されているものには，ソクラテス的質問法，自動思考のパターンからのスキーマ発見，下向き矢印法などがある．また書面によるスキーマリストの作成は，治療者と患者の注意を変化の過程から逸らさないようにする効果がある．

　非適応的なスキーマの束縛を緩めるために，CBTでは，自分の中核信念から1歩下がってその的確さをチェックするように患者を励ますような手法を用いる．根拠の検証や長所と短所のリスト作成といった技法は，視野を広げて新たなスキーマ作成を刺激する可能性がある．中核信念に対する修正案を治療セッションやホームワークで作り上げた後は，そのスキーマを実生活のなかで

試すための具体的な計画をデザインする必要がある．修正したスキーマが定着して，古い非適応的な思考原則に取って代わるまでには，通常繰り返し練習する必要がある．また一部の患者では，CBT の成長志向的な段階が，自己概念に深みを与え幸福感の向上につながる適応的な中核信念に向けて取り組んでいく助けとなる場合がある．

文献

Beck AT: Demonstration of the Cognitive Therapy of Depression: Interview #1 (Patient With a Family Problem) (videotape). Bala Cynwyd, PA, Beck Institute for Cognitive Therapy and Research, 1977

Beck AT, Freeman A: Cognitive Therapy of Personality Disorders. New York, Guilford, 1990

Beck AT, Brown G, Steer RA, et al: Factor analysis of the Dysfunctional Attitude Scale in a clinical population. Psychol Assess 3: 478-483, 1991

Beck AT, Davis DD, Freeman A (eds): Cognitive Therapy of Personality Disorders, 3rd Edition. New York, Guilford, 2014

Clark DA, Beck AT, Alford BA: Scientific Foundations of Cognitive Theory and Therapy of Depression. New York, Wiley, 1999

Evans MD, Hollon SD, DeRubeis RJ, et al: Differential relapse following cognitive therapy and pharmacotherapy for depression. Arch Gen Psychiatry 49: 802-808, 1992 (PMID: 1417433)

Frankl VE: Man's Search for Meaning: An Introduction to Logotherapy. Boston, MA, Beacon Press, 1992

Greenberger D, Padesky CA: Mind Over Mood: Change How You Feel by Changing the Way You Think, 2nd Edition. New York, Guilford, 2015

Guidano VF, Liotti G: A constructivist foundation for cognitive therapy, in Cognition and Psychotherapy. Edited by Mahoney MJ, Freeman A. New York, Plenum, 1985, pp 101-142

Jarrett RB, Kraft D, Doyle J, et al: Preventing recurrent depression using cognitive therapy with and without a continuation phase: a randomized clinical trial. Arch Gen Psychiatry 58: 381-388, 2001 (PMID: 11296099)

Kabat-Zinn J: Full Catastrophe Living: Using the Wisdom of Your Body and Mind to Face Stress, Pain, and Illness. New York, Hyperion, 1990

Karasu TB: The Art of Serenity: The Path to a Joyful Life in the Best and Worst of Times.

New York, Simon & Schuster, 2003

Mahoney MJ (ed): Cognitive and Constructive Psychotherapies: Theory, Research, and Practice. New York, Springer, 1995

Neimeyer RA: Constructivism and the cognitive psychotherapies: some conceptual and strategic contrasts. J Cogn Psychother 7: 159-171, 1993

Seligman MEP: Flourish: A Visionary New Understanding of Happiness and Well-Being. New York, Atria Books, 2012

Williams M, Teasdale J, Segal Z, Kabat-Zinn J: The Mindful Way Through Depression: Freeing Yourself From Chronic Unhappiness. New York, Guilford, 2007

Wright JH, McCray LW: Breaking Free From Depression: Pathways to Wellness. New York, Guilford, 2011

Wright JH, Wright AS, Beck AT: Good Days Ahead. Moraga, CA, Empower Interactive, 2016

Young JE, Brown G: Young Schema Questionnaire: Special Edition. New York, Schema Therapy Institute, 2001

Young JE, Klosko JS: Reinventing Your Life: The Breakthrough Program to End Negative Behavior and Feel Great Again. New York, Plume, 1994

Young JE, Klosko JS, Weishaar ME: Schema Therapy: A Practitioner's Guide. New York, Guilford, 2003

自殺のリスクを軽減するための認知行動療法   9

　もし患者がすべての希望を諦め，未来には痛みと絶望以外何もみえないと考えれば，自殺をすることが妥当な選択のように思えるかもしれない．絶望の認知はこのように非常にネガティブな結果になりやすいため，治療者は集められるだけのスキルと創造力を総動員してその妥当性に立ち向かわなくてはならない．もし治療者が，これらの絶望の認知を修正するように手助けする方向を目指して進まなければ，その信念の妥当性が暗黙の裡に証明されてしまい，治療のプロセスの妨げになるかもしれない．患者がリカバリーは可能である，もしくはありうるだろうと信じていて，生きるための真の理由があり，問題の解決になるかもしれない答えを見つけることができれば，自分を傷つけようと本気には思わず重篤なレベルのうつ病に耐えられる可能性がある（Wright ら 2009）．

　自殺行為を防ぐためのエビデンスをもったいくつかの治療法が，ランダム化比較試験で検証されている．自殺予防のための認知療法（CT-SP；Brown ら 2005），短期認知行動療法 brief cognitive behavioral therapy（Rudd ら 2015；Slee ら 2008），弁証法的行動療法（Linehan ら 2006），およびほかのいくつかのアプローチ（Bateman と Fonagy 1999；Guthrie ら 2001；Hatcher ら 2011）の成人における自殺企図または自傷行為の予防に対する有効性が示された．例えば，最近自殺企図を起こした人が CT-SP を受けると，18 か月以内に再び自殺企図しようとする確率が，治療を受けなかった人と比較して 50％ 減少した（Brown ら 2005）．この治療の主な特徴は，自殺行動の予防および絶望感と憂

うつ感の重症度の軽減に直接焦点を当て，認知と行動の方略を適用することにある．Substance Abuse and Mental Health Services Administration's National Registry of Evidence-Based Programs and Practices は，CT-SP（Brown ら 2005）を自殺のリスクを軽減するのに有望な，エビデンスのある治療法として認定している．

　本章では，CT-SP 治療に基づいて自殺のリスクを軽減させる鍵となる認知および行動戦略について説明する．これらの戦略は，絶望的になっている患者に認知行動療法（CBT）に取り組んでもらうこと，CBT を患者に説明すること，治療に積極的に参加してもらえるようにすること，自殺リスクのスクリーニングと評価をすること，安全対策 safety plan を立てること，生きる理由を見つけ出して希望の感覚を徐々に教え込むこと，およびそのほかの認知および行動戦略を使って自殺危機のリスクを軽減して再発を予防することに焦点を当てている．

絶望的になっている患者に CBT に取り組んでもらう

　自殺するリスクのある多くの患者は，この先物事が好転する見込みがないことに絶望し，すべてを投げ出そうと考えている．絶望的な認知を同定し，それに代わる現実的な捉え方を明らかにすることで患者の手助けをするために CBT を用いることはできるが，自殺のリスクがある患者は，精神医学的な治療が役に立つ可能性についても絶望的になっているかもしれない．「実際何も効果がなかった」と話す患者もいるだろう．彼らはすでにうんざりするほどの薬物療法と精神療法を受けてきたが，そのなかに症状を軽減させたり安定させたりしてくれる治療はなかったのである．患者の絶望感を扱う1つの方法は，推奨された治療に対する患者自身のアドヒアランスも含めて，治療者が丁寧にそれらの治療の妥当性と質を再検討し，その後患者がこれまで受けてきた治療の効果に対する結論を再評価する手助けをすることである．ただし，この方法は，患者が認知行動学的な方法を理解する前や有効な治療関係が確立される前に導入するとあまり効果を期待できない可能性もある．

これらの懸念を考慮し，患者の心配事に注意深く耳を傾け，気持ちを楽にする可能性のある治療を受けるための闘いと挑戦に共感することが，多くの場合役に立つだろう．患者が抱いている絶望感を認識し認めることが，患者に治療に取り組んでもらう最初のステップである．治療者は，患者が語るこれまでの治療体験に注意深く耳を傾けた後，過去のネガティブな治療体験がCBTを含む現在の治療に対するネガティブな態度に影響を与えている程度を評価する．以前の治療法の役立った点と役に立たなかった点を話す機会を患者に与えることによって，治療者は治療効果を高めると考えられる介入の特定の側面を強調し，それぞれの患者に合わせたCBTの介入を行うことが可能になる．治療者に理解してもらえたと患者が感じれば，治療者は次のように指摘することもできる．絶望感は抑うつ的になっている人によくみられる考え方の1つで，CBTの目的は患者がその絶望感に取り組むのをサポートすることであると．

治療早期に絶望感を軽減させるもう1つのCBT要素は治療が構造化されていることである．圧倒され，ジレンマから抜け出す方法は何もないと考えている患者は，現実的な目標を設定し，問題解決に取り組み，目標に到達できるようにガイドしてくれる治療者とともに作業を行うことに前向きに反応するようになる可能性がある．

CBTの情報を提供する

CBTの構造とプロセス，および秘密保持と守秘義務の限界について患者に伝えることは，自殺する可能性がある患者に対しては特に重要である．これらの情報を提供し，自殺するリスクがある患者に質問をする機会を与えることは，治療について絶望的になりやすい，または治療を全部投げ出してしまいやすい患者の傾向を考えると重要である．CBTの形式と構造の詳細を説明するとき，治療者は次のような一般的なセッションの構造を概説するだろう．つまり，気分のチェック，希死念慮と自殺行動を含む臨床症状の評価，前回のセッションの要約，優先的なアジェンダの設定，今回のセッションの要約，自助的な課題に協働的に取り組むこと，およびセッションの有用性についてフィード

バックをもらうことなどである．患者にCBTの流れを説明することは，自殺したいと考えている理由を含む患者の問題を，考え抜かれた体系的な方法で扱うことができると理解する助けになる．

治療に対するコミットメントを強める

　初回のCBTセッションにおける必須課題は，治療に対する明確なコミットメントを得ることである．それには，継続的にセッションに参加すること，治療目標の達成に向かって取り組むこと，ホームワークに取り組むこと，および自殺危機と絶望感にうまく対処するために治療のそのほかの側面への積極的な参加に患者が同意することが含まれる．

　治療に対する動機づけを高める重要な方略は，治療における第1の目標が自殺を予防することだと明確にすることである．この点について，治療者は自殺衝動を行動に移さないで，決められた回数のセッションの間は治療過程にしっかり取り組むように患者に伝えてもよいだろう．このアプローチの目的は，患者に決められた期間はしっかりと治療にコミットしてもらい，その間に自殺のリスクを軽減して自殺企図を思いとどまる特定のコーピングスキルを学んでもらうことである．患者には，互いに合意した回数のセッションが終了した後，治療者と患者がこの治療が有効かどうかを評価し，必要であればその先の治療の計画を立てることになると伝える．筆者らの経験からは，CBT治療に取り組むモチベーションを高めるこれらの方法を使えば，患者が治療から脱落する可能性が低下する．

自殺リスクのスクリーニングとアセスメント

　自殺のリスクをアセスメントすることは，リスクの程度に合わせた効果的なアクションプランを作り出すための重要なステップである．リスクが低い患者は病院の外来でごく普通の治療を受けているかもしれないが，リスクが高い患

者は自分の身を守るためにより高強度の治療，追加の特別な精神医学的治療や物質乱用の治療，もしくは入院治療プログラムなど，そのほかのケアを必要とするかもしれない．

　自殺する可能性のある人はハイリスク集団であるため，臨床家は治療開始時に包括的な自殺リスクのアセスメントを行う必要があり，あわせてその後の各CBTセッションにおいても自殺のリスクをスクリーニングする必要がある．包括的な自殺リスクのアセスメントには，患者の現在の精神的な状態に関する直接的な質問，自己記入式尺度の実施，医療記録の見直し，臨床場面における患者の行動の観察，および可能であれば患者の家族や友人に連絡をとることが含まれる．リスクのアセスメントには現在抱いている希死念慮の内容，頻度，持続期間，および深刻さとあわせて過去の希死念慮と自殺行動（自殺企図を含む）に関する質問を含めるべきである．自殺の計画，自殺企図の意思，および死に至る可能性のある手段は，自殺リスクのアセスメントにおいて特に重要な要素である．

　患者の臨床上の状態と関連したリスク要因には次のようなものが含まれる．絶望感と諦め，うつ病（DSM-5）major depressive disorder またはそのほかの気分障害，物質乱用または依存，パーソナリティ障害，興奮または重度の不安，社会的孤立または孤独，問題解決能力の欠損，非機能的態度（例えば完璧主義や，家族や他者の重荷になっているという感覚），衝動性の高い行動，他殺観念，他者に対する攻撃的な態度，および慢性的な身体の痛みまたはそのほかの急性の医療的な問題である．自殺リスクを高める環境的なストレスには，恋人との別れやそのほかの対人関係上の喪失などの最近のライフイベント，争いや暴力，法的な問題，経済的困窮，失業，執行猶予，およびホームレス状態などが含まれる．患者の生育歴からのリスク要因の例には，身体的または性的虐待があったこと，もしくは家族や友人に自殺者がいることがある．

　もう1つのきわめて重要な質問は，自殺リスクを軽減する保護要因に関するものである．生きる理由を尋ねることは，リスクのアセスメントにとって非常に有用である．もし，患者が有意義な生きる理由を見出せないときは，リスクが非常に高い可能性がある．反対に，強力な生きる理由を明確に述べることができる患者は自殺のリスクが低いと考えてもよいかもしれない．本章で後述す

るが，生きる理由を見つけ出すことが自殺のリスクを軽減させる CBT における 1 つの鍵となる．そのほかの保護要因には，絶望感を表現すること，家族や他者に対して責任を負うこと，サポーティブな社会ネットワークや家族の存在，自殺に相反するスピリチュアルなまたは宗教的な信念，痛みと苦しみによる死もしくは死にゆくことへの恐怖，自殺は不道徳だと信じること，および仕事や学校の活動に参加することが含まれる．

Patient Health Questionnaire-9（PHQ-9；https://www.phqscreeners.com）やベック抑うつ尺度-Ⅱ（BDI-Ⅱ；Beck ら 1996）などの自己記入式尺度をルーティンに使うことは，自殺リスクのスクリーニングのための有効な方法となる．これらの尺度は，各 CBT セッション前の自殺リスクのレベルのスクリーニングや抑うつの重症度の評価のために用いられることがある．その場合，PHQ-9 や BDI-Ⅱ の希死念慮もしくは絶望感の項目でその存在を認めた患者は追加での自殺リスクのアセスメントを実施することがある．

自殺企図をしたことがある患者もしくは希死念慮が急に高まったと話す患者に対して，治療者は，自殺危機についての詳細でナラティブな面接を実施するとよいだろう．ナラティブな面接をすることによって，患者は，今の危機的状況に至った出来事の順番や思考，感情，行動など，最近の自殺危機に関する「自分のストーリーを伝える」ことが可能となる．ナラティブな面接をすることで治療関係が育ち，さらに CBT の定式化や治療計画のための情報を収集することもできる．ナラティブな面接を始めるために，臨床家は「自殺を考えたり実行したりすることにつながるようなことが何かあったのですか？ この危機は何がきっかけで始まったのでしょう？」と質問することができる．ナラティブな面接の最中は，患者が語る物語の主要なポイントから話が逸れてしまうような細かい質問をたくさんすることは避けたほうがよい．それよりも理解と共感を伝えるために，このプロセスの途中に簡潔な要約を挟んだほうがよい．

安全対策

ナラティブな面接が終わると，治療者は，その面接中に明らかになった警告

サインやトリガーを患者が認識する助けとなる方法として安全対策 safety plan を紹介するとよいだろう。ナラティブな面接で得られた情報に対する注意深い誘導による発見によって，希死念慮がどのように生じ，時間の経過とともにどのように減少するかが明らかになることが多い。安全対策という介入法は，自殺リスクが一進一退であり，リスクが高まったときに特定のスキルを使えるよう患者を手助けすることによって自殺を予防できるという所見に基づいている。この方略を用いれば，自殺危機の前または途中に，優先順位をつけて書き出している警告サインと対処方略およびリソースを活用できるようになる(Stanley と Brown 2012)。この介入には，自分を殺したいという衝動を行動化することを抑え，希死念慮を弱めて制御しやすくする時間を稼ぐという意図がある。

安全対策はもともと，自殺企図をした成人に対する CT-SP(Brown ら 2005)と自殺企図をしたことがある思春期の青年に対する自殺予防の CBT(Stanley ら 2009)といった CBT の臨床試験のなかで発展し，実践されてきた。それ以来，安全対策は，CBT を含むほかの治療法と並行して，もしくは単独で使える独立した介入方法として発展してきた。安全対策の介入は，ここで述べたように，退役軍人省(Department of Veterans Affairs)を含む多くの医療制度のなかで幅広く用いられてきた(Knox ら 2012)。Suicide Prevention Resource Center および American Foundation for Suicide Prevention は，安全対策による介入が最良の実践であることを認めている。

安全対策には患者と協働的に作り上げていく一連の具体的なステップが含まれている。あるステップを実施しても自殺危機が続く場合には，患者に，自殺のリスクが下がるまで次のステップへと進むよう伝える。安全対策を作った患者を援助する簡潔なガイド(Brown と Stanley 2016)を**表 9-1** に示す。また，安全対策作成のためのワークシートは付録 1「ワークシートおよびチェックリスト」に含めてある。ほかの人たちに安全対策介入の使い方を訓練するとき，筆者らは安全対策を首尾よく実行するには単純に安全対策ワークシートを埋めるだけでは不十分だということを伝えるようにしている。さらなる安全対策のトレーニングとほかのリソースは http://www.suicidesafetyplan.com を参照してほしい。

表9-1　安全対策のステップ

ステップ1．警告サインを明らかにする．
警告サインを明らかにする目的は，危機が増してきたことに患者が気づけるようにすることによって，対策を見返しリスクを軽減させる行動をとれるように援助するためだと伝える．警告サインが曖昧なときには，危機が始まったことに気づきやすいよう具体的にすることが大切だと説明する．

ステップ2．対処方略を作る．
希死念慮から注意を逸らせばリスクが下がる可能性があることを説明する．「再び自殺をしたくなったときに，思考や衝動に任せて行動化**しない**ようにあなた自身でできることは何ですか？」と質問をしてみる．相手が拒否しない限り，最低でも3つの具体的な方法を見つけ出す．これらの方法が安全か，ストレスを強めないか，そして実行可能かを判断する．これらの方法を使うにあたって障壁になるものがあれば，それを評価し，協働的な問題解決のアプローチを使って障壁になる可能性のあるものについて話し合う，またはより実行しやすい代わりの対処方略を見つけ出す．

ステップ3．対人接触および対人環境を明らかにする．
もしステップ2でリスクが下がらなければ，ステップ3に進むよう患者に説明する．この問題から気を逸らす手助けをしてくれて，気分を改善させてくれそうな人を見つけ出すよう伝える．さらに，自分の問題から気を逸らせてくれそうな対人環境を見つけ出す．危機的状況になったときに誰かと話をしたりどこかに行ったりできる可能性を判断する．これらの方法を使うにあたっての障壁を明らかにし，障壁を解決する方法または代わりの方法を明らかにする．

ステップ4．家族または友人に連絡する．
もしステップ3でリスクが下がらなければ，ステップ4に進むよう患者に説明する．危機的状況になったときに助けを求めることができる家族や友人を決めるよう伝える．選んだ人それぞれに患者が連絡をとれる可能性について評価する．ほかの人に連絡をとることに懸念をもつようであれば，障壁について評価し，潜在的な障壁に対処するか連絡がとれるほかの人を見つけ出す．

ステップ5．専門家または専門機関に連絡する．
もしステップ4でリスクが下がらなければ，ステップ5に進むよう患者に説明する．危機的状況になったときに連絡できるメンタルヘルスの専門家を見つける．危機的状況に陥ったときに自殺予防のいのちの電話（電話番号1-800-273-8255）に連絡する方法，病院または緊急相談窓口にかかる方法を説明する．患者がこれらの専門家，専門機関，または緊急用電話回線にアクセスする可能性を評価する．潜在的な障壁とその解決方法を洗い出す．

(つづく)

表 9-1 （つづき）

ステップ6．環境を安全なものにする．
環境を安全にすることが自殺したい気持ちで行動してしまうリスクを下げる助けとなることを説明する．銃をすぐ手に取れる状況にあるかどうかを患者に確認する．そのほかの潜在的に致命的となりうる方法があれば，それらを手に入れることができるかどうかを判断する．それぞれの致死的な方法について，その手段を用いる可能性が下がるように，環境をより安全にする計画を協働的に立てる．これらの手段の入手を制限することに対して疑問を口にする場合には，それらの手段を入手できることのよい点と悪い点を確認し，環境をより安全にするために入手を制限する代わりになる方法があるかどうかを確認する．銃については，所持を許可されている家族や友人に頼んで，処分したり銃と弾薬を別々に保管したりしてもらうことを検討する．

ステップ7．生きる理由を明らかにし，積み重ねる．
本章で後述する「生きる理由」の項に書かれている方法を用いる．十分な時間をとって患者と，自殺に対抗する特別価値のある保護要因を認識し強めることができるようにする．

◆◆症例◆◆

　デヴィッドは20歳で工学部の大学4年生である．抑うつ感と不安感は中等度である．17歳のときに前回の抑うつエピソードを体験した．高校時代，彼は父親，母親，そして妹と一緒に住んでいた．父親は土木技師で労働時間は長く，母親は教師である．デヴィッドは父親から学校で優秀な成績を収めるように強いられ，よい成績を収められなかったときは「勉強が足りなかった」「学校の勉強に真剣に取り組んでいない」など厳しく叱りつけられたと話している．母親はサポーティブだったが，デヴィッドと父親が言い争っているときはどちらの味方にもならないよう気をつけていた．その結果，デヴィッドは，自分が望むような成績を収められないときにはほとんど反応しなくなった．長時間勉強するようになり，試験の前に強い不安と睡眠困難を訴えるようになった．

　高校時代に，数学の試験で点数が悪いことがあった．彼は恥ずかしく思い，点数が悪かったために大学に入れなくなるのではないかと考えた．絶望感が強まり，その結果アセトアミノフェンを過量摂取した．母親に自殺企図のことを話すと，病院に連れて行かれて入院となった．短期間の入院で，エスシタロプラムの処方と支持的な精神療法が奏効し，抑うつ症状と自殺についての思考が軽減した．

　現在，デヴィッドは大学最後の1年で，再び抑うつと不安に悩まされている．彼はキャンパス内に住んでいて，よい友人となったルームメイトもいる．ほかにも友人はいて，歌とボランティアという興味をもてるものも見つけた．それでも，彼はいつも，試験がうまくいくかどうかを心配している．最近彼はある試験

第9章 自殺のリスクを軽減するための認知行動療法

で低い点数をとり,再び絶望感に苛まれ,自殺について考えるようになった.彼は全く死ぬ気はなく,自殺をする具体的な計画もない.それでも,彼は自分の調子はよくないと認識していて,CBT が抑うつと不安に効果があり,自殺に関する思考が強まる機会を減らすのではないかと考えた.

Video 23 のなかでは,デヴィッドとブラウン医師が,低い点数をとったことがきっかけとなって生じたデヴィッドの最近の不安感と抑うつ感に焦点を当てている.デヴィッドの治療に対する期待を取り上げた後,ブラウン医師は,直近の大学でのつまずきと自殺に関する思考の再発についてナラティブな面接を行い,それに続いて,包括的なリスクのアセスメントを行っている.Video 23 では生きる理由を確認することを含めて安全対策を作り出す様子が示されている.次に示す Video 23 からの会話は安全対策のステップ1(表9-1)を実践している例である.完全な安全対策を作り出す方法が分かるように,ここで時間をとってビデオ全体を見てみよう.

Video 23
安全対策
ブラウン医師とデヴィッド(8:33)

ブラウン医師:デヴィッド,自分のことを話してくれてありがとう.あなたも気づいている通り,危機がより深刻になってまた戻ってきたんですね.1つ私がやりたいのは,その危機の警告サインやトリガーをいくつか見つけ出すことです.それをあなたの安全対策に書き加えて,安全対策をいつ使えばよいのかが分かるようにしたいのです.あなたの警告サインは何だったと思いますか?

デヴィッド:ええと…テストの点数を聞いて,合格できないと分かったときに,自分は完全なダメ人間だと感じました.できる限りのことをしていたのに,望んでいた成績ではなかったので,すごく打ちのめされました.一体自分は何なんだろう.最初に浮かんだ考えは,がっかりするだろうから両親には言えないということでした.打ちのめされて,不安になって…こんなことになってただただ恥ずかしかったです.

安全対策

ブラウン医師：うまくまとめましたね．じゃあ書き出してみましょう．具体的にどんなものだったか，何が最初に来そうですか？

デヴィッド：打ちのめされたことか，不安を感じたことだと思います．

ブラウン医師：ということは，「打ちのめされた…不安」（書いている）

デヴィッド：ほかには恥ずかしい．

ブラウン医師：「恥ずかしい」（書いている）．ほかにはどうですか？

デヴィッド：両親に伝えられていない．私は普段はすごくオープンな人間で，何でも両親に話せるんですけど…心を閉ざさないといけなくなったときに，もう両親に何も言えなくなってしまうような気がするんです．

ブラウン医師：では，「両親には言えない」（書いている）．ほかにはどうですか？

デヴィッド：それと，全体的にダメ人間だと感じました．

ブラウン医師：「ダメ人間だと感じる」（書いている）．こういう警告サインが出てきたときが安全対策を見るタイミングです．これが安全対策を使う合図です．

（デヴィッドが頷く）

ブラウン医師：では，まず私から話したいことは，そういう暗闇に入ってしまったとき，圧倒されて，不安になって，恥ずかしくなって，同じようなほかの思考も出てきて，諦めたい気持ちになるかもしれない．そのときにこういう方法を使うことは，危機を切り抜けたり，それ以上エスカレートするのを防いだりする助けになるかもしれない．なので，次にやりたいことは…抱えている問題から気を逸らすための手段を一緒にブレインストーミングしてみたいと思います．ほんの少しの間でも，危機から逃れられるような感じです．過去にあなたが取り組んだことで，こういう危機に対処するのに役立ったようなことはありますか？

　このやり取りの例は，治療者と患者の両方が協働的に安全対策に取り組んでいる様子と，その際に患者自身の言葉を使ってそれを完成させることの重要性を示している．安全対策が出来上がれば，対策のそれぞれのステップを見直し，これらを活用する可能性について聞いてみる．また，危機的な状況で患者が使えるように，安全対策を保管する場所についても決めておく．最後に，完成した安全対策を患者に渡し，カルテにコピーを保管しておく．リスクを軽減させるのにどのように役立ち，必要な場合にはどのように改定してより役に立つものにできるかを決めるために，後の治療のなかでどのように安全対策の見直しができるかについて患者に説明する．

第9章　自殺のリスクを軽減するための認知行動療法

生きる理由

　本章の前半で，自殺リスクをアセスメントする手段として生きる理由を聞くことの重要性を強調した．生きる理由についての質問は非常に治療的である可能性があるが，それはそれらの質問によって自殺を考えている人のネガティブに偏向した絶望的な考えを打ち破ることができ，愛する人との関係，スピリチュアルなもしくは宗教的な信念と価値，未達成の目標と抱負，およびゆるぎない献身のように，命をつなぎとめる力のほうに思考を向かわせることができるためである．

　自殺未遂をしたばかりの，もしくは非常に深刻な希死念慮や自殺の計画がある入院患者との治療の1つとして，筆者の1人(J.H.W.)は最初のセッションで，生きる理由のリスト作りから始めることにしている．そして病室の壁にそのリストを貼るよう患者に伝え，看護師やそのほかのスタッフの協力を得てこれらの理由について患者と話し合ってもらい，その後に病室を訪れたときにリストに深みを加えていくようにする．もし，患者が「孫」という理由を挙げれば，治療者は詳しく質問して，その理由の意味を強めていくことができる．「お孫さんが，生きたい…希死念慮を乗り越えたいと思わせてくれていることについてどう思いますか？　将来，お孫さんと一緒にいる自分のことをあなたはどのように考えますか？　もし自ら命を絶つと，何を失うことになりますか？　あなたの自殺は，彼らにどんな影響を与えるでしょう？　お孫さんについて教えてください，あなたにとってお孫さんが大切な理由はなんですか？」

　生きる理由のリストは，Video 23 で示したように，安全対策の重要な部分である．ブラウン医師がデヴィッドに生きる理由を尋ねたとき，最初の答えは「家族」だった．次にブラウン医師は，回答を促すために「特にどなたですか？」と聞いている．デヴィッドは「妹…彼女にとって私はかけがえのない存在で…私を尊敬してくれている…それを失いたくない」と言っている．別の生きる理由を探すために会話を続ける．「親友」「まだやれていないことがたくさんある，家族に会いに中国に行くとか」そして「歌う喜び，それは諦めたくない」．Video 23 はデヴィッドが歌う喜びについて話した後に終わっているが，ブラ

ウン医師はデヴィッドの生きる決意を確固としたものにするために，その後も質問を続けた．

　患者が生きる理由を全く見つけられないとき，または現実的なリストを作り出すのに苦労しているときには，治療者は，抑うつもしくは物質乱用のためにはっきりしなくなっている生きる理由を明瞭にする具体例を提示する必要があるかもしれない．例えば，以前楽しんでいた活動についてやり取りをしてみることもできる．ほかには抑うつになる前であればどのような生きる理由があっただろうかと尋ねたり，もし抑うつや人生の問題が解決したら，物事がどのように違って見えるかを尋ねたりしてみるという方法もある．

　生きる理由を含んだデヴィッドの安全対策が図9-1に示されている．

希望キットを作り出す

　患者はまた，生きる理由を思い出させてくれる物を集めた**希望キット** hope kit を作るよう勧められる．希望キットを作るために，患者は以前見つけ出した生きる理由を振り返る必要がある．そのうえで，写真，手紙，ポストカード，祈りの言葉や詩，音楽，布の切れ端などの思い出の品を入れる靴箱，封筒，またはスクラップブックのようなできるだけ簡単なものを用意する．希望キットはコンピュータ，スマートフォン，およびそのほかのデバイスでも作ることができる．希望キットは，患者が非常に楽しむことができ，希死念慮と自殺行動に対処するためにCBTによって学ぶ最も有効な方略の1つだということが分かっている．さらに，希望キットを作っているなかで，患者の多くは，以前は見過ごしていた生きる理由を見つけ出せることに気づく．

自動思考と中核信念を修正する

　自殺リスクのためのCBTのもう1つの基本的な部分は，第5章「自動思考に取り組む」と第8章「スキーマの修正」に書かれている方法を使って，自殺

> ステップ1　警告サインを明らかにする．
> - 圧倒され，不安に感じる
> - 恥ずかしいと感じる
> - 両親に話せない
> - ダメ人間だと感じる
>
> ステップ2　対処方略を作る．
> - 1人で歌う
> - 実家を思い出させてくれる料理を作る
> - 陶芸
>
> ステップ3　対人接触および対人環境を明らかにする．
> - ルームメイトのチャーリーと一緒に過ごす
>
> ステップ4　家族または友人に連絡する．
> - 親友のヴァネッサに電話する
> - 妹か母に会いに行く
>
> ステップ5　専門家または専門機関と連絡する．
> - オフィスにいるブラウン医師，もしくはオフィスが閉まっているときなら留守番電話＊
> - ペンシルベニア大学の精神科救急サービス＊
> - 自殺予防のいのちの電話　1-800-273-TALK(8255)
>
> ステップ6　環境を安全なものにする．
> - 銃が手に入る環境にない
> - ルームメイトに内服薬を保管してもらい，毎日渡してもらう
>
> ステップ7　生きる理由を明らかにし，積み重ねる．
> - 家族 … 妹
> - 親友
> - 中国旅行など，そのほかのまだやれていないこと
> - 歌う楽しみ
> - ボランティアの仕事
> - 自分の家族を築くこと

図9-1　デヴィッドの安全対策
＊実際にはブラウン医師と精神科救急サービスの電話番号を記入する．

リスクと関係しているマイナス思考とスキーマを修正するスキルを身につける手助けをすることである．本書の前半で十分説明したので，ここではそれらの方法の詳細には触れない．中核的なCBTの手法で，特に自殺リスクの軽減に役立つ方法の一例はコーピングカードを使うことである．これらのカードには，患者が苦しみを感じたときに見返すことができる適応的なコーピングの一覧が書かれている．コーピングカードは，セッション中に作り，その後のセッションで強化された場合に，取り出してよく使われる．自殺危機の最中に生じていた自動思考をカードの1番上に書き，それに代わるよりバランスのとれた反応を残ったカードに書くことができる．例えば，自殺に関連した思考は「これ以上無理だ」かもしれない．よりバランスのとれた適応的な言葉は「非常に苦しい時間を長い間経験しているのは分かっているが，この気持ちは長くは続かないし，自分の力で乗り越えてきている…こういう気分のときには友人のラリーに電話することができる…彼が来てくれると，問題から気を逸らすよう助けてくれる．」

自殺のリスクを軽減させる行動的な手法

　第6章「行動的手法Ⅰ　気分の改善，活力増加，課題遂行および問題解決」および第7章「行動的手法Ⅱ　不安の抑制および回避パターンの打破」に記されている方略は，自殺リスクのある患者と一緒に取り組む際に使える追加リソースを提供してくれる．例えば，患者が絶望感の深みから抜け出す手助けをするために行動的アクションプランを始めてもよいだろう．もし患者が苦しみを減らすための行動をとり始めたり，かすかな喜びや達成感を見せたりすれば，この先に得られるものへの希望が改善する可能性がある．リラクセーショントレーニングのような不安を軽減させる方法は，希死念慮から気を逸らす手段や辛い情動を和らげる手段として使えるかもしれない．問題解決の第1歩は，希死念慮と関連のあるストレッサーへの対処法を見つけることの手助けとなるだろう．ここまでの内容で学んだ認知と行動の手法とそのほかのトレーニングの経験は，再発を予防するときに非常に役に立つだろう．

271

スキルの強化と再発予防

1. 鍵となるスキルを強化する

　治療を終結する，または回数を減らしていく2～3週間前に，臨床家は患者がとったすべてのメモをまとめたうえで，見返すよう患者に伝えるとよいだろう．そうすることで，患者は将来，簡単にメモを参照することができるようになる．もし，患者がセッションを通してメモをとっていないようであれば，最後の2, 3セッションを使って治療ノートや希望キットを作ることに焦点を当ててもよいだろう．臨床家と患者は，治療を通じて学んだ重要なポイントを振り返り，まとめることができる．ときに患者は，書き留めることに抵抗を示したり，書けなかったりすることがある．このような場合は，患者が学んだスキルを治療者が書面や音声でまとめたものを提供してもよいだろう．

2. 再発予防課題をガイドする

　特定のスキルの強化に続いて，治療者は**再発予防課題** relapse prevention task を紹介するべきである．再発予防課題は複数のガイドされた心的イメージエクササイズで構成されていて，そこで患者は過去の自殺危機と，将来起こる可能性のある自殺危機をイメージする．この介入の主な目的は，患者が潜在的なトリガーや危機にどのように対処できるか詳細な計画を作り出すことにある．このようにして，患者が自分のコーピングスキルを実際の苦しい状況に適用する前に，安全な環境で試す機会をもてるようにする．再発予防課題では，危機の最中に思い出して活用できるように，特定のスキルを「過剰学習」するよう促す．しかも，この課題によって治療の進捗を確認でき，治療の頻度を減らすかどうか，または終結するかどうかを判断する重要な情報を得ることができる．もし，患者がうまく再発予防課題を完成させるのが難しいとすれば，治療でまだ取り組む課題があるということであり，これらのスキルを危機の最中に使えるようになるまで治療の終結を延期する．

▶ **同意と準備**

　再発予防課題を行う前に，臨床家は，患者に辛い記憶や嫌な情動を体験することに対する準備をする必要がある．まず，臨床家は，その課題を行うことに対する患者の同意を口頭で取得する．この課題は不快な気持ちを顕在化させる可能性があるが，課題を行っている間臨床家がずっとガイドし，セッションの終わりにはそのような感情が晴れるように手助けすると患者に伝える．さらに，この潜在的には嫌悪感をもたれる手法に積極的に取り組むよう患者を動機づけるために，この課題のしっかりとした理論的根拠を提供することが重要である．自殺危機をイメージし，以前に経験した情緒的な大混乱を再体験することによって，治療で話し合った対処方略が実行できるかどうかを学ぶことになると患者に説明する．この課題を達成することのリスクと利益を話し合っても，やりたくないという患者はいる．その場合，患者の選択が尊重されるが，臨床家は患者が学んだコーピングスキルと将来これらのスキルを適用できる方法について振り返ることができる．

▶ **ガイドされた心的イメージ法 guided imagery の流れ**

　再発予防課題を進めるという患者の同意が得られれば，臨床家は心的イメージ法（第5章「自動思考に取り組む」に記載）を使って，患者が自殺危機につながる出来事を鮮明にイメージする手助けをする．患者は目を閉じて臨床家に向かって声に出して出来事の筋道を説明し，危機のときに生じた感情と思考を再体験するよう促される．その後，臨床家は同様の課題へと患者を導くが，今回は認知的および行動的スキルを使ってその出来事に対処し，自殺危機を和らげるシナリオを説明するように促す．次に，未来の自殺危機を詳細に思い浮かべ，治療で学んだ，活性化される可能性のある希死念慮に対処する方法のあらましを説明するよう指示する．これらのガイドされた心的イメージエクササイズをすべて行った後，臨床家は患者にデブリーフィングを行い，このような困難な課題に上手に取り組めたことを褒め，この課題が将来のリスクを軽減するのに役立ったかどうかに関するフィードバックを得る．もし，課題の途中で希死念慮が現れた場合には，臨床家は，セッション終盤に自殺リスクをアセスメントし，本章に書かれている方略を使って対処する（例：安全対策を見返す）．

Learning Exercise 9-1.
自殺リスク軽減のために CBT の手法を使う

1. ロールプレイで希死念慮がある患者役を演じてくれる同僚の協力を得る．安全対策ワークシートを使い（付録1「ワークシートおよびチェックリスト」を参照），安全対策を作る．生きる理由に深みを与えることと自殺企図の手段へ近づくことを減らすために予防措置をとることを忘れない．効果的な計画を立てる際の困難を解決する．
2. 重大な希死念慮を抱える1人かそれ以上の患者に対してCBTの手法を使う．
3. 患者に対して再発予防課題を行う．希死念慮を強める将来のトリガーについて考え，自傷するリスクを減らすコーピング計画を患者が作る手助けをする．

また，患者が治療で学んだスキルを特定の状況で適用する十分な柔軟性をもっていることを確認するために，追加の危機シナリオを提示する．この課題を行っているときに自殺危機に関する新しい情報が明らかになることが多いということが分かっている．強い治療同盟が確立された後にこれらの情報が明らかになったほうが，患者はより安全だと感じられるだろう．

自殺する危険のある患者を治療する苦しさへの対処

　リスクの高い患者を治療する臨床家が遭遇する問題の1つは，患者をうまく治療しなくてはならないという思いに圧倒されたり，絶望的な気持ちになったりすることである．この問題は，慢性的または繰り返し起こる希死念慮のエピソードをもつ患者や，繰り返し自殺企図をしたり意図的に自傷行為をしたりする患者を治療するときに生じやすい．**表9-2**では自殺する危険のある患者を治療する際の困難に対処するためのコツを提供している．
　筆者らは可能であれば，自殺する危険のある患者にCBTを提供するときに

表 9-2　自殺する危険のある患者と一緒に治療に取り組むコツ

1. 自殺する危険のある患者を治療するとき，治療者は自分の個人的な反応に気づかなくてはならない．そうした反応が生じるのは次のようなことに圧倒され，恐怖，不愉快，不安を感じているからである．それは誰かの人生について責任を負うこと，患者の重大な心理学的な痛みや苦しみと関係をもつこと，または自分たちの福祉的援助に対する法的な責任について心配すること，である
2. 自殺する危険のある患者との治療に取り組む際に，このような反応を経験したことのある治療者は，認知行動療法の方法，例えば「根拠を検証する」を使って自らの自動思考と感情を明らかにするべきである．それは，自殺する危険のある患者を治療することについて，可能な限り理性的かつ効果的に考えられるようにするためである．さらに治療者は，ポジティブなコーピング行動，第 11 章「CBT におけるコンピテンシーの向上」の「治療者の疲労または燃え尽き」の項で書かれているような行動を取り入れるようにするとよいだろう
3. 治療者は常に，自殺は人生の問題の解決方法として容認されるものではないという信念をもち続けるべきである．自殺する危険のある患者を治療する際に，理解し共感することはきわめて重要である．しかし，治療者は患者の絶望感に揺り動かされるという罠に陥らないように気をつけなくてはならない
4. 治療者は，自殺する危険のある患者と一緒に治療に取り組んでいる際に，恐怖，怒り，または絶望的な反応を経験したときにはスーパーバイザーや同僚と相談する時間を作る必要がある．自殺する危険のある患者を治療する際に「行き詰まり」を感じる治療者は，自分のフラストレーションまたは恐怖について患者と話し合うとよいだろう．もし治療者が患者を援助することに全く希望がもてないでいるとすれば，治療によって患者が希望をもつとどうして期待できるだろうか

はチームで取り組むことを推奨している．この治療チームは，治療者，スーパーバイザー，およびケースマネジャーまたは患者のメンタルヘルスケアにかかわっているそのほかの援助者で構成されることが多い．筆者らの経験では，治療者はケースマネジャーの存在が特に助けになると感じている．それは患者に予約の確認をしたり，メンタルヘルスやソーシャルサービスのために他機関へ紹介したりするなど，サポーティブな連絡窓口として動いてくれるためである（Brown ら 2005）．もしあなたが治療チームで動く臨床の環境で働いていないのであれば，定期的にほかの援助者または専門家とコミュニケーションをとることが役立つだろう．例えば，かかりつけ医や牧師，ラビ，またはイマーム，

あるいは患者へのサポートケアのネットワークを提供しているそのほかの治療者などである．

まとめ

本章は自殺のリスクがある患者に対して CBT を適用する方法を説明した．ハイリスクの患者に対する治療の革新的な側面には，自殺の動機を理解すること，包括的な自殺危機アセスメントによるスクリーニングを実行すること，協働的な安全対策を作り出すこと，生きる理由を明らかにすること，希望キットを作成すること，CBT スキルを強化し将来の自殺行動を予防するために練習することが含まれる．筆者らは，臨床家が自殺を考えている患者と取り組む際の中核的な要素としてこれらの方略を取り入れることを推奨している．

文献

Bateman A, Fonagy P: Effectiveness of partial hospitalization in the treatment of borderline personality disorder: a randomized controlled trial. Am J Psychiatry 156: 1563-1569, 1999(PMID：10518167)

Beck AT, Steer RA, Brown GK: The Beck Depression Inventory, 2nd Edition. San Antonio, TX, Pearson, 1996

Brown GK, Stanley B: The Safety Plan Intervention (SPI) Checklist. University of Pennsylvania and Columbia University, 2016

Brown GK, Ten Have T, Henriques GR, et al: Cognitive therapy for the prevention of suicide attempts: a randomized controlled trial. JAMA 294: 563-570, 2005(PMID：16077050)

Guthrie E, Kapur N, Mackway-Jones K, et al: Randomised controlled trial of brief psychological intervention after deliberate self poisoning. BMJ 323: 135-138, 2001(PMID：11463679)

Hatcher S, Sharon C, Parag V, Collins N: Problem-solving therapy for people who present to hospital with self-harm: Zelen randomised controlled trial. Br J Psychiatry 199: 310-316, 2011(PMID：21816868)

Cognitive-Behavior Therapy to Reduce Suicide Risk 231 Knox KL, Stanley B, Currier GW, et al: An emergency department-based brief intervention for veterans at risk for suicide (SAFE VET). Am J Public Health 102: S33-S37, 2012 (PMID：22390597)

Linehan MM, Comtois KA, Murray AM, et al: Two-year randomized controlled trial and follow-up of dialectical behavior therapy vs therapy by experts for suicidal behaviors and borderline personality disorder. Arch Gen Psychiatry 63: 757-766, 2006 (PMID：16818865)

Rudd MD, Bryan CJ, Wertenberger EG, et al: Brief cognitive-behavioral therapy effects on post-treatment suicide attempts in a military sample: results of a randomized clinical trial with 2-year follow-up. Am J Psychiatry 172: 441-449, 2015 (PMID：25677353)

Slee N, Garnefski N, van der Leeden R, et al: Cognitive-behavioural intervention for self-harm: randomised controlled trial. Br J Psychiatry 192: 202-211, 2008 (PMID：18310581)

Stanley B, Brown GK: Safety Planning Intervention: a brief intervention to mitigate suicide risk. Cogn Behav Pract 19: 256-264, 2012

Stanley B, Brown G, Brent DA, et al: Cognitive-behavioral therapy for suicide prevention (CBT-SP): treatment model, feasibility, and acceptability. J Am Acad Child Adolesc Psychiatry 48: 1005-1013, 2009 (PMID：19730273)

Wright JH, Turkington D, Kingdon DG, Basco MR: Cognitive-Behavior Therapy for Severe Mental Illness: An Illustrated Guide. Washington, DC, American Psychiatric Publishing, 2009

重度，慢性または複合的な障害を治療する

10

　認知行動療法（CBT）の初期トレーニングは，スーパービジョンを受けながらうつ病（DSM-5）major depressive disorder や一般的な不安症の患者との治療を通して行うのが通常は最良の方法であるが，そのトレーニングが完了すると，次はより複雑な問題を抱える患者との治療経験を積んでいくことになる．数々の研究によって，慢性うつ病，統合失調症，双極性障害，およびパーソナリティ障害といった，重度または治療抵抗性の障害の患者に対する CBT およびそれに関連した治療モデルの有用性が示されてきた．

　治療がより困難なこうした障害をもつ患者群では，いくつかの共通した要素が治療の指針となる．その要素には以下が含まれる．

- 認知行動モデルおよび CBT のあらゆる手法は，適切な薬物療法と問題なく併用できる．
- 障害の重さや種類にかかわらず，協働的経験主義の姿勢が治療関係の特徴になっている．
- ホームワークは，セッションで取り扱った題材に直接基づいて作り上げる．
- 治療方略は，問題のある認知，情動または行動を標的とする．
- 必要に応じて，家族や重要な他者を治療チームのメンバーとして招き，治療の促進を図る．
- 結果を評価し治療方法に修正を加えることで，病状が改善する可能性を最大にする．

第10章 重度，慢性または複合的な障害を治療する

　本章では，重度，慢性または治療抵抗性の精神疾患をもつ人に合わせて変更を加えたCBTおよび関連する治療モデルについて概説する．ここでの主眼点は，これらのアプローチに関する実証的エビデンスの考察を行うこと，そしてより複雑または深刻な障害をもつ患者と治療を進めていくための基本的なガイドラインを提供することである．統合失調症，双極性障害，およびパーソナリティ障害などの問題を対象としたCBTに関する本や治療マニュアルについては，付録2「認知行動療法のリソース」に記載している．

重度，反復性，慢性および治療抵抗性うつ病

　うつ病の治療に関する伝統的モデルでは，重度または慢性のうつ病の主な要因として生物学的な要因をはっきりと，またはそれとなく想定しており，身体的治療をより重視する傾向がある(American Psychiatric Association 1993；RushとWeissenburger 1994；ThaseとFriedman 1999)．いくつかの初期の研究結果は，通院治療中の重度のうつ病患者は比較的軽度のうつ病患者よりCBTによる治療効果が低いことを示唆している(Elkinら1989；Thaseら1991)が，重度のうつ病に対するCBT単独治療は禁忌ではない．実際，臨床試験の比較に基づいて得られた個々の患者のデータをいくつかメタ分析した結果から，より重度のうつ病患者に対するCBTの効果が抗うつ薬を用いた薬物療法の効果と同等であることが示されている(DeRubeisら1999；Weitzら2015)．さらに，数々の研究によって，薬物療法に標準的なCBTを併用することによって，重度，反復性，治療抵抗性または慢性のうつ病(DSM-5)major depressive disorder患者に対する治療効果が有意に向上することが示されている(Hollonら2014；Rushら2006；Thaseら1997, 2007；Watkinsら2011；Wilesら2013；Wong 2008)．

1．標準的なCBT

　著しく重度または慢性のうつ病の患者に対しては，標準的なCBTを修正した手法がいくつか推奨されている(Favaら1994；ThaseとHowland 1994；

表 10-1　治療抵抗性うつ病の認知行動療法における標的候補

絶望感
自殺リスク
不快感
エネルギー低下
不安
否定的な自動思考
非適応的信念
対人問題
薬物療法における服薬ノンアドヒアランス

Wrightら 2009）．標準的な CBT の手法は，『Cognitive-Behavior Therapy for Severe Mental Illness: An Illustrated Guide』（Wrightら 2009）〔『認知行動療法トレーニングブック統合失調症・双極性障害・難治性うつ病編』（医学書院）〕に十分に記載されている．これらの手法は，本書でも説明した A.T.Beck ら（1979）によってはじめて概念化された一般的な CBT の手法を修正し，重度および慢性うつ病の治療に合うように作られたものである．これらの修正点は，次に挙げるいくつかの所見を核としている．(1)治療が困難なうつ病の患者は，治療に対して意欲をなくす，絶望する，または燃え尽きてしまう可能性がある．(2)慢性のうつ病は有意に高い自殺のリスクと関連している．(3)治療抵抗性のうつ病をもつ人は通常，思考と行動の遅延，エネルギー低下，および快感消失に苦しんでいる．(4)不安と不眠といった症状には特別な注意が必要になることがある．(5)慢性うつ病は，夫婦間の軋轢，失業，または経済的困窮など，重大な対人関係問題や社会的問題を抱えていることが多い．CBT の標的をまとめたリストを**表 10-1** に示す．

　自殺リスクを低下させるために，CBT の技法と手法を用いて絶望感と意欲喪失を取り上げることについては，第 9 章「自殺のリスクを軽減するための認知行動療法」で説明したが，これは慢性うつ病に対する CBT アプローチの鍵となる要素である．治療の修正には，活動や楽しい出来事を計画することなどの行動方略に早くから重点を置くことが含まれる．患者の抑うつが重く，重度

281

の快感消失と非常に強いエネルギー低下のために苦しんでいる場合は特にそうである．治療者は認知再構成法を用いて非適応的思考パターンに取り組むが，患者がこうした介入をまず治療セッションのなかで実行し，その後ホームワークとして実践していくのを助けることに力を入れる必要がある．問題解決の手法は，社交状況および対人関係場面での問題もまた標的にすることができる．

　重度のうつ病患者に対する CBT セッションを行う時期とペース配分は，患者の症状レベルと治療に関与できる力に合わせる必要がある．患者によっては，治療過程の早期段階に週2回のセッションを行うことも一案である．集中力に相当な問題がある場合には，45〜50分の従来の形式のセッションよりも，20〜25分の短いセッションを頻繁に行うほうが有用なことがある．短時間のCBTセッションの手法は『*High Yield Cognitive-Behavior Therapy for Brief Sessions: An Illustrated Guide*』（Wright ら 2010）〔『認知行動療法トレーニングブック 短時間の外来診療編』（医学書院）〕に記載されている．

2．ウェルビーイング療法

慢性うつ病の治療と再発リスクの軽減ための手法として，Fava ら（Fava 2016；Fava と Ruini 2003；Fava ら 1997, 1998a, 1998b, 2002）は，CBT の亜型であるウェルビーイング療法 well-being therapy（WBT）を考え出した．彼らは，ウェルビーイングの2つの主要な概念化，ヘドニック hedonic とユーダイモニック eudaimonic について描写している（Fava 2016；Fava と Ruini 2003）．**ヘドニック**の視点で考えると，ウェルビーイングは喜びと楽しみなどのポジティブ感情と関係があり，しかもその人の人生におけるさまざまな領域での満足感とも関連している．**ユーダイモニック**な視点は，可能性に満ちていることと自己実現に関連している．WBT では，6つの鍵となる領域，環境制御力 environmental mastery，人格的成長 personal growth，人生の目的 purpose of life，自律性 autonomy，自己受容 self-acceptance，および対人関係 interpersonal relationships，で患者がポジティブな行動をとれるよう治療者が援助するなかで，これらの視点が統合される．

　WBT の中核的な手法は，標準的な CBT と深く関連している．例えば，環境制御力と人格的成長を育むために活動計画，段階的暴露，および問題解決な

どの行動的手法が用いられる．根拠の検証もしくはそのほかの認知的技法はポジティブな思考と感情をさらに促進するために用いられる．しかしながら，WBTには，標準的なCBTでは典型的には用いられない特定の手法が追加されている．例えば，WBTの初期の段階で，患者はウェルビーイングの記録を続けるように言われる．この手法は標準的なCBTで用いられる思考変化記録に類似しているが，その焦点はウェルビーイングの状態を明らかにすることであり，苦痛な思考や感情ではない．患者はウェルビーイングな気持ちにスポットをあて，それらの経験と人生における出来事とを結びつけてみるよう教えられる．WBTの基礎的な記録をとることに慣れてくると，ウェルビーイングの状態を邪魔したり離れさせたりする思考や行動を明らかにするウェルビーイング日記に進む．もし，邪魔をしている思考(例えば，ネガティブな自動思考，非適応的な中核信念)または行動(例えば，コントロールしようとしすぎたり，もしくは作業に注目しすぎたりしている，先延ばし)に気づくことができると，ウェルビーイングの経験を育て維持する方法を提案する「観察者」になるよう促される．

　患者がウェルビーイングの状態を同定し維持する方法を学んだ後，WBTの次の段階は機能の6領域に取り組むことである(Fava 2016)．標準的なCBTの手法は，どの領域においても，前進することを邪魔している認知もしくは行動を修正する際の基本的な基盤になる．しかし治療者は，Viktor Frankl(1959)が記述した意味と目的を見つけ出す方法，もしくは他者とのポジティブな人間関係を広げる対人関係療法の戦略など，そのほかのさまざまな手法も用いることができる．標準的なCBTとの大きな違いは，人格的成長，自己実現，および目的ある人生を歩むことの促進に，より多くの注意を払う点である．

3．認知行動分析システム精神療法

　McCullough(1991，2001)は，慢性のうつ病患者と取り組むための修正版CBTとして別の手法を提案している．認知行動分析システム精神療法 cognitive behavioral analysis system of psychotherapy(CBASP；McCullough 2001)として体系化されている彼のアプローチは，慢性うつ病患者が対人関係上の問題を効果的に特定し解決することに持続的な問題を抱えているという観

察に基づいている．CBASP の手法は，非機能的認知の修正に加え，社交状況で効果的に対処する方法を患者に教えることを含んでいる．しかし CBASP は，治療抵抗性うつ病に対する CBT の，そのほかの研究で用いられている標準的な CBT アプローチと比べると，認知再構成にあまり注意を向けていない（Thase ら 2007；Watkins ら 2011；Wiles ら 2013；Wong 2008）．慢性うつ病に関する大規模研究は，CBASP と薬物療法を併用することによって非常に高い効果が得られることを明らかにした（Keller ら 2000）．しかし，より複雑な薬物療法の戦略を用いた別の研究では，併用の効果を明らかにすることができなかった（Kocsis ら 2009）．CBASP に関心のある読者は，この治療アプローチを慢性うつ病に適用する方法を詳細に説明した書籍（McCullough 2001）を参照してほしい〔訳注：同書の日本語版は以下の通り．『慢性うつ病の精神療法──CBASP の理論と技法』ジェームズ P．マカロウ（著），古川壽亮，大野裕，他（訳）．医学書院，2005〕．

4．マインドフルネス認知療法

もう 1 つのアプローチ，マインドフルネス認知療法 mindfulness-based cognitive therapy（MBCT），は John Teasdale，Zindel Segal，および J. Mark Williams（Segal ら 2002；Williams ら 2007）によって，再発予防を目的とし，従来型の CBT 戦略を補完するものとして開発された．再発予防に対する伝統的なアプローチと同様，MBCT モデルもうつ病に対する脆弱性がある人は，関連したストレッサーもしくは合図に自動的な認知過程（例えば，ネガティブな自動思考もしくは抑うつ的な中核信念の活性化）によって反応する傾向があるとしている．従来型の CBT とは異なり，MBCT は，それらのネガティブな状態を判断したり修正したりしようとせず，観察し受け入れるよう教えることを主要な目標としている（Segal ら 2002）．

マインドフルネスを用いてストレスを軽減させる手法は Kabat-Zinn（1990）によって広まった．MBCT は瞑想とそれに関連した戦略を用いて，抑うつ状態と習慣的に結びついている思考と気持ちへの気づきを高め，アクセプタンスを実践することを教える．メタ認知の気づきを身につけることであるとも言われるこの脱中心化の戦略によって患者は，思考と気持ちは心のなかで起こる一

時的で客観的な現象であり，真の自己を事実に基づいて表現しているわけではないと受け取め，受け入れることができるようになる．このアプローチが苦痛を和らげ抑うつ症状を軽減または防ぐことができるという実証的エビデンスに加えて，マインドフルネス瞑想を実践する人の神経画像を用いた研究でも，情動制御と注意コントロールに関連したメカニズムに改善が認められた(例：Ives-Deliperi ら 2013 を参照).

MBCT は通常，伝統的な人数(例えば，4〜6 人の参加者)から講堂いっぱいの参加者という幅のある集団で実践される．最もよく研究されているうつ病の再発予防のための MBCT のプロトコルは，典型的には 8 週間かけて，1 セッション 1〜2 時間で行われる．導入ワークショップとして丸 1 日使って治療を開始するプログラムもある．従来型の CBT と同様に，練習したスキルを実際の生活のなかで実践するホームワークの重要性が強調される．MBCT の方略を練習する時間の長さが治療効果に影響するというエビデンスが明らかになってきている．

うつ病の再発予防に関して，9 つの比較試験の計 1,258 名の患者の結果についてメタ分析が行われた(Kuyken ら 2016)．著者によると，MBCT は，それを受けなかった人と比較して，うつ病の再発リスクを有意に軽減した．それにもかかわらず，Huijbers ら(2016)が行った大規模研究の結果は，MBCT は抗うつ薬中止後の再発のリスクを十分に正常化できないことを示している．抗うつ薬を中止した患者は，飲み続けた患者と比較して再発リスクが 25％ 高かった．

双極性障害

これまでの研究から以下のような共通した所見が得られている．(1)双極性障害患者のうち標準的な薬物療法が効果を示し長期寛解がみられるようになるのはごく少数である，(2)服薬ノンアドヒアランスが再発の主要因である，(3)ストレスによって症状発現頻度が上昇する一方，社会的支援は有益な効果がある，(4)双極性障害をもつ人の大半は，夫婦間もしくは人間関係の問題，失業

もしくは不完全雇用，完全な能力不全期間の存在，および生活の質を低下させるそのほかの問題のために，高レベルのストレスに対処しなければならない．このように，双極性障害をもつ人々に対して CBT やそのほかの精神療法が役に立つ可能性があるかどうかを評価する理由が多く存在している．

調査研究の全体的な結果からみると，双極性障害に対して CBT は有効である．大規模研究(Scott ら 2006)では，CBT が通常の治療と比べて効果があると言えるのは過去のエピソードが 12 以下だった場合のみだということが明らかにされており，別の研究(Parikh ら 2012)では CBT は心理教育と同等の効果しかないと報告されているが，大半の研究において，患者の症状が軽減し，回復にかかる期間を短縮，および／または機能を回復させるという効果が報告されている(Gregory 2010；Isasi ら 2010；Jones ら 2015；Lam 2003；Miklowitz ら 2007a, 2007b；Szentagotai と David 2010)．例えば，多施設による Systematic Treatment Enhancement Program for Bipolar Disorder(STEP-BD)研究から，薬物療法のみの場合と比較すると，CBT は全体的な機能，対人関係機能，および人生の満足度を大きく改善することが明らかになっている (Miklowitz ら 2007b)．Jones ら(2015)は，双極性障害患者に対する CBT はリカバリーを促し再発までの時間を長くすると報告した．

双極性障害に対する CBT の包括的手法は，Basco と Rush(2007)および Newman ら(2002)によって開発されている．これらの手法は『*Cognitive-Behavior Therapy for Severe Mental Illness: An Illustrated Guide*』（Wright ら 2009）〔『認知行動療法トレーニングブック 統合失調症・双極性障害・難治性うつ病編』（医学書院）〕のビデオで説明・紹介されている．双極性障害の CBT はまず，気分安定薬(そして場合によっては非定型抗精神病薬)による薬物療法が効果的な治療の前提条件であるという仮定に基づいている．すなわち，精神療法は治療効果を増強する，または補助する役割があるととらえているのである．薬物療法を拒否する双極性の抑うつ状態の患者に CBT のみの介入を試みることも可能ではあるが，筆者らは，リチウムやバルプロ酸など，躁状態に対する予防効果が証明されている気分安定薬，または非定型抗精神病薬との併用を推奨している．

双極性障害に対する CBT の目標を**表 10-2** にまとめた．それぞれの目標は，

表 10-2　双極性障害に対する認知行動療法の目標

1. 双極性障害について患者およびその家族を教育する
2. セルフモニタリングの実施方法を教える
3. 概日リズムを一定にする
4. 再発防止方略を作成する
5. 薬物療法における服薬アドヒアランスを向上する
6. 認知的および行動的手法を用いて症状を緩和する
7. 双極性障害の長期的なマネジメントに向けた計画を作成する

以下の文章で詳しく説明している．

　まず第1の目標は，双極性障害に関する**心理教育**の実施である．心理教育では，(1)双極性障害についての生物学的説明，(2)薬物療法(臨床家が医師またはナースプラクティショナーの場合)，(3)症状発現に対するストレスの影響，(4)睡眠および活動の変化が及ぼすウェルビーイングへの影響，(5)抑うつおよび躁状態の認知的要素と行動的要素，などを患者に教育する．

　次に，**セルフモニタリング**の実施が，双極性障害に対するCBTの第2の目標である．治療の早期に，患者に自分の疾患の徴候(例：症状，行動，および気分)をモニタリングすることを教える．セルフモニタリングにはいくつかの目的がある．その目的とは，(1)疾患に特徴的な気分や行動を正常時のものと区別できるように手助けすること，(2)疾患が患者の日常生活に及ぼしている影響を評価すること，(3)再発の徴候に対する早期警戒システムを作り上げること，(4)精神療法による介入の標的を同定すること，である．

　双極性障害をもつ人は無秩序で混乱した生活を送り，睡眠に問題を抱えていることが多いため，CBTの第3の目標は，日々のスケジュールが**規則正しく**なるように努めることである．活動モニタリングとスケジュールの作成には，食事とそのほかの活動の時間を一定にすることに加えて，毎日の就寝時間と起床時間を一定にするという目標を加えるとよいだろう．

　再発防止の方略を作成することが，双極性障害に対するCBTのきわめて重要な第4の目標となる．再発防止を効果的にするために使用される手法の1つが，警戒すべき抑うつまたは躁の早期徴候が現れ始めたときに患者やその家族が気づけるような変化をはっきりと書き出した，個別的な症状要約ワークシー

ト symptom summary worksheet の作成である．このワークシートは，重篤なエピソードの発生前に生じる気分および行動の変化に気づくための早期警戒システムとして使用する．ワークシートが作成できると，治療者は患者を手助けして，症状進行の抑制または逆転を標的とした具体的な認知的および行動的方略を考える．例えば，簡単にお金をもうける非現実的計画を考える傾向に対しては，それらのアイディアを遂行することの長所と短所のリストを挙げることや，そうしたアイディアを実行する前に治療者へ報告するという行動プランを用いて対抗できる可能性がある．

図 10-1 に，軽躁および躁の症状がある男性の症状要約ワークシートを示す．双極性障害をもつこの 33 歳の男性は，自分が躁のエピソードのサイクルに入り始める際に起こる典型的な変化を具体的に書き出すことができている．この技法を含む再発防止を目的とした CBT 手法の実施方法については，Basco と Rush (2007) に詳しく記述されている．

双極性障害に対する CBT の第 5 の目標は，最も重要な目標の 1 つである**薬物療法における服薬アドヒアランスの向上**である．CBT の観点では，服薬のノンアドヒアランスはしばしば慢性的な障害の治療を困難にする，ごく一般的で理解可能な問題である．服薬アドヒアランスは，規則的な服薬を妨げているものを同定し，それらの障壁に系統的に取り組むことによって，改善することができる．すべての精神疾患における服薬アドヒアランスを高めるためのコツが **Troubleshooting Guide 5** に記されている．

第 6 の目標は，認知行動的方略による症状緩和である．うつ症状への対処に用いられる手法は，標準的な CBT の手法と同じである．軽躁状態を治療する際には，不眠，過剰な刺激，過活動および心迫的会話を治療するための行動的方略に焦点を当てる場合もある．例えば，不眠症に対する CBT 手法（例：睡眠環境における睡眠妨害要素の削減，健全な睡眠パターンについての教育，思考停止 thought stopping や思考転換 diversions の使用による侵入的または奔逸的思考の抑制）は，正常な睡眠パターンの回復に有効であることが示されている (Siebern と Manber 2011；Taylor と Pruiksma 2014)．また，刺激的な活動の削減や，話す速度のモニタリングおよびコントロールに向けた行動目標の設定に取り組む場合もある．

軽度の症状	中等度の症状	重度の症状
大金を稼ぐアイディアや計画について考えるようになったが，それについて実際に何かするわけではない．	大金が手に入るような，または自分を有名にするような発明や投資を積極的に探している．	個人年金積立から積立金を引き出す，融資を受けるなど，大きな取引への投資や新事業開始の資金を得る方法を見つけようとする．
アイディアで頭がいっぱいのためなかなか寝つけないが，しっかり体を休めて仕事に行けるように7時間は眠る努力をしている．	通常より就寝時間が1～2時間遅い．ほかのことで頭がいっぱいで眠りたいと思わない．	1日2～4時間しか寝ていない．
いつもより元気に満ちている気がする．日常的な問題があまり気にならない．パーティをしたり楽しく騒いだりしたい．	夜遊びに出ることが増え，家でやるべき仕事上の報告書や計画書の作成を怠っている．飲みすぎてはいないが，友人と遊びに行くとビールを3～4本は飲んでいる．	人を楽しませたり，贅沢なレストランに行ったりすることに，あまりにお金を使いすぎている．週末に急に思い立って飛行機でニューヨークに行きクレジットカードの使用限度額を超えて使ってしまった．
通常より創造的になっている気がする．いろいろなアイディアが簡単に思いつく．	思考速度が速すぎる．ほかの人の話に注意を払わない．注意力散漫なため，仕事でミスをする．	パワー全開になっている．いろいろなことを同時に考えるため，思考があちこちに飛躍する．
通常よりやや短気になっている．怠け者に思える人たちに対してあまり寛容になれない．恋人に対して，いつもより批判的になっている．	職場の人や恋人と頻繁に衝突している．	周囲の人間にとって耐えがたい行動をとっている．
私のよく知る人（恋人と母）に，少し落ち着く必要があると言われる．2人は，私が早口で話しすぎる，または興奮状態にあることが分かっている．	通常より完全に早口かつ大声で話している．周囲の人間は私の話し方にいらいらしているように見える．	絶え間なくしゃべり続けている．失礼な態度をとることがしばしばある．他人の話をさえぎったり，会話の最中に大声を出したりする．

図10-1　患者の症状要約ワークシート：軽躁および躁症状の事例

> Troubleshooting Guide 5
> # 服薬アドヒアランスの問題

1. 服薬アドヒアランスが定期的に評価されていない．

　人がいかに薬を飲み忘れるかを知ったら，おそらく驚くだろう．双極性障害もしくは単極性うつ病の患者の服薬アドヒアランスは約50％だということが研究で明らかにされている(Akincigil ら 2007；Keck ら 1997)．つまり，服薬アドヒアランスについて定期的に尋ねることはよい考えであり，それは処方通りに服薬していると思われる人に対しても同じである．協働的な形で，患者が服薬について話すような質問をする．例えば，次のようなことを聞いてみるとよいだろう．「服薬のほうはどうですか？…定期的に薬を飲むことで何か困っていることはありませんか？…毎週何％ぐらい薬を飲めていると思いますか？」

2. 服薬に対してネガティブな自動思考がある．

　不規則な服薬が，治療のなかで扱うことのできる「思考・気持ち・行動」の連鎖の1つになっている可能性について話してみるよう促す．標準的なCBTの手法(例：思考記録表を用いて認知の誤りを確認する)を用いて，そのような思考を記録し，検討することをホームワークにすることも役立つだろう．服薬アドヒアランスの問題と関連してよくみられる思考には「もう大丈夫だから，これ以上薬を飲む必要はない…これは自分1人でできるはず…この薬を飲むと[ここに最も不快な副作用を書きこむ]だからこの薬は大嫌い」などが含まれる．

3. 薬が効いていない．

　薬を飲まなくなってしまう最もよくある理由の1つとして，薬が効いていない，もしくは薬が効くとは思えないと患者が結論づけていることがある．もし薬物療法の処方の効果がみられないのであれば，治療者(処方した人の場合)は服薬計画の修正について検討する必要がある．しかしながら，効力を発揮するまでに時間がかかる薬もあることを教えるほうが患者にとってはメリットがあるかもしれない．自己判断で服薬を中止する前に，効果について心配な点を話してくれるよう促してもよいだろう．服薬から得られる可能性のあるメリットに対する絶望感もしくは過度に悲観的な考え方はCBTの手法で修正することができる．

4. 服薬を守れていないことに対して自己批判的になっていて，服薬に問題があると認めることが恥ずかしいと思っている患者.

処方通りに服薬を続けることは難しいということをノーマライズすることが通常役に立つ．薬を飲むことが幅広い病気においていかに共通する問題になっているかということについて話し合う．臨床家自身も完璧に服薬することができなかったことを適切に自己開示してもよいだろう．例えば，短期間抗生物質を服用していたときに，7～10日後には数回分残っていたというような話をしてもよい．処方通り服薬することを，白か黒かではなく，成功の連続体として考えることも役に立つかもしれない．

5. 複雑な薬の処方のために問題を抱えている患者.

処方されている薬の数が多く，服薬回数が多いほど，思い違い，うっかりミス，および飲み忘れが起こる可能性が増す．現在の臨床現場では，大半の双極性障害の患者は2つ，3つ，4つ，もしくはそれ以上の向精神薬を服用している．処方を簡素化する方法を一緒に考えてみよう．もしあなたが処方者でなければ，患者があなたに変更の交渉をしてもらいたいかどうかを判断する．

6. 飲み忘れ.

飲み忘れが問題であれば，患者と一緒に解決に取り組もう．例えば，1日1回の服薬であれば，歯磨き（朝または寝る前）や朝食などの日常的な活動と一緒に行う．毎日または1週間分のピルケースが役立つことがある．多くの人は何らかのテクノロジーの力を使って，比較的控えめな形で服薬を思い出させてくれるものを利用することができる．

認知再構成の手法は，軽躁をもつ人の歪んだ思考を同定し修正する手助けとして使用することができる（Newmanら2002）．このタイプの介入の例としては，(1)認知の誤りの発見（例：自分のコンピテンスや力の過大評価，リスクの軽視や無視，ある1つのプラスの特性から誇大的な自己観への過剰な一般化），(2)広がっていく，またはいらいらした認知の認識に向けた思考記録表の使用，(3)過剰にポジティブな信念や予測をもち続けることの長所と短所のリストの作成といったものがある．

双極性障害に対するCBTの第7の目標は，長く続く障害のマネジメントの手助けをすることであり，それにはライフスタイルを変更すること，偏見に向

き合い対処すること，そして生活上のストレスフルな問題により効果的に対処することが含まれる．こうした可能性のある CBT は，気分および行動モニタリング，問題解決への段階的アプローチ，そして意思決定を導く根拠の比較評価などの認知的手法を継続的に使用するという点で，そのほかのより支持的なタイプの治療モデルとははっきりと区別される．

パーソナリティ障害

気分障害および不安症をもつ患者のおそらく 30～60％は，DSM-5 に挙げられている 1 つ以上のパーソナリティ障害の診断基準を満たしている(American Psychiatric Association 2013；Grant ら 2005)．すべての研究の結果が一致しているわけではないが，パーソナリティ障害は一般に予後が不良な傾向があり，気分障害および不安症に対する治療の効果を低くする可能性があり，回復が遅く，または再発率が高い(Thase 1996)．しかし興味深いことに，うつ病(DSM-5)に対するいくつかの初期の研究結果は，併存するパーソナリティ障害が CBT の効果に悪影響を及ぼさない可能性を示唆している(Shea ら 1990；Stuart ら 1992)．これらの研究では最重度のパーソナリティ障害をもつ患者が除外されてはいるものの，その結果は CBT に用いられる構造化手法がパーソナリティ障害をもつ患者に特に適していることを示唆するものである．

パーソナリティ障害は，青年期のはじめまでに顕在化することが多い．しかし，パーソナリティ障害の病理は静的な過程ではなく，不安(例：回避の増加)，抑うつ(例：依存性の上昇やボーダーライン特性の悪化)，または軽躁(例：自己愛性または演技性パーソナリティ特性の増進)によって悪化する可能性がある．患者のうつ病や不安症を治療している場合には，気分障害または不安症が少なくとも部分的に回復するまで，パーソナリティ障害の最終的評価を待ったほうがよいことが多い．ときには，パーソナリティ障害と判断する強力な臨床的根拠が治療を開始した後に明らかとなることがある．そうした場合には，治療計画の修正が必要になる．

パーソナリティ障害治療用の CBT モデルでは，患者の行動を導く構造的な

信念もしくはスキーマ，非機能的(かつ典型的には過剰な)対人関係の方略，および環境的影響の相互作用に焦点を当てる(A.T. Beck ら 2015；J.S. Beck 2011)．パーソナリティ障害は，発達上好ましくない体験の影響を受けたと考えられている．Young ら(2003)はその中心的な領域として，(1)断絶および拒絶，(2)障害された自律性およびパフォーマンス，(3)障害された限界 impaired limit，(4)他者志向性 other-directedness，(5)過剰な警戒および抑制，の５つを挙げている．

一般にパーソナリティ障害の治療では，気分障害および不安症の治療用に開発された手法と同じものを多く使用するが，その２つの障害の場合よりも，スキーマに取り組み，より効果的な対処方略を発達させることに重点を置く(J.S. Beck 2011)．そのほかに，パーソナリティ障害の治療用の CBT は，うつ病および不安症治療用の CBT と，以下のような点で違いがある．(1)通常治療期間がはるかに長い(1年以上)，(2)治療関係および変化に向けた取り組みにおける転移反応に対するいっそうの注意を必要とする，(3)自己概念，他者との関係および情動調節とソーシャルスキルに関する慢性的な問題を修正するために，CBT 手法を繰り返し練習する必要がある．

特定のパーソナリティ障害によくみられる支配的な中核信念，補償的信念 compensatory belief，およびそれに付随する行動的方略の一部を表 10-3 に挙げる．問題のあるスキーマまたは中核信念が同定されれば，その根拠を検証し別の説明を考えるといった CBT の方略を実施することが可能となる．

1．弁証法的行動療法

Linehan(1993)の弁証法的行動療法 dialectical behavior therapy(DBT)は，パーソナリティ障害に対する CBT 手法の代表例の１つである．DBT には，(1)そのときの個人の受容と認証 validation，(2)治療妨害行動の同定およびその治療の重視，(3)行動変容に不可欠な媒体としての治療関係の使用，(4)弁証論的過程の重視(本項で後述)という，ほかの療法とは異なる４つの重要な特性がある．自傷行為や自殺類似行動を効果的に減らすことがランダム化対照臨床試験によって示されたことから(Bohus ら 2004；Linehan と Wilks 2015；Linehan ら 1991；Robins と Chapman 2004)，DBT は臨床場面で広く使われるように

第 10 章　重度，慢性または複合的な障害を治療する

表 10-3　パーソナリティ障害：信念と方略

パーソナリティ障害	自己に関する中核信念	他者に関する信念
回避性	私は好ましくない人間だ	ほかの人たちは私を拒絶するだろう
依存性	私は無力だ	ほかの人たちが私の面倒を見る必要がある
強迫性	私の世界がコントロール不能になる可能性がある	ほかの人たちは無責任な場合がある
猜疑性／妄想性	私は傷つきやすい	ほかの人たちは悪意に満ちている
反社会性	私は自分がやりたいことをやれる	ほかの人たちは関係ない
自己愛性	私はほかの人たちより優れている（潜在的な信念は「私はほかの人たちより劣っている」かもしれない）	ほかの人たちは私より劣っている（潜在的な中核信念は「ほかの人たちは私より優れている」）
演技性	私には何の価値もない	ほかの人たちはありのままの私を評価してくれないだろう
シゾイド／スキゾイド	私は社会に順応できない人間だ	ほかの人たちが私に提供できるものは何もない
統合失調型	私は欠陥人間だ	ほかの人たちは私にとって脅威的な存在である
境界性	私は欠陥人間だ 私は無力だ 私は傷つきやすい 私は悪い人間だ	ほかの人たちは私を見捨てるだろう．他者は信用できない

出典：Beck JS："Cognitive Approaches to Personality Disorders"in *American Psychiatric Press Review of Psychiatry*, Vol. 16. Edited by Dickstein LJ, Riba MB, Oldham JM. Washington, DC, American Psychiatric Press, 1997, pp73-106. Copyright 1997 American Psychiatric Press. 許可を得て書き改め使用した．

仮定	行動的方略
私の本当の姿を知ったら，ほかの人たちは私を拒絶するだろう． うわべだけでもよくすれば，受け入れてくれるかもしれない	親密な人間関係を避ける
独力ではきっと失敗するだろう． ほかの人たちに頼れば生き抜いていくことができるだろう	ほかの人たちに依存する
自分がすべてコントロールできなければ，私の世界は崩壊してしまうかもしれない． 厳しい規則と構造をもってすれば，すべてはうまくいくだろう	自分とほかの人たちをコントロールする
信用すればほかの人たちは私に危害を加えるだろう． 用心していれば自分を守ることができる	疑い深くなる
私が相手の弱みにつけこめば，私のほしいものが手に入る	他者の弱みにつけこむ
ほかの人たちが私を特別視しない場合，ほかの人たちは私を劣っているとみなしている． 私が相応な待遇を受ければ，私が特別だということを示すことになる	特別な扱いを要求する
楽しませなければほかの人たちは私に魅力を感じてくれないだろう． 印象的に行動すればほかの人たちからの注目と支持を得られるだろう	ほかの人たちを楽しませる
ほかの人たちと距離を置くようにすれば，もっとうまくやっていけるだろう． ほかの人たちとの人間関係を構築しようとしても，きっとうまくいかないだろう	自分をほかの人たちから遠ざける
ほかの人たちが私に対して否定的な感情をもっていると感じた場合，ほかの人たちは本当にそうした感情をもっている． ほかの人たちに対して用心深くしていれば，その真意を見抜くことができる	隠れた動機があると思い込む
独力では生き抜いていくことができないだろう． 信用すればほかの人たちは私を見捨てるだろう． ほかの人たちに頼れば生き抜いていくことができるだろうが，最後には見捨てられるだろう	両極端な行動の間で揺れ動く

第10章　重度，慢性または複合的な障害を治療する

なってきている．また，DBTはパーソナリティ障害に加え，物質乱用および摂食障害の患者の治療にも応用され，好成績を残している（LinehanとWilks 2015；Linehanら2002；Palmerら2003）．

　弁証法的 dialectical という用語は，DBTを定義し明確化する助けになることに留まらず，このアプローチの中核的な哲学的支柱を表現している．Linehan（1993）は，精神病理への全人的アプローチを表すものとして，西洋哲学と東洋哲学に大きく影響を受けたこの用語を選択した．DBTは，非機能的行動を単に疾患の症状ととらえるのではなく，きわめて問題の多い行動であっても何らかの機能を果たしているという原則に沿って行われるアプローチである．例えば，さまざまな援助者やケア提供者の分裂 splitting は，（少なくとも短期的には）歓迎されず批判的でもあるフィードバックを受ける確率を最小にし，望ましい結果を得る確率を最大にする可能性がある．これは，ときにビジネスの世界などで「漁夫の利を得る」と表現されるものと同様な方略である．治療過程では，患者が自分の最終的な目標を認識するのを助け，またそうした目標の達成に向けて，社会的により受容されやすい別の方法を検討し，最終的にはそれを実施できるように手助けする．

　またDBTでは，相反する目標（例：受容と変容，柔軟性と安定性，慈愛の享受と自主性の獲得）のバランスをとる感覚を養う方法について患者にコーチングする．こうした目標の達成を手助けするために，マインドフルネス mindfulness が一般的には用いられる（本章前述の「マインドフルネス認知療法」の項を参照）．DBTにおける**マインドフルネス**の概念は，強い情動に圧倒されるのではなく，目下の活動により集中すること（すなわち，よりよく観察し表現し参加すること）を患者に教育するという意味をもっている（Linehan 1993）．また治療者は，リラクセーショントレーニング，思考停止，呼吸の訓練といったCBTの行動的手法を使用して（第7章の「行動的手法Ⅱ　不安の抑制および回避パターンの打破」参照），患者が苦痛な情動に対処するのを手助けする．さらに，認知・行動リハーサルを含むソーシャルスキルトレーニング方略を用いて，患者が人間関係の問題に効果的に対処する方法を学ぶ手助けも行う．

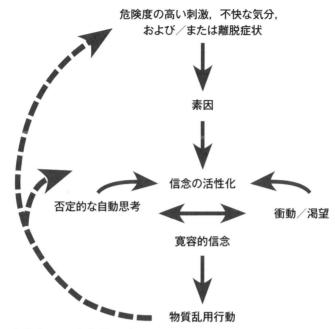

図 10-2　物質乱用の認知行動モデル
出典：Thase(1997)より書き改め使用した．

物質使用障害

　物質使用障害 substance use disorder(SUD)への認知・行動療法の有用性に関するエビデンスは，1980〜1990年代に初期の研究が行われて以来，増えてきている(例：Carrollら 1994；Woodyら 1984)．すべての研究で明確な効果があるという結果が出ているわけではないが(例：Crits-Christophら 1999；Project MATCH Research Group 1998)，多くのエビデンスはアルコール使用障害とそのほかの SUD の包括的な治療プログラムの一部として CBT を用いることを支持している(Carroll 2014)．図 10-2 に描かれているように，物質乱用の認知行動モデルは，問題のある薬物またはアルコール使用に伴う感情，行動，および認知の間にきわめて相互依存的および相互作用的性質があると考

えている．さまざまなSUDの種類によって，重要な社会人口統計学的，身体的，および臨床的違いが存在するが，認知行動モデルは，基底にある信念，手がかり刺激によって誘発される衝動 urge および渇望 craving，そして否定的な自動思考と，中毒性物質の使用という行為とを結ぶ共通の過程が基底にあると仮定している (A.T. Beck ら 1993；Thase 1997)．

CBTによる物質乱用の正式な治療を開始する前に，いくつか行わなければならない重要な作業がある．まず第1に，危険を伴う離脱症候群を特徴とするSUDでは，医療監視付きの解毒プログラムへの参加が必要になることがある．第2に，変わることに対する患者の準備状態を評価する必要がある (Prochaska と DiClemente 1992)．治療に対するモチベーションは，検討の前段階(例えば「私には問題などない．少し飲みすぎた後に車を運転して捕まっただけだ」)から検討，準備，そして最終的に実行まで，幅のある連続体としてとらえるべきである．動機づけ面接の手法 (Miller ら 2004；Strang と McCambridge 2004)は，患者が検討前および検討段階から準備および実行段階へと移行するのを手助けするために特に適したものである．第3に行っておくべきことは，物質使用中止の契約を結ぶことである．具体的には，患者が薬物やアルコールを摂取した状態でセッションに来ないことを約束し，また治療者は患者が契約に違反した際，「今日はダメです」ときちんと言うことを学ぶ必要がある．

CBTモデルの重要なポイントの1つは，飲酒や薬物使用への衝動や渇望は，たいてい薬物やアルコール乱用に関する信念の活性化と結びついているということを患者が認識する手助けを行うことである．物質乱用に関する認知は，自分にとって関連性のある手がかり刺激(すなわちアルコホリクス・アノニマスによって世間に広められた「人，場所，および物」のこと)に反応し，ほぼ瞬時に起こる可能性がある．衝動と渇望の区別は若干理論上のものというきらいがあるが，衝動は薬物やアルコール使用に対する認知的および行動的傾向であり，一方で渇望は衝動に伴う感情的および生理的な体験であると概念化することができる．衝動および渇望は，バーの横を車で通り過ぎる，テレビCMを見るといった状況的手がかり刺激に加えて，白昼夢，記憶および不快な情動(最も一般的な情動には怒り，不安，悲しみ，また退屈も入る)によっても誘発される可能性がある．SUDの発現および持続に関係のある信念の例を**表10-4**に

表10-4　物質乱用に関する信念の例

・私は渇望を自制することができない
・私にできる渇望に対処する方法は使用することしかない
・私は飲酒をやめることを学ぶことができない．これは私の一部だから
・使用をやめられた人には自制力があるが，私にはそれがない
・ハイにならない人生なんてつまらない
・私はすでに人生を台無しにしているから，このままハイになればよい
・いつでも後でやめられる．今はまだやめる準備が整っていない

挙げる．

　物質乱用の頻度および激しさが増すにつれ，さらなる認知の変化が障害の進行の一因となる可能性がある．例えば，重要な他者の愛情，支持および承認を維持したいという願望などの当初の中心的な目標に関連した信念を低く評価する傾向がみられることがある．同様に，薬物やアルコールの有害な影響に関する信念を過小評価し，飲酒や薬物使用のプラスの効果に関する判断を誇張する．2次的信念 secondary beliefs または寛容的信念 permissive beliefs（例：「最後に1度だけやって，また明日から断薬プログラムに取り組み始めればよい」「1度飲み始めたら止められない．それならば飲み続けて楽しんだほうがよい」）が生じる傾向もある．こうした信念は，1度の使用やつまずきが完全な乱用再開へとつながる例がきわめて多いことを説明するのに役立つ．

　以上のようなことから，治療では，(1)物質使用中止の達成および継続，(2)問題のある物質使用の開始および継続の原因となった信念と行動の同定および修正，という2つの路線を同時に進めていく（A.T. Beck ら1993を参照）．この2つの領域で成果がみられるようになれば，ライフスタイルや職業の変更を含む，より長期的な治療目標に取り組んでもよい．物質乱用に対するCBTの成功の要は再発防止である（Marlatt と Gordon 1985）．再発防止策には，衝動や渇望が起こる可能性を最小化する行動的方略，そして飲酒や薬物使用に関する歪んだ否定的な思考に対処する認知再構成エクササイズが含まれる．また，アルコホリクス・アノニマスなどの自助プログラムへの参加を奨励するのも一般的によいアイディアである．

第10章 重度，慢性または複合的な障害を治療する

摂食障害

　CBT は摂食障害に対する基本的な治療法の1つとして認められるようになり，そして多くのレビューとメタ分析は，神経性過食症と過食性障害に対するCBT の有効性には強力なエビデンスが存在すると結論づけた(Hay ら 2014；Hofmann ら 2012；McElroy ら 2015；Vocks ら 2010)．しかし，神経性やせ症に対する CBT の有効性はいまだ確立されておらず(Hay ら 2015)，医療的な，栄養学的な，そして認知行動的な治療要素を含む多面的なアプローチが推奨されている(Hay ら 2014, 2015)．

　摂食障害を治療するための CBT モデルは，スリムさに関する非機能的な信念およびそうした信念に起因する自分の体形や体重に対する不満が，異常な摂食行動とそれに伴う嘔吐や緩下薬，利尿薬，やせ薬の乱用などの特徴的行為に駆り立て，それを維持しているという考えに基づいている．そしてスリムさに関する非現実的な目標を強化する現代の社会基準は，個人的素因(例：完璧主義，情動調整の困難さ，抑うつ傾向)と影響し合って，これらの障害を生み出している．

　摂食障害をもつ患者の治療を始める前に，Keys ら(Keys 1950；Taylor と Keys 1950)による古典的な研究の結果を振り返っておくことが役立つかもしれない．この研究は，半飢餓状態が健康な若い男性の態度および行動に及ぼす影響を調査したものである．この研究では，ボランティアが自然に摂食障害を発症する危険性は事実上なかったが，著しいカロリー制限および有意な体重減少の過程で，参加者には，食物へのとらわれ，性欲の減退，気分や睡眠の乱れ，および寒さへの耐性のなさが現れた．また実験的なカロリー制限終了後には，むちゃ食い行動，食物貯蔵および飢餓と満腹を示す手がかり刺激の障害がみられた．被験者の大半は，減った分以上に体重が増加し，完全に安定した状態を取り戻すまでに何週間も要した．これらの観察結果は，個人の素因にかかわらず，飢餓の進行と無秩序な摂食行動が摂食障害の持続に有意な役割を果たしている可能性があることを裏づけるものである．

　CBT のアプローチは必然的に多面的であり，心理教育，セルフモニタリン

グ，そして認知的および行動的介入に加え，栄養カウンセリングを含む．経験豊富な栄養士との協力が一般に勧められる．治療の初期の目標の1つは，標的とする体重範囲および食事計画を協働的に決定することである．現実的な目標を同定し，体重をモニタリングする一貫した方法を導入することは不可欠である．通常，週に1度の体重測定で十分である．食事計画は，一般に通常の食事3回と軽食2回以上で構成し，飢餓の手がかり刺激を最小にするためにカロリー摂取を分けるようにする．こうした治療条件を取り決める過程では，計画が失敗するのではないかという患者の心配について話し合う機会が十分にある．さらに，体重減少を促進すると思い込まれている排出行為や緩下薬使用などの一般的な方略が無益であるという事実を伝えることも，心理教育の重要な役割である．

セルフモニタリングは，まず食事時間および問題のある摂食行動ならびに潜在的な環境的手がかり刺激やトリガーの記録をとることから始める．その後，3つのコラムのワークシートを用いて，否定的な思考，不快な感情，そして問題のある摂食行動の間にある関連性を明らかにできるように手助けしていく．手がかり刺激への反応を変えるために，もしくは必要に応じてその刺激を回避するために，さまざまな方略を用いる．反応妨害(第7章「行動的手法Ⅱ 不安の抑制および回避パターンの打破」を参照)は，衝動(例：過食，嘔吐または抑制)と問題のある行動との間隔を長くすることを患者が学ぶための重要なツールである．また，認知再構成エクササイズを用いて，無秩序な摂食行動をとらないことによって生じる結果に対する歪んだ否定的思考に患者が対処するのを手助けしていく．

統合失調症

　統合失調症は，双極Ⅰ型障害を含むほかの重篤な精神障害の大半のものに比べて，障害を残す可能性が有意に高く，また持続的で完全な寛解が起こる可能性は低い．慢性化しやすいこの過酷な疾患の特性は，補助的な心理社会的治療の開発の原動力となってきた．そしてこのニーズは，新世代の抗精神病薬が導

第10章　重度，慢性または複合的な障害を治療する

入されてもまだ満たされていない．

　統合失調症に対するCBTは1990年代半ば頃には確立された(BeckとRector 2000；Garetyら 1994；KingtonとTurkington 2004)．一連の臨床試験から，現在はCBTが統合失調症の治療結果の改善に有意に影響しうるという確固とした証拠がある(Burnsら 2014；Mehlら 2015；RectorとBeck 2001；Senskyら 2000；Turkingtonら 2004；Turnerら 2014)．すべての研究でCBTの有効性が認められたわけではないが，メタ分析の結果，CBTは統合失調症の陽性症状に対しては中等度の影響を与えることが示唆され(Burnsら 2014；Jauharら 2014；Mehlら 2015；Turnerら 2014)，陰性症状に対しては有意だが，より弱い効果があることが示唆されている(Jauharら 2014；Turnerら 2014；Velthorstら 2015)．統合失調症に対するCBTアプローチは『*Cognitive-Behavior Therapy for Severe Mental Illness: An Illustrated Guide*』(Wrightら 2009)〔『認知行動療法トレーニングブック　統合失調症・双極性障害・難治性うつ病編』(医学書院)〕にビデオとともに詳細に記載されている．

　双極性障害の治療でCBTを使用する場合と同様に，向精神薬による治療によって患者が安定し始めてから，CBTを開始するべきである．初期のセッションは短時間にする場合もある．場合によっては，45分または50分セッションを1回行うよりも，週2〜3回の20分セッションを1〜2週間行うほうが有用なことがある．また，統合失調症に対する最適な治療コースは，うつ病(DSM-5) major depressive disorderやパニック症の場合よりも長い期間が必要であると予期するのが妥当であろう．

　治療関係を確立した後の当初の目標としては，通常，障害に関する心理教育(統合失調症の特質および治療法に関する信念を患者から聞き出すことを含む)，活動への参加促進，および薬物療法における服薬アドヒアランスの向上が含まれる．治療の進展に伴い，治療の焦点は，妄想を同定し修正することや，患者が幻覚を減らし対処するのを手助けすることへと移行していく．妄想は本書の第1章に記されている「認知の誤り」の極端な形ととらえることができる．患者は不完全な事実の評価に基づいて推論し，適合しない根拠を無視または過小評価している．協働的な治療関係を確立することができれば，根拠の検証や別の解釈の探究などの論理的分析法を使用することによって，患者にとっ

> **問題のある思考**：マフィアか外国の諜報部がこのオフィスに潜入し，すべてを支配している．
>
> | この思考を肯定する根拠： | この問題のある思考を否定する根拠： |
> |---|---|
> | 1. コンピュータのメッセージが怪しい． | 1. コンピュータのメッセージは，全員のコンピュータに送られている．これらのメッセージはただの気の利いた格言やジョークであり，おそらく特に何の意味もないだろう． |
> | 2. 先週職員が2人解雇された． | 2. 解雇された職員は頻繁に仕事を休んでいた． |
> | 3. テレビのスクリーンに盗聴器が仕掛けられている気がする． | 3. テレビを分解してみたが，特に怪しいものは見つけられなかった．私には妄想的になる傾向がある． |
> | 4. センターには親しくしている友人が1人もいない．誰もほとんど私に話しかけてこない． | 4. 私に友人がたくさんいないことは事実だが，だからといってセンターを乗っ取る計画があるということにはならない．私はこの仕事を気に入っており，皆よくしてくれている． |
>
> **代わりとなる思考**：私には脳内物質の不均衡があり，妄想的になるのはそのためだ．そしてコンピュータの前に1日数時間座っていることで，余計に疑い深くなっただけだ．この仕事には自分の恐怖心を鎮める努力をするだけの価値がある．

図10-3　妄想に対する根拠の検証：テッドの事例

て有益な結果を得ることができる可能性がある．

　図10-3には，27歳男性の統合失調症患者が記入した根拠の検証エクササイズの例が示されている．テッドはコミュニティケアセンターでボランティア活動を行っており，その仕事環境に関する妄想が現れた．この妄想に対するトリガーの1つは，自分のコンピュータに毎日送られてくるメッセージであった．このメッセージは通常ユーモアのある引用文であり，施設のすべてのコンピュータに送信されているものであったが，テッドはこれを妄想的に解釈した．マフィアか外国の諜報部がコミュニティケアセンターを乗っ取ろうと企んでいると考えるようになった．根拠の検証の技法を用いて，テッドは自分の思考の歪みを認識し，その状況を別の形で考えられるようになった．この事例で

は，妄想を問題のある思考と位置づけ，標準的な CBT 手法を適用してこの認知を検証するようテッドに促している．

　幻覚の治療では通常，**現象をノーマライズするような論理的説明**を取り入れる．すなわち極端な状況下では大半の人間が幻覚を経験しうる（例：薬物中毒や著しい睡眠不足；Kingdon と Turkington 2004；Wright ら 2009）と説明するのが役に立つ場合が多い．このように考えることによって，統合失調症をもつ人の感じる偏見が弱まり，幻覚を悪化させている可能性のある環境の影響を進んで探したり，幻覚に対する別の解釈（「悪魔がいる」「神が私に話しかけている」「女の声が私を拷問している」といった概念に代わるもの）を探ったりしようとする気持ちが生じる可能性が出てくる．CBT を用いて幻覚を治療する際の一般的な目標は，患者が，(1)幻覚に対する論理的な説明モデル（例：現象をノーマライズするような論理的説明もしくは生物学的脆弱性）を受け入れ，(2)幻覚の影響を弱める方法や抑制する方法を考えていけるように手助けすることである．

　幻覚に取り組む際に最も役に立つ方略の 1 つは，聞こえてくる声を鎮める行動や，それらを介入的または命令的でないものにする行動のリストを作成することである．幻聴を悪化させる活動のリストを作成することが役に立つこともある．そうしたリストを作成すれば，役に立つ行動を増やし，幻覚を強める活動を減らす行動プランを作っていくことができる．そのような行動リストの例を**図 10-4** に示す．バーバラという統合失調症をもつ 38 歳の女性が作成したこのリストには，彼女が声を調整するのに役立った行動が挙げられている．このリストのなかでバーバラは，気分の転換を促す活動，自分の疾患の性質についてのコーチング（例：「私には脳内物質の不均衡があり，この声に注意を払う必要はない」），また治療者の助けなしに自分自身で作り出した心的イメージ技法など，多くの有用な方略を見つけ出すことができている．また彼女の計画にはそのほかに，幻覚を悪化させると考えられる状況や問題に上手に対処する方法を学習する取り組みも含まれていた．

　陰性症状に対しては，活動スケジュール作成，段階的課題設定，行動リハーサル，スキルトレーニング，またそのほかの関連ある方略を用いて取り組むことが可能である．しかし，CBT による統合失調症治療の専門家は，社会的孤

> **幻聴を和らげる，または消し去る活動：**
> 1. 安らかな気分になる音楽を聴く．
> 2. 工芸作品に取り組む．
> 3. 「声」が自宅のクローゼットに入り，それに毛布をかぶせて，ドアに鍵をかけるところを想像する．
> 4. 教会で奉仕活動をする．
> 5. 雑誌や本を読む．
> 6. 私には脳内物質の不均衡があり，この声に注意を払う必要はないと自分に言い聞かせる．
> 7. 外来治療センターの集団療法に参加する．
>
> **幻聴を強める活動：**
> 1. 恋人や家族と口論する．
> 2. 睡眠不足になる．
> 3. 薬を飲み忘れる．
> 4. 暴力的または心を乱すような映画やテレビ番組を見る．

図 10-4　幻聴を改善または悪化させる活動：バーバラの事例

立，引きこもり，イニシアチブの欠如といった症状の修正を開始するまでに十分時間をかけ患者に余裕を与える「ゆっくりあせらず go-slow」というアプローチを推奨する場合が多い(Kingdon と Turkington 2004；Wright ら 2009)．陰性症状が潜在的な神経病理を反映している可能性は高いかもしれないが，脳卒中や多発性硬化症など，統合失調症よりひどい脳の損傷を経験した人でも，リハビリテーションの体系的アプローチの一環として代償的対処法 compensatory coping strategy の使用を学ぶことができるということを治療者は心に留めておくべきである．

まとめ

　CBT の手法は，治療抵抗性うつ病，双極性障害，パーソナリティ障害，および統合失調症など，多岐にわたる重度の精神障害に対しても開発され，検証されてきている．しかも，CBT 技法は神経性過食症に対するファーストラインの治療法の 1 つであり，また物質使用の問題のマネジメントでも有用なツールとなりうる．うつ病および不安症に対する標準的な認知的および行動的手法の多くは，比較的治療が困難な障害の治療においても使用することが可能であ

るが，CBT をさらに高度な形で適用していくためには特定の修正を行うことが勧められる．それに加えて，必要時に代替となるアプローチも提供できるように，関連療法(例えば，WBT, MBCT, DBT)の基本概念を概説した．

　本章では，重度および慢性の精神疾患に対する CBT の使用を裏づける実証研究について説明し，簡単にではあるが，これらの障害への取り組みのなかで生じる問題に対処するためのいくつかの方略について述べた．第 11 章「CBT におけるコンピテンシーの向上」では，重度精神障害への CBT 使用における専門技術や知識を高めるのに役に立つ参考資料，ワークショップ，および臨床場面でのスーパビジョンについて筆者らの考えを述べる．

文献

Akincigil A, Bowblis JR, Levin C, et al: Adherence to antidepressant treatment among privately insured patients diagnosed with depression. Med Care 45: 363-369, 2007 (PMID: 17496721)

American Psychiatric Association: Practice guideline for major depressive disorder in adults. Am J Psychiatry 150 (suppl): 1-26, 1993 (PMID: 8465906)

American Psychiatric Association: Diagnostic and Statistical Manual of Mental Disorders, 5th Edition. Arlington, VA, American Psychiatric Association, 2013

Basco MR, Rush AJ: Cognitive-Behavioral Therapy for Bipolar Disorder, 2nd Edition. New York, Guilford, 2007

Beck AT, Rector NA: Cognitive therapy of schizophrenia: a new therapy for the new millennium. Am J Psychother 54: 291-300, 2000 (PMID: 11008627)

Beck AT, Rush AJ, Shaw BF, et al: Cognitive Therapy of Depression. New York, Guilford, 1979

Beck AT, Wright FD, Newman CF, et al: Cognitive Therapy of Substance Abuse. New York, Guilford, 1993

Beck AT, Davis DD, Freeman A: Cognitive Therapy of Personality Disorders, 3rd Edition. New York, Guilford, 2015

Beck JS: Cognitive Behavior Therapy: Basics and Beyond, 2nd Edition. New York, Guilford, 2011

Bohus M, Haaf B, Simms T, et al: Effectiveness of inpatient dialectical behavioral therapy for borderline personality disorder: a controlled trial. Behav Res Ther 42: 487-499, 2004 (PMID: 15033496)

Burns AMN, Erickson DH, Brenner CA: Cognitive-behavioral therapy for medication-resistant psychosis: a meta-analytic review. Psychiatr Serv 65: 874-880, 2014(PMID: 24686725)

Carroll KM: Lost in translation? Moving contingency management and cognitive behavioral therapy into clinical practice. Ann N Y Acad Sci 1327: 94-111, 2014(PMID: 25204847)

Carroll KM, Rounsaville BJ, Gordon LT, et al: Psychotherapy and pharmacotherapy for ambulatory cocaine abusers. Arch Gen Psychiatry 51: 177-187, 1994(PMID: 8122955)

Crits-Christoph P, Siqueland L, Blaine J, et al: Psychosocial treatments for cocaine dependence: National Institute on Drug Abuse Collaborative Cocaine Treatment Study. Arch Gen Psychiatry 56: 493-502, 1999(PMID: 10359461)

DeRubeis RJ, Gelfand LA, Tang TZ, Simons AD: Medications versus cognitive behavior therapy for severely depressed outpatients: mega-analysis of four randomized comparisons. Am J Psychiatry 156: 1007-1013, 1999(PMID: 10401443)

Elkin I, Shea MT, Watkins JT, et al: National Institute of Mental Health Treatment of Depression Collaborative Research Program: general effectiveness of treatments. Arch Gen Psychiatry 46: 971-982, discussion 983, 1989(PMID: 2684085)

Fava GA: Well-Being Therapy: Treatment Manual and Clinical Applications. New York, Karger, 2016

Fava GA, Ruini C: Development and characteristics of a well-being enhancing psychotherapeutic strategy: well-being therapy. J Behav Ther Exp Psychiatry 34: 45-63, 2003 (PMID: 12763392)

Fava GA, Grandi S, Zielezny M, et al: Cognitive behavioral treatment of residual symptoms in primary major depressive disorder. Am J Psychiatry 151: 1295-1299, 1994(PMID: 8067483)

Fava GA, Savron G, Grandi S, Rafanelli C: Cognitive-behavioral management of drug-resistant major depressive disorder. J Clin Psychiatry 58: 278-282, quiz 283-284, 1997 (PMID: 9228899)

Fava GA, Rafanelli C, Cazzaro M, et al: Well-being therapy: a novel psychotherapeutic approach for residual symptoms of affective disorders. Psychol Med 28: 475-480, 1998a (PMID: 9572104)

Fava GA, Rafanelli C, Grandi S, et al: Prevention of recurrent depression with cognitive behavioral therapy: preliminary findings. Arch Gen Psychiatry 55: 816-820, 1998b(PMID: 9736008)

Fava GA, Ruini C, Rafanelli C, Grandi S: Cognitive behavior approach to loss of clinical effect during long-term antidepressant treatment: a pilot study. Am J Psychiatry 159: 2094-2095, 2002(PMID: 12450962)

Frankl VE: Man's Search for Meaning. Boston, MA, Karger, 1959

Garety PA, Kuipers L, Fowler D, et al: Cognitive behavioural therapy for drug-resistant psychosis. Br J Med Psychol 67 (Pt 3): 259-271, 1994(PMID: 7803318)

Grant BF, Hasin DS, Stinson FS, et al: Co-occurrence of 12-month mood and anxiety disorders and personality disorders in the US: results from the National Epidemiologic Survey on Alcohol and Related Conditions. J Psychiatr Res 39: 1-9, 2005(PMID: 15504418)

Gregory VL Jr: Cognitive-behavioral therapy for depression in bipolar disorder: a meta-analysis. J Evid Based Soc Work 7: 269-279, 2010(PMID: 20799127)

Hay P, Chinn D, Forbes D, et al; Royal Australian and New Zealand College of Psychiatrists: Royal Australian and New Zealand College of Psychiatrists clinical practice guidelines for the treatment of eating disorders. Aust N Z J Psychiatry 48: 977-1008, 2014(PMID: 25351912)

Hay PJ, Claudino AM, Touyz S, Abd Elbaky G: Individual psychological therapy in the outpatient treatment of adults with anorexia nervosa. Cochrane Database Syst Rev 7: CD003909, 2015(PMID: 26212713)

Hofmann SG, Asnaani A, Vonk IJ, et al: The efficacy of cognitive behavioral therapy: a review of meta-analyses. Cognit Ther Res 36: 427-440, 2012(PMID: 23459093)

Hollon SD, DeRubeis RJ, Fawcett J, et al: Effect of cognitive therapy with antidepressant medications vs antidepressants alone on the rate of recovery in major depressive disorder: a randomized clinical trial. JAMA Psychiatry 71: 1157-1164, 2014(PMID: 25142196)

Huijbers MJ, Spinhoven P, Spijker J, et al: Discontinuation of antidepressant medication after mindfulness-based cognitive therapy for recurrent depression: randomised controlled non-inferiority trial. Br J Psychiatry 208: 366-373, 2016(PMID: 26892847)

Isasi AG, Echeburúa E, Limiñana JM, González-Pinto A: How effective is a psychological intervention program for patients with refractory bipolar disorder? A randomized controlled trial. J Affect Disord 126: 80-87, 2010(PMID: 20444503)

Ives-Deliperi VL, Howells F, Stein DJ, et al: The effects of mindfulness-based cognitive therapy in patients with bipolar disorder: a controlled functional MRI investigation. J Affect Disord 150: 1152-1157, 2013(PMID: 23790741)

Jauhar S, McKenna PJ, Radua J, et al: Cognitive-behavioural therapy for the symptoms of schizophrenia: systematic review and meta-analysis with examination of potential bias. Br J Psychiatry 204: 20-29, 2014(PMID: 24385461)

Jones SH, Smith G, Mulligan LD, et al: Recovery-focused cognitive-behavioural therapy for recent-onset bipolar disorder: randomised controlled pilot trial. Br J Psychiatry 206: 58-66, 2015(PMID: 25213157)

Kabat-Zinn J: Full Catastrophe Living: How to Cope With Stress, Pain and Illness Using Mindfulness Meditation. New York, Dell, 1990

Keck PE Jr, McElroy SL, Strakowski SM, et al: Compliance with maintenance treatment in bipolar disorder. Psychopharmacol Bull 33: 87-91, 1997 (PMID: 9133756)

Keller MB, McCullough JP, Klein DN, et al: A comparison of nefazodone, the cognitive behavioral-analysis system of psychotherapy, and their combination for the treatment of chronic depression. N Engl J Med 342: 1462-1470, 2000 (PMID: 10816183)

Keys A: The residues of malnutrition and starvation. Science 112: 371-373, 1950 (PMID: 14781769)

Kingdon DG, Turkington D: Cognitive Therapy of Schizophrenia. New York, Guilford, 2004

Kocsis JH, Gelenberg AJ, Rothbaum BO, et al; REVAMP Investigators: Cognitive behavioral analysis system of psychotherapy and brief supportive psychotherapy for augmentation of antidepressant nonresponse in chronic depression: the REVAMP Trial. Arch Gen Psychiatry 66: 1178-1188, 2009 (PMID: 19884606)

Kuyken W, Warren FC, Taylor RS, et al: Efficacy of mindfulness-based cognitive therapy in prevention of depressive relapse: an individual patient data metaanalysis from randomized trials. JAMA Psychiatry 73: 565-574, 2016 (PMID: 27119968)

Lam DH, Watkins ER, Hayward P, et al: A randomized controlled study of cognitive therapy for relapse prevention for bipolar affective disorder: outcome of the first year. Arch Gen Psychiatry 60: 145-152, 2003 (PMID: 12578431)

Linehan MM: Cognitive-Behavioral Treatment of Borderline Personality Disorder. New York, Guilford, 1993

Linehan MM, Wilks CR: The course and evolution of dialectical behavior therapy. Am J Psychother 69: 97-110, 2015 (PMID: 26160617)

Linehan MM, Armstrong HE, Suarez A, et al: Cognitive-behavioral treatment of chronically parasuicidal borderline patients. Arch Gen Psychiatry 48: 1060-1064, 1991 (PMID: 1845222)

Linehan MM, Dimeff LA, Reynolds SK, et al: Dialectical behavior therapy versus comprehensive validation therapy plus 12-step for the treatment of opioid dependent women meeting criteria for borderline personality disorder. Drug Alcohol Depend 67: 13-26, 2002 (PMID: 12062776)

Marlatt GA, Gordon JR (eds): Relapse Prevention: Maintenance Strategies in the Treatment of Addictive Behaviors. New York, Guilford, 1985

McCullough JP: Psychotherapy for dysthymia: a naturalistic study of ten patients. J Nerv Ment Dis 179: 734-740, 1991 (PMID: 1744631)

McCullough JP Jr: Skills Training Manual for Diagnosing and Treating Chronic Depression: Cognitive Behavioral Analysis System of Psychotherapy. New York, Guilford, 2001

McElroy SL, Guerdjikova AI, Mori N, et al: Overview of the treatment of binge eating disorder. CNS Spectr 20: 546-556, 2015(PMID: 26594849)

Mehl S, Werner D, Lincoln TM: Does cognitive behavior therapy for psychosis (CBTp) show a sustainable effect on delusions? A meta-analysis. Front Psychol 6:1450, 2015 (PMID: 26500570)

Miklowitz DJ, Otto MW, Frank E, et al: Intensive psychosocial intervention enhances functioning in patients with bipolar depression: results from a 9-month randomized controlled trial. Am J Psychiatry 164: 1340-1347, 2007a(PMID: 17728418)

Miklowitz DJ, Otto MW, Frank E, et al: Psychosocial treatments for bipolar depression: a 1-year randomized trial from the Systematic Treatment Enhancement Program. Arch Gen Psychiatry 64: 419-426, 2007b(PMID: 17404119)

Miller WR, Yahne CE, Moyers TB, et al: A randomized trial of methods to help clinicians learn motivational interviewing. J Consult Clin Psychol 72: 1050-1062, 2004(PMID: 15612851)

Newman CF, Leahy RL, Beck AT, et al: Bipolar Disorder: A Cognitive Therapy Approach. Washington, DC, American Psychological Association, 2002

Palmer RL, Birchall H, Damani S, et al: A dialectical behavior therapy program for people with an eating disorder and borderline personality disorder—description and outcome. Int J Eat Disord 33: 281-286, 2003(PMID: 12655624)

Parikh SV, Zaretsky A, Beaulieu S, et al: A randomized controlled trial of psychoeducation or cognitive-behavioral therapy in bipolar disorder: a Canadian Network for Mood and Anxiety Treatments (CANMAT) study [CME]. J Clin Psychiatry 73: 803-810, 2012 (PMID: 22795205)

Prochaska JO, DiClemente CC: The transtheoretical approach, in Handbook of Psychotherapy Integration. Edited by Norcross JC, Goldfried MR. New York, Basic Books, 1992, pp 301-334

Project MATCH Research Group: Matching alcoholism treatments to client heterogeneity: treatment main effects and matching effects on drinking during treatment. J Stud Alcohol 59: 631-639, 1998(PMID: 9811084)

Rector NA, Beck AT: Cognitive behavioral therapy for schizophrenia: an empirical review. J Nerv Ment Dis 189: 278-287, 2001(PMID: 11379970)

Robins CJ, Chapman AL: Dialectical behavior therapy: current status, recent developments, and future directions. J Pers Disord 18: 73-89, 2004(PMID: 15061345)

Rush AJ, Weissenburger JE: Melancholic symptom features and DSM-IV. Am J Psychiatry

151: 489-498, 1994(PMID: 8147445)

Rush AJ, Trivedi MH, Wisniewski SR, et al: Acute and longer-term outcomes in depressed outpatients requiring one or several treatment steps: a STAR*D report. Am J Psychiatry 163: 1905-1917, 2006(PMID: 17074942)

Scott J, Paykel E, Morriss R, et al: Cognitive-behavioural therapy for severe and recurrent bipolar disorders: randomised controlled trial. Br J Psychiatry 188: 313-320, 2006 (PMID: 16582056)

Segal ZV, Williams JMG, Teasdale JD: Mindfulness-Based Cognitive Therapy for Depression: A New Approach to Preventing Relapse. New York, Guilford, 2002

Sensky T, Turkington D, Kingdon D, et al: A randomized controlled trial of cognitive-behavioral therapy for persistent symptoms in schizophrenia resistant to medication. Arch Gen Psychiatry 57: 165-172, 2000(PMID: 10665619)

Shea MT, Pilkonis PA, Beckham E, et al: Personality disorders and treatment outcome in the NIMH Treatment of Depression Collaborative Research Program. Am J Psychiatry 147: 711-718, 1990(PMID: 2343912)

Siebern AT, Manber R: New developments in cognitive behavioral therapy as the first-line treatment of insomnia. Psychol Res Behav Manag 4: 21-28, 2011(PMID: 22114532)

Strang J, McCambridge J: Can the practitioner correctly predict outcome in motivational interviewing? J Subst Abuse Treat 27: 83-88, 2004(PMID: 15223098)

Stuart S, Simons AD, Thase ME, Pilkonis P: Are personality assessments valid in acute major depression? J Affect Disord 24: 281-289, 1992(PMID: 1578084)

Szentagotai A, David D: The efficacy of cognitive-behavioral therapy in bipolar disorder: a quantitative meta-analysis. J Clin Psychiatry 71: 66-72, 2010(PMID: 19852904)

Taylor HL, Keys A: Adaptation to caloric restriction. Science 112: 215-218, 1950(PMID: 15442306)

Taylor DJ, Pruiksma KE: Cognitive and behavioural therapy for insomnia (CBT-I) in psychiatric populations: a systematic review. Int Rev Psychiatry 26: 205-213, 2014(PMID: 24892895)

Thase ME: The role of Axis II comorbidity in the management of patients with treatment-resistant depression. Psychiatr Clin North Am 19: 287-309, 1996(PMID: 8827191)

Thase ME: Cognitive-behavioral therapy for substance abuse, in American Psychiatric Press Review of Psychiatry, Vol 16. Edited by Dickstein LJ, Riba MB, Oldham JM. Washington, DC, American Psychiatric Press, 1997, pp 45-71

Thase ME, Friedman ES: Is psychotherapy an effective treatment for melancholia and other severe depressive states? J Affect Disord 54: 1-19, 1999(PMID: 10403142)

Thase ME, Howland R: Refractory depression: relevance of psychosocial factors and therapies. Psychiatr Ann 24: 232-240, 1994

Thase ME, Simons AD, Cahalane J, et al: Severity of depression and response to cognitive behavior therapy. Am J Psychiatry 148: 784-789, 1991 (PMID: 2035722)

Thase ME, Greenhouse JB, Frank E, et al: Treatment of major depression with psychotherapy or psychotherapy-pharmacotherapy combinations. Arch Gen Psychiatry 54: 1009-1015, 1997 (PMID: 9366657)

Thase ME, Friedman ES, Biggs MM, et al: Cognitive therapy versus medication in augmentation and switch strategies as second-step treatments: a STAR*D report. Am J Psychiatry 164: 739-752, 2007 (PMID: 17475733)

Turkington D, Dudley R, Warman DM, Beck AT: Cognitive-behavioral therapy for schizophrenia: a review. J Psychiatr Pract 10: 5-16, 2004 (PMID: 15334983)

Turner DT, van der Gaag M, Karyotaki E, Cuijpers P: Psychological interventions for psychosis: a meta-analysis of comparative outcome studies. Am J Psychiatry 171: 523-538, 2014 (PMID: 24525715)

Velthorst E, Koeter M, van der Gaag M, et al: Adapted cognitive-behavioural therapy required for targeting negative symptoms in schizophrenia: metaanalysis and meta-regression. Psychol Med 45: 453-465, 2015 (PMID: 24993642)

Vocks S, Tuschen-Caffier B, Pietrowsky R, et al: Meta-analysis of the effectiveness of psychological and pharmacological treatments for binge eating disorder. Int J Eat Disord 43: 205-217, 2010 (PMID: 19402028)

Watkins ER, Mullan E, Wingrove J, et al: Rumination-focused cognitive-behavioural therapy for residual depression: phase II randomised controlled trial. Br J Psychiatry 199: 317-322, 2011 (PMID: 21778171)

Weitz ES, Hollon SD, Twisk J, et al: Baseline depression severity as moderator of depression outcomes between cognitive behavioral therapy vs pharmacotherapy: an individual patient data meta-analysis. JAMA Psychiatry 72: 1102-1109, 2015 (PMID: 26397232)

Wiles N, Thomas L, Abel A, et al: Cognitive behavioural therapy as an adjunct to pharmacotherapy for primary care based patients with treatment resistant depression: results of the CoBalT randomised controlled trial. Lancet 381: 375-384, 2013 (PMID: 23219570)

Williams JMG, Teasdale JD, Segal ZV, Kabat-Zinn J: The Mindful Way Through Depression: Freeing Yourself From Chronic Unhappiness. New York, Guilford, 2007

Wong DFK: Cognitive behavioral treatment groups for people with chronic depression in Hong Kong: a randomized wait-list control design. Depress Anxiety 25: 142-148, 2008 (PMID: 17340612)

Woody GE, McLellan AT, Luborsky L, et al: Severity of psychiatric symptoms as a predictor of benefits from psychotherapy: the Veterans Administration-Penn study. Am J

Psychiatry 141: 1172-1177, 1984 (PMID: 6486249)

Wright JH, Turkington D, Kingdon DG, Basco MR: Cognitive-Behavior Therapy for Severe Mental Illness: An Illustrated Guide. Washington, DC, American Psychiatric Publishing, 2009

Wright JH, Sudak DM, Turkington D, Thase ME: High-Yield Cognitive-Behavior Therapy for Brief Sessions: An Illustrated Guide. Washington, DC, American Psychiatric Publishing, 2010

Young JE, Klosko JS, Weishaar ME: Schema Therapy: A Practitioner's Guide. New York, Guilford, 2003

CBT における
コンピテンシーの向上

11

　認知行動療法(CBT)の基礎的なコースを受け，本書の内容に一通り取り組み，Learning Exercise を使って治療技法を練習すれば，有能な認知行動療法家にかなり近づけるだろう．しかしながら，このアプローチに熟達するには，さらなる訓練と経験が必要である(Rakovshik と McManus 2010)．CBT において十分なコンピテンスを獲得するための努力を筆者らが勧めるのには主に3つの理由がある．第1に，治療の効果が向上することが挙げられる(Rakovshik と McManus 2010；Strunk ら 2010；Westbrook ら 2008)．第2に，治療者の知識と専門技術が患者にとって非常に重要なためである．優れた傾聴技術，的確な共感，およびそのほかの全般的な治療の特性に加えて，CBT の特定の手法を使いこなせるかどうかは，治療を受ける人にとって大きな意味をもつ．第3に，それによって日常業務でより大きな満足感を得られるようになるからである．これは，CBT に熟達していくなかで筆者らも体験した現象で，患者をそれまで以上に援助できるようになる．本章では，コンピテンシーのガイドラインについて述べ，CBT 習得における自分の進歩を評価する方法を概説し，治療者として向上し続けていくための方法を提案し，治療者の疲労と燃え尽きを回避するヒントについて述べる．

原注：本章中で取り上げ，付録1「ワークシートおよびチェックリスト」に収録したリストなどは，拡大版を American Psychiatric Association Publishing のウェブサイト(https://www.appi.org/wright)からも無料でダウンロードできる．

第 11 章　CBT におけるコンピテンシーの向上

CBT におけるコアコンピテンシー

　The American Association of Directors of Psychiatric Residency Training（AADPRT；https://www.aadprt.org ）は精神療法におけるコンピテンスを獲得することの重要性を強調し，CBT を学んでいる人の知識，技術，および態度を評価するガイドラインを出した．これらの精神科レジデントを対象とした AADPRT のコンピテンシー基準（Sudak ら 2001）をまとめたものを**表 11-1** に示す．これらはごく一般的な基準であり，さまざまな分野における CBT の教育者と学習者に役立つはずである．

　AADPRT のコンピテンシー基準の最も価値があるところは，同基準が CBT という治療形態を学ぶ際の具体的な目標を提示している点である．ここで，CBT の習得過程における自分のおおよその位置を把握するために，次の **Learning Exercise 11-1** を行うことを提案する．

Learning Exercise 11-1.
CBT におけるコンピテンシーの自己評価

1. **表 11-1** の各項目を読む．
2. CBT における自分の知識，スキルおよび態度について，各項目を優（E），可（S），不良（U）で評価する．この自己評価の基準値は，熟練治療者のレベルではなく，専門医学実習コースもしくは大学院訓練プログラムなど CBT の専門的教育プログラムを修了した臨床家のレベルとするべきである．
3. いずれかの項目で知識，スキルまたは態度の問題が認められた場合には，コンピテンシー向上のための計画を考案する．その方法には，本書の関連項目を再読する，授業のノートを復習する，スーパーバイズをさらに受ける，およびそのほかの教材で勉強する，といったものがある．

表11-1 認知行動療法のコンピテンシー基準

知識	スキル	態度
本臨床家は以下の知識を実地で示すことができる：	本臨床家は以下を行うことができる：	本臨床家は以下の態度を示す：
☐ 1. 認知行動モデル	☐ 1. CBTモデルを用いた患者の評価および概念化	☐ 1. 共感的で相手を尊重し，客観的かつ協働的
☐ 2. 自動思考，認知の誤り，スキーマおよび行動原理の概念	☐ 2. 協働的な治療関係の確立および維持	☐ 2. 社会文化的，社会経済的および教育的問題に敏感
☐ 3. 一般的障害に対する認知行動的定式化	☐ 3. 患者に対するCBTモデルの教育	☐ 3. 治療セッションの録音・ビデオ録画，または直接の観察によるレビューにオープン
☐ 4. CBTの適応	☐ 4. 患者に対するスキーマの教育およびそれらの信念の源を認識する手助け	
☐ 5. セッション構成，協働作業および問題解決に対する理論的根拠	☐ 5. アジェンダ設定，ホームワークの見直しおよび設定，主要な問題への取り組みおよびフィードバックの使用を含む，セッションの構成	
☐ 6. 心理教育の基本原理	☐ 6. 活動スケジュール作成および段階的課題設定の活用	
☐ 7. 行動的手法の基本原理	☐ 7. リラクセーショントレーニングおよび段階的暴露の活用	
☐ 8. 自動思考やスキーマの修正といった認知的技法の基本原理	☐ 8. 思考記録技法の使用	
☐ 9. CBTにおける継続教育の重要性	☐ 9. 再発防止技法の使用	
	☐ 10. 治療に刺激された自分の思考や感情の認識	
	☐ 11. 書面によるCBT定式化	
	☐ 12. 必要に応じた適切な助言の要請	

出 典：Sudak DM, Wright JH, Beck JS, et al: "AADPRT Cognitive Behavioral Therapy Competencies."Farmington, CT, American Association of Directors of Psychiatric Residency Training, 2001 を書き改めた．

有能な認知行動療法家への道

　経験のある CBT の教育者の多くは，学習経験を組み合わせる必要があると考えている（Sudak ら 2003, 2009）．大学院生，実習生など，トレーニング中の臨床家に必要な学習体験には，通常以下のものが含まれる．(1)基礎コース（Academy of Cognitive Therapy は 40 時間以上の課程修了を推奨している），(2)読書課題（本書のような CBT の理論および手法を説明した核となる教科書を 1 冊と専門的な題材に焦点を絞った読み物），(3)書面による事例定式化，(4) CBT スキルの実践を練習するための経験に基づいたロールプレイ，(5)事例のスーパービジョン（個人またはグループの形態，もしくはその両方），(6)経験豊かな認知行動療法家がレビューし評価した治療セッションのビデオまたはオーディオテープの活用，(7)相当数の患者に対する CBT を用いた治療実践（うつ病と異なるタイプの不安症を含む，さまざまな診断を受けた患者の治療を 10 例以上）．

　CBT 実施の熟達に向けてさらなる教育を受ける必要があると考えている臨床家には，さまざまなオプションがある．活動中の臨床家のための，最も厳密で基礎の確立されたトレーニングプログラムとしては，ペンシルベニア州フィラデルフィアにある Beck Institute が提供しているものがある（https://www.beckinstitute.org）．現地および施設外特別研究員プログラムが利用可能であり，一般的にこれらのプログラムの参加者は，個人のケースコンサルテーションに加え，集中的な講義形式の教育を受ける．

　活動中の臨床家に対するそのほかのトレーニング方法には，組織や機関が計画するカスタマイズされた教育プログラムがある．具体例を挙げると，筆者らの1人（J.H.W.）は，大きな地域精神衛生センターにおける 1 年間の治療者用教育課程を開発した．同プログラムに参加した臨床家は皆，それ以前に CBT の本格的なトレーニングを受けたことのない人々であった．プログラムの一環として，4 名の上級治療者は Beck Institute の施設外特別研究員プログラムに参加し，その後助手として 40 名以上の臨床家のトレーニング実施に携わった．このトレーニングの初回セッションは，筆者らと Beck Institute の Judith

Beck, Ph.D. の指導による8時間のワークショップであった．このワークショップの後，筆者らによる週1回の授業，4回の集中ワークショップおよび施設外特別研究員による週1回のスーパービジョンが行われた．この1年にわたるトレーニングの終了時には，施設外特別研究員が同施設において継続的な事例のスーパービジョンを行ってほかの治療者の教育を続けられるまでになっていた．このトレーニングプログラムの実施には相当なリソースが必要であったが，多数の臨床家に対してCBTを教育することに成功したのである．

そのほか，臨床に携わっている臨床家たちは，主要な学術会議で開かれるワークショップに参加する，熟練治療者のビデオを見る，CBTを教える目的でデザインされた集中研修や合宿に参加する〔例：Christine Padesky, Ph. D. らの指導によるブートキャンプなどのトレーニングワークショップ（https://www. padesky. com)〕，およびCBTの個人スーパービジョンを受ける（付録2「認知行動療法のリソース」を参照），といった方法で，CBTの基礎的なコンピテンシーを獲得している．CBTの認定を行う組織である Academy of Cognitive Therapy（ACT）のウェブサイトでは，教育機会の一覧を掲載しており，また指導やそのほかのトレーニングについての相談を提供できる可能性のある，公認認知行動療法家のリストを提供している（http://www.academyofct.org）．

進捗状況の評価

CBTは臨床家のスキル評価および建設的なフィードバック提供の長い伝統があることで知られている．CBTを学ぶときには，向上させる必要のある特定の技術を注意深く評価し明らかにすることと，進捗状況を評価するために具体的な学習目標を作ることが重要である．その方法として，いくつかの評点尺度，チェックリストおよびテストが利用可能である（Sudakら 2003）．ここではCBTの習得における自分の進歩の評価に役立つ4つのツールを説明する．

1．認知療法尺度

CBTの熟達度に関するフィードバックを提供する際に最も広く使用される

測定法は，YoungとBeck(1980)によって開発された認知療法尺度Cognitive Therapy Scale(CTS；本章の付録を参照)である(Vallisら1986)．CTSは11の項目(例：アジェンダの設定と構成，協働作業，ペースの調整および時間の有効的な使用，誘導による発見，重要な認知および行動への焦点づけ，CBT技法の実施スキルおよびホームワーク)からなり，CBTの重要な作用に関連した治療者のパフォーマンスを評価する．CTSの各項目は最高6点で評価し，全体の最高点は66点となる．一般的には，総合点40点以上の場合，パフォーマンスが十分なレベルに達しているとみなされる．ACTは，認定申請者が録音した面接のCTS評点で40点以上とることを認定の条件としている．さらに，CTS 40点という評点は，CBTアプローチの有効性を調べる研究へ参加する認知行動療法家の適格性を判断する方法として広く使用されている(Wrightら 2005)．

　CTSは，CBT実施における自分の長所と短所を知る手助けとなり，改善に向けたアイディアを刺激する．次の**Learning Exercise 11-2**では，自分が行ったセッションの1つについてCTSで評価し，その評価について同僚またはスーパーバイザーと話し合っていただきたい．

Learning Exercise 11-2．
認知療法尺度の使用

1. 自分のCBTセッションの1つを録画もしくは録音する．このセッションはできれば実際の患者とのセッションのほうがよいがロールプレイセッションを用いることもできる．
2. CTSを用いてこのセッションの自己評価を行う．さらにスーパーバイザーまたは同僚にもセッションを評価してもらう．
3. スーパーバイザーまたは同僚と評価結果について話し合う．
4. 同セッションにおける自分の長所を特定する．
5. 自分自身，同僚，またはスーパーバイザーがパフォーマンスに改良の余地がある領域を特定した場合は，違ったやり方のアイディアをリストアップする．
6. CTS尺度で自分の評点が常に40点以上になるまで，録画または録音したセッションの評価を定期的に実施する．

2. 認知の定式化評価尺度

　ACT は，CBT 認定の基準を満たす書面での事例概念化について具体的なガイドラインを作成している．事例定式化および治療計画作成の詳細な実施方法は，ACT のウェブサイト（http://www.academyofct.org）で入手可能である．同ウェブサイトでは，書面による事例定式化の例も提供している．多くの CBT トレーニングプログラムが ACT のガイドラインおよび事例概念化に対する評価システムを採用しており，また書面による定式化を 1 例以上行うことを課している．

　第 3 章「アセスメントと定式化」で示した事例定式化の方式は，ACT のガイドラインに直接基づいたものである．したがって，読者の方々は ACT 基準を満たす事例概念化の基礎がすでに頭に入っているはずである．事例概念化の各要素は ACT によって 0〜2 の尺度で評定される（0 = なし，1 = あるが不十分，2 = ありかつ妥当）．3 つの基本的なパフォーマンス領域，(1) ケースヒストリー（2 項目），(2) 定式化（5 項目），(3) 治療計画および進行過程（5 項目）の評定を行う．ACT の合格点は 24 点満点中 20 点である．同尺度の評点基準は ACT のウェブサイトで確認できる．

　これまでの経験上，事例定式化を書面にすることは，CBT 学習のなかで最も行う価値のあるエクササイズの 1 つであると筆者らは考えている．時間をかけ入念に考えて定式化を行い，スーパーバイザーや経験豊富なそのほかの認知行動療法家からフィードバックを得ることにより，この治療アプローチの素養とスキルを少なからず磨くことができる．概念化を書面にすることには若干の努力を要するが，そこから得られるものは大きいだろう．

3. 認知療法意識尺度

　認知療法意識尺度 Cognitive Therapy Awareness Scale (CTAS) は，元来 CBT の治療を受ける患者の，同療法の原理に関する知識を評価するために開発されたものであるが（Wright ら 2002），しだいにトレーニングプログラムのなかで基礎的な概念および手法の認識度を評価する事前・事後テストとして用いられるようになってきた．CTAS は CBT の知識の包括的な測定法ではな

> Learning Exercise 11-3.
> ### 事例定式化の練習
>
> 1. 書面による事例概念化の実施方法を ACT のウェブサイト(https://www.academyofct.org)からダウンロードする．また，同ウェブサイトが提供している，書面による定式化の例および評点基準も読む．
> 2. 事例定式化ワークシートを用いて，主要な所見および計画を整理する*．その後，ACT のガイドラインにしたがって，書面による完全な事例定式化を行う．
> 3. ACT の評点基準を用いて，書面にした事例概念化の自己評価を行う．
> 4. 自分の事例概念化をスーパーバイザーまたは経験豊富な認知行動療法家に評価してもらい，事例の解釈および治療に対する自分のアイディアについて話し合う．
>
> ---
> ＊ ワークシートの白紙用紙は，付録1「ワークシートおよびチェックリスト」を参照のこと．記入済みのワークシートの例など，同ワークシートの詳細については，第3章「アセスメントと定式化」を参照のこと．

いが，主要な理論や手法の学習における進歩状況の評価に使用することができる．この尺度には，自動思考，認知の誤り，スキーマ，思考記録，活動スケジュール作成，および認知の歪みの同定といった題目に関する○×式問題が40問ある．

　CTAS では，40問の問題に対して1問正解につき1点が与えられる．したがって，CBT の予備知識のない人が同テストを受けた場合，その点数はおそらく20点程度になると予想される．この尺度の最高点は40点である．患者に対する CTAS の研究では，CBT による治療後，点数が有意に上昇したことが示されている(Wright ら 2002, 2005)．具体例を挙げると，うつ病または不安症に対するコンピュータ支援 CBT を受けた96名の患者に対する調査では，治療前24.2点だった平均点がコンピュータプログラム使用後は32.5点に上昇した(Wright ら 2002)．訓練を受けている人の CBT に関する知識を評価した

CTAS の研究においても，有意な正の変化が認められた(Fujisawa ら 2011；Macrodimitris ら 2010，2011；Reilly と McDanel 2005)．筆者らの精神科レジデントに対する同尺度の使用経験からは，CBT の基礎コースを受ける前の平均値は一般に 20 点台半ば～30 点台前半であると考えられる．そして当然ではあるが，コース課題や読書課題，またそのほかの CBT における教育的体験を経た後には，CTAS の点数は通常大幅に上昇する．CTAS は Wright ら(2002)の論文で公表されている．

4. 認知行動療法スーパービジョンチェックリスト

CBT のスーパービジョンを受けている場合，もしくは提供している場合は，認知行動療法スーパービジョンチェックリスト Cognitive-Behavior Therapy Supervision Checklist の使用に関心があるかもしれない．これは AADPRT のコンピテンシー基準作業グループの一部メンバーによって開発されたチェックリストである(Sudak ら 2001)．このチェックリストは，(1)各セッションで発揮されるべきコンピテンシー(例：「協働経験的関係を維持する」「誘導による発見の使用能力を発揮する」「効果的にアジェンダを設定しセッションを構成する」)，(2)単一または複数の治療過程において発揮されるべきコンピテンシー(例：「CBT の定式化に基づいた治療の目標および計画を設定する」「CBT モデルおよび／または治療介入法について患者を教育する」「活動または楽しい出来事のスケジュール作成を活用できる」)，という 2 つのセクションに分かれている．認知行動療法スーパービジョンチェックリストは，付録 1「ワークシートおよびチェックリスト」で提供する．

CBT における継続的な経験の蓄積およびトレーニング

CBT のスキルを維持するためには，定期的に認知行動介入を練習し，卒業後の教育の機会を活用することが重要である．また，自分の能力を高め，幅を広げるためには，さらなる学習に向けたオプションを探し試していく必要がある．臨床家の CBT トレーニングおよび指導を行った筆者らの経験からは，ス

キルは定期的に使用し継続的な教育的活動によって刺激を与えなければ低下してしまうと考えられる.

　筆者らは本章の前半で，学術会議のワークショップへの参加，熟練した認知行動療法家のビデオの参照，および教育的な集中研修や合宿への参加機会を活用することで，基礎的なコンピテンシーの構築が可能であると述べた（「有能な認知行動療法家への道」を参照）．このような経験は，臨床家がCBTのスキルを維持し専門領域を広げていく際にも役立つと考えられる．例えば，治療抵抗性うつ病，統合失調症，摂食障害，心的外傷後ストレス障害（PTSD），慢性痛，パーソナリティ障害などに対するCBT手法に関する講座やワークショップは，国内および国際会議でよく行われている（例：米国精神医学会 American Psychiatric Association, 米国心理学会 American Psychological Association および行動認知療法学会 Association for Behavioral and Cognitive Therapies の年次総会；付録2「認知行動療法のリソース」を参照）．

　CBTに関する書物を読むことも，CBT手法の新たな応用方法を学ぶ助けとなる．CBTに関する知識を広げるために役立つ本のリストを，付録2「認知行動療法のリソース」に収録している．このリストには，夫婦療法および集団療法，精神病の治療，高度なCBT技法といった幅広い題材に関する書物に加え，うつ病，不安症，およびパーソナリティ障害に関するA.T.Beckらの書物など，古典的文献も挙げた．

　CBTスキル向上への取り組みとしては，ACTの認定申請をするという方法もある．CTS評点用の録音資料の提出やACTのガイドラインに沿った書面による事例定式化を含む同組織の認定基準のいくつかは，本章前半で取り上げた（「認知療法尺度」の項および **Learning Exercise 11-2** を参照）．ACT認定への申請に向けた勉強や準備は，CBT実施能力を磨くための貴重な手段となりうる．またACTの公認メンバーになると，Eメール通信リストへの登録やCBTに関する最新事情の入手，また一流の臨床家や研究者による特別講演への出席といった，優れた継続教育の機会にアクセスすることができる．

　認知行動療法家として成長を続けるための最後の提案として挙げたいのは，継続的な研究会やCBTのスーパービジョングループへの参加である．この種のグループ学習の機会は，複数のCBT施設，教育施設およびそのほかの臨

床・研究施設で定期的に提供されている．週1回のスーパービジョングループでは，記録したセッションのレビューと評価，ロールプレイによる実演，そして特定の疾患（例：治療抵抗性うつ病，パーソナリティ障害，慢性痛）に対してCBTを適用する能力を伸ばすことを目指してデザインされた学習モジュールを提供している．参加者のCBT経験レベルは初心者から熟練者まで幅があるかもしれないが，ミーティングへ資料を持ち込み教育的プロセスに貢献する役割は，全参加者が順番に担うことができる．もし地域にこうしたグループがないようであれば，自分で立ち上げることを考えてみてはどうだろうか．これらのスーパービジョングループは，学習目的の刺激的な同志による討論の場を提供するものであり，多くの認知行動療法家がこうしたグループを評価している．

治療者の疲労または燃え尽き

　エネルギー，集中力，よい治療結果への希望，難しい患者のために力を注ぎ続けること，およびそのほかのさまざまな治療者の能力は，燃え尽きによって徐々に蝕まれる可能性がある．燃え尽きは，効果的なCBTを十分に提供することを阻害する可能性がある．

　燃え尽きは，経験の多寡に関係なくすべての治療者に生じうるリスクである．CBTの初学者で，自分のスキルに十分に自信をもてずにいる人は，なかなか進歩しない患者に対してもどかしさを感じるだろう．一時的な燃え尽きの感情によって患者に見切りをつけたくなる，または治療者であることもすべて投げ出したくなるだろう．自分の技術を磨き，自信がもてるようになるまでトレーニングの過程をやり通すことができたら，一時的な燃え尽きの感情は消えるだろう．しかしながら，精神的負担が強いという精神療法の特性を考えると，このような形の仕事に疲れることが定期的に起こる可能性がある．

　精神療法を行うにあたって，燃え尽きを予防する，または抑えるためにできることがいくつかある．Troubleshooting Guide 6には，情熱を維持し，認知行動療法家として長期にわたるキャリアを続けながら，この問題を回避するためのアイディアが記されている．

第11章 CBTにおけるコンピテンシーの向上

 Troubleshooting Guide 6
燃え尽きを回避する

1．自分の基本的欲求を大切にしているか？

　一生懸命働くことが習慣になっている多忙な治療者は，自分を酷使し，自分の日々の欲求を無視してしまうことがある．この問題の前兆には，朝遅刻しそうだからと朝食を抜く，予定を詰め過ぎるまたはセッションが遅れるためにその間に休憩をとらない，および昼休憩にも患者と会う約束をしてしまうといったものがある．治療者として力を発揮できるように，精神的に元気で，集中していて，身体的または精神的なストレッサーに気をとられないようにしなければならない．患者に最善のものを提供したいと考えるなら，自分自身を大切にする時間も確保しよう．

2．適度な仕事量の限界を超えていないか？

　臨床で実践する治療者が，過度に疲労することなく1日または1週間に実施できる時間数には大きな幅がある．次のような場合は自分の限界を超えている．疲れ過ぎていて効果的な治療を提供できない，仕事の後に何もできない，家族や友人の問題を聞く気になれない，または仕事後に1日の疲れをとるために自己治療をする．自分の限界を超えていることを示すもう1つの指標は，自分の仕事を楽しめなくなっているときである．自分の限界を明らかにして，その範囲内で働くことができるように日々のスケジュールを組むようにしよう．

3．仕事への献身と人生のそのほかの部分の間に健康的なバランスがとれているか？

　趣味や興味のもてるものをみつけ，予定に多様性をもたせる．患者と会うことに加えて，1週間の楽しみとなるものを作る．自分にとって有意義なほかのことに時間を使う．

4．十分に休めているか？

　睡眠習慣を改善する．エネルギーを回復させるリラックスできる活動を見つける．仕事から離れる連休や長期休暇の予定を立て，心を休めて精神の燃料を補給する．仕事をしていないときは，普段とは違う認知スキルを使ったり自然の中で身体を使ったりするような活動に取り組む．このような変化によって，

共感的傾聴と問題解決を行う脳の部位を短時間休めることができる．この休息時間には仕事について考えることは避ける．

5．スーパービジョンは必要ないか？

　特定の患者について疲労していると思うなら，自分の仕事についてスーパーバイザーか同僚に話してみよう．逆転移が生じているなら，この問題をスーパービジョンで話し合い，その反応に対処する方略を考えよう．もしかすると，特定の疾患や症状群に対処することに困難を感じたり，つまらないと感じたり，そのような患者を治療する技量がまだ身についていないことに気づくかもしれない．例えば，物質乱用の問題やパーソナリティ障害をもつ人と一緒に取り組みたいと思わない治療者もいる．もし自分がこのような仕事を不快に感じたり興味をもてなかったりする場合には，これらの分野を得意とする同僚を見つけ，その人に患者を紹介しよう．

6．新しいことを学ぶことは役立ちそうか？

　疲労や燃え尽きは，同じことの繰り返しに関連していることがある．CBTでは，特定の病気に対する手法が非常に構造化されていて，それぞれが似ているために，その決まりきった手順に飽きてしまうというリスクがある．もしそうした状況にあるのであれば，新しいことを学んでみよう．講義を受ける，本を読む，またはほかの臨床家とその人の治療手法について話してみてはどうだろうか．CBTの概念モデルのなかに留まっている限り，その手法を適用できる数多くの創造的な方法がある．例えば，次のような方法がある．(a)新しい技術を実行する(例：境界性パーソナリティ障害に対する弁証法的行動療法，うつ病に対するマインドフルネス認知療法，精神病に対する認知再構成法；第10章「重度，慢性または複合的な障害を治療する」参照)，(b)CBTにコンピュータプログラムを利用する(第4章「構造化と教育」参照)，(c)ホワイトボードとペンや絵を描く道具など，教えるための道具を取り入れる，(d)患者が治療セッションに代わりのアイディアをもってこられるように，自分で学べる読み物を提案する．

まとめ

　本章では，熟達度の評価に役立つ手段をいくつかを説明し，また知識を増やし専門性を養うための方法を提案した．このCBTという治療アプローチにおける継続的なスキル向上の努力を行うことには多くの利点がある．適格な能力に基づき安定した治療を提供できれば，それは必ずよい結果につながるはずである．さらに現在は，精神療法が必要とされる精神障害のほぼすべてに対し，特異的なCBT手法が開発されている．こうした手法を学ぶことで，幅広い患者を効果的に治療する能力が向上するだろう．CBTのコンピテンシーを得ていく道には燃え尽きのリスクも存在しているが，この問題を回避し，仕事で長期にわたって満足感と喜びを得るために打てる手はたくさんある．筆者らは，このCBTという治療形態についてさらなる教育を受けることで，認知行動的方法論に関する理解と，患者の人生を変えるCBTの力に対する理解が深まることを願っている．

文献

Fujisawa D, Nakagawa A, Kikuchi T, et al: Reliability and validity of the Japanese version of the Cognitive Therapy Awareness Scale: a scale to measure competencies in cognitive therapy. Psychiatry Clin Neurosci 65: 64-69, 2011 (PMID：21265937)

Macrodimitris SD, Hamilton KE, Backs-Dermott BJ, et al: CBT basics: a group approach to teaching fundamental cognitive-behavioral skills. J Cogn Psychother 24: 132-146, 2010

Macrodimitris S, Wershler J, Hatfield M, et al: Group cognitive-behavioral therapy for patients with epilepsy and comorbid depression and anxiety. Epilepsy Behav 20: 83-88, 2011 (PMID：21131237)

Rakovshik SG, McManus F: Establishing evidence-based training in cognitive behavioral therapy: a review of current empirical findings and theoretical guidance. Clin Psychol Rev 30: 496-516, 2010 (PMID：20488599)

Reilly CE, McDanel H: Cognitive therapy: a training model for advanced practice nurses. J Psychosoc Nurs Ment Health Serv 43: 27-31, 2005 (PMID：15960032)

Strunk DR, Brotman MA, DeRubeis RJ, Hollon SD: Therapist competence in cognitive therapy for depression: predicting subsequent symptom change. J Consult Clin Psychol 78: 429-437, 2010 (PMID：20515218)

Sudak DM: Training and cognitive behavioral therapy in psychiatry residence: an overview for educators. Behav Modif 33: 124-137, 2009 (PMID：18723836)

Sudak DM, Wright JH, Bienenfeld D, et al: AADPRT Cognitive Behavioral Therapy Competencies. Farmington, CT, American Association of Directors of Psychiatric Residency Training, 2001

Sudak DM, Beck JS, Wright J: Cognitive behavioral therapy: a blueprint for attaining and assessing psychiatry resident competency. Acad Psychiatry 27: 154-159, 2003 (PMID：12969838)

Vallis TM, Shaw BF, Dobson KS: The Cognitive Therapy Scale: psychometric properties. J Consult Clin Psychol 54: 381-385, 1986 (PMID：3722567)

Westbrook D, Sedgwick-Taylor A, Bennett-Levy J, et al: A pilot evaluation of a brief CBT training course: impact on trainees' satisfaction, clinical skills and patient outcomes. Behav Cogn Psychother 36: 569-579, 2008

Wright JH, Wright AS, Salmon P, et al: Development and initial testing of a multimedia program for computer-assisted cognitive therapy. Am J Psychother 56: 76-86, 2002 (PMID：11977785)

Wright JH, Wright AS, Albano AM, et al: Computer-assisted cognitive therapy for depression: maintaining efficacy while reducing therapist time. Am J Psychiatry 162: 1158-1164, 2005 (PMID：15930065)

Young J, Beck AT: Cognitive Therapy Scale Rating Manual. Philadelphia, PA, Center for Cognitive Therapy, 1980

第11章の付録
認知療法尺度

治療者名：_____　　患者名：_____
セッション日：_____　　セッション番号：_____

実施方法：パフォーマンスを0〜6の尺度で評価し，項目番号の横に評点を記録する．定義説明は尺度の偶数ポイントについて提供されている．評点が2つの説明文の中間にあたると考えられる場合は，その中間の奇数(1，3，5)を選択する．
　ある項目の説明文が評価対象のセッションには該当しないと考えられる場合は説明文を無視し，以下の一般的尺度を使用して構わない：

0	1	2	3	4	5	6
劣悪	不十分	並	妥当	よい	非常によい	素晴らしい

パートⅠ．基本的な治療スキル

___ 1．アジェンダ
0　治療者は，アジェンダを設定しなかった．
2　治療者は，アジェンダを設定したが，そのアジェンダは不明確または不完全であった．
4　治療者は，患者とともに，標的となる具体的な問題(例：職場での不安，結

Young JE, Beck AT：Cognitive Therapy Scale. Philadelphia, University of Pennsylvania, 1980. 許可を得て転載・使用した．

婚生活への不満)を含む,双方にとって満足のいくアジェンダを設定した.
6 治療者は,患者とともに,標的となる問題に関し,使用可能な時間に合った適切なアジェンダを設定した.その後優先順位を決定し,アジェンダに沿って進行した.

____2.フィードバック

0 治療者は,セッションに対する患者の理解度や反応を判断するためのフィードバックを求めなかった.
2 治療者は,患者から若干のフィードバックを引き出したものの,セッションにおける治療者の議論の筋道を患者が理解していることを確認する,または患者がセッションに満足しているかを確かめるのに十分な質問を行わなかった.
4 治療者は,セッション中終始,患者が治療者の議論の筋道を理解していることを確認し,患者のセッションに対する反応を判断するのに十分な質問を行った.治療者はフィードバックに基づき,必要に応じて自分の行動を修正した.
6 治療者は,セッション中終始,言語的および非言語的フィードバックを引き出すことにきわめて長けていた(例:セッションに対する反応を聞き出した,定期的に患者の理解度をチェックした,セッションの終わりに主要点をまとめる手助けをした).

____3.理解力

0 治療者は,患者がはっきりと口に出して言ったことを理解できないことがたびたびあり,そのため常に要点をはずしていた.患者に共感するスキルが不十分である.
2 治療者は,たいてい患者がはっきりと口に出して言ったことを繰り返したり言い換えたりすることができたが,より微妙な意思表示には対応できないことがたびたびあった.聴く能力や共感する能力が限定的である.
4 治療者は,患者がはっきりと口に出して言ったことや,より微妙なとらえにくい表現に反映された患者の「内的現実」をおおむねとらえていたと考

えられる．聴く能力や共感する能力が十分にある．

6 治療者は，患者の「内的現実」を完全に理解できていたと考えられ，またこの知識を適切な言語的および非言語的反応によって患者へ伝達することに長けていた（例：治療者の返答の調子は，患者の「メッセージ」に対する同情的理解を伝えるものであった）．聴く能力や共感する能力がきわめて優れている．

____ 4．対人能力

0 治療者は，対人スキルに乏しく，反友好的，侮辱的など患者にとって有害な態度がみられた．

2 治療者は，有害ではないが，対人能力に重大な問題があった．ときに，治療者は不必要に性急，冷淡，不誠実にみえることがあり，または信頼感やコンピテンシーを十分に示すことができていなかった．

4 治療者は，十分なレベルの思いやり，気遣い，信頼感，誠実さおよびプロフェッショナリズムを示した．対人能力に特に問題はない．

6 治療者は，この特定の患者に対するこのセッションに最適なレベルの思いやり，気遣い，信頼感，誠実さおよびプロフェッショナリズムを示した．

____ 5．協働作業

0 治療者は，患者と協働関係を築く努力を行わなかった．

2 治療者は，患者との協働作業を試みたが，患者が重要と考えている問題の特定や信頼関係の構築が十分にできなかった．

4 治療者は，患者と協働作業を行い，患者・治療者の双方が重要と考える問題に焦点を当て，信頼関係を築くことができた．

6 素晴らしい協働作業ができたと考えられる．治療者は，治療者と患者が一つのチームとして機能できるよう，セッション中患者が積極的な役割を担うことをできるだけ促した（例：選択肢の提示）．

____ 6．ペース調整および時間の有効使用

0 治療者は，治療時間の構成・調整を全く試みなかった．セッションは目的

のない漠然としたものに感じられた．
2 セッションにある程度の方向性はあったが，セッションの構成や時間配分に重大な問題があった（例：構成が不十分，時間配分に柔軟性がない，ペースが遅すぎる，または速すぎる）．
4 治療者は，それなりに時間を有効に使用することができた．治療者は話の流れや速さに対して適度な統制力を維持していた．
6 治療者は，核心からはずれた非生産的な話をうまく制限し，セッションの進行を患者に適した速さに調整することによって，時間を有効に使用した．

パートⅡ．概念化，方略および技術

___7．誘導による発見

0 治療者は，主に議論や説得，または「講義」を行っていた．治療者は患者を尋問している，患者を防衛的にする，または自分の視点を患者に押し付けようとしているように見受けられた．
2 治療者は，誘導による発見ではなく説得や議論に頼りすぎていた．しかし，治療者の姿勢は十分に支援的であり，患者は攻撃されたと感じたり防衛的になる必要を感じたりはしなかったと考えられる．
4 治療者は，全体的に議論ではなく誘導による発見（例：根拠の検証，別の解釈の検討，長所と短所の比較評価）を通して，患者が新しい観点を見出す手助けを行った．質問法を適切に活用した．
6 治療者は，セッション中，誘導による発見の手法を用いて問題を追求し，患者が自分自身で結論を出す手助けをすることにきわめて長けていた．巧みな質問とそのほかの介入法とのバランスが非常によくとれていた．

___8．重要な認知または行動への集中

0 治療者は，具体的な思考，思い込み，イメージ，意味，または行動を聞き出す努力を行わなかった．
2 治療者は，認知または行動を聞き出すために適切な技法を用いた．しかし，

焦点を見つけることに支障があった，あるいは患者の主要問題とは関連のない見当違いの認知や行動に焦点を当てていた．
4 治療者は，標的となる問題に関連した具体的な認知または行動に焦点を当てた．しかし，より前進につながる可能性の高い中心的な認知や行動に焦点を当てることも可能だった．
6 治療者は，問題領域に最も関連が深く，前進につながる可能性がきわめて高い，重要な思考，思い込み，行動などへ巧みに焦点を当てていた．

____9．変更へ向けた方略
（注：本項目は，方略がいかに効果的に実施されたか，または変更が実現できたか否かではなく，治療者の変更に向けた方略の質に焦点を当てて評価する）
0 治療者は，認知行動的技法を選択しなかった．
2 治療者は，認知行動的技法を選択したが，変更を成し遂げるための全体的な戦略は漠然としていた，または患者を手助けする方法としてあまり見込みがなさそうであった．
4 治療者には，全体的に変更に向けた首尾一貫した方略があると見受けられ，その方略にはある程度の見込みがあり，認知行動的技法が取り入れられていた．
6 治療者は，変更に向けて非常に見込みがあると考えられる首尾一貫した方略にしたがって治療を進行し，最も適した認知行動的技法を取り入れていた．

____10．認知行動的技法の実施
（注：本項目は，標的となる問題に対して技法がいかに適切か，または変更が実現できたか否かではなく，技法の実施技術に焦点を当てて評価する）
0 治療者は，認知行動的技法を1つも使用しなかった．
2 治療者は，認知行動的技法を使用したが，その適用方法に重大な不備があった．
4 治療者は，認知行動的技法をある程度のスキルをもって使用した．
6 治療者は，巧みかつ機知に富んだやり方で認知行動的技法を使用した．

335

＿＿＿11．ホームワーク

0 治療者は，認知療法に関連したホームワークを治療に組み入れようとしなかった．

2 治療者には，ホームワークの組み入れに重大な問題があった(例：前回のホームワークの見直しを行わなかった，ホームワークについて詳細を十分に説明しなかった，不適切なホームワークを課した)．

4 治療者は，前回のホームワークを見直し，基本的にセッションで取り扱った事項に関連した「標準的な」認知療法のホームワークを出した．またホームワークについて十分に詳細を説明した．

6 治療者は，前回のホームワークを見直し，次の1週間用に認知療法を用いたホームワークを慎重に課した．その課題は，患者が新しい観点を受け入れ，仮説を検証し，セッション中に話し合った新しい行動を試すことなどの手助けとなるよう，患者に合わせて設定したものと考えられる．

＿＿＿**合計点**

付録1
ワークシートおよびチェックリスト

目次

認知行動療法事例定式化ワークシート　338
自動思考チェックリスト*　339
思考変化記録　340
認知の誤りの定義*　341
自動思考に対する根拠の検証用ワークシート*　343
週間活動スケジュール　344
スキーマ調査票*　345
スキーマに対する根拠の検証用ワークシート*　346
ウェルビーイング日記：ウェルビーイングを構築し，維持する　347
安全対策ワークシート　348
認知行動療法スーパービジョンチェックリスト　350

付録1はAmerican Psychiatric Association Publishingのウェブサイト（https://www.appi.org/wright）から完全版を無料で入手できる．
* Wright JH, Wright AS, Beck AT: *Good Days Ahead*. Moraga, CA, Empower Interactive, 2016より許可を得て書き改めた．Copyright © Empower Interactive, Inc. 無断転載禁ず．読者にはこれらを臨床実践で使用する許可が与えられる．

付録1　ワークシートおよびチェックリスト

認知行動療法事例定式化ワークシート

患者名：	日付：	
診断／症状：		
形成期の影響：		
状況的な問題：		
生物学的，遺伝学的および医学的要因：		
長所／強み：		
治療の目標：		

出来事1	出来事2	出来事3
自動思考	自動思考	自動思考
情動	情動	情動
行動	行動	行動

スキーマ：
作業仮説：
治療プラン：

https://www.appi.org/wright で入手できる.

自動思考チェックリスト

記入方法：この2週間にあなたが抱いた否定的な自動思考があれば，記入欄にチェックマークをつけてください．

　　____私は実生活でもっとうまくやれるはずだ．
　　____あの人は私のことを理解していない．
　　____あの人をがっかりさせてしまった．
　　____今ではもう，何かを楽しむことなどできない．
　　____なぜ私はこれほど弱いのか？
　　____いつも物事を台無しにしてしまう．
　　____私の人生はもうどうにもならない．
　　____対処できない．
　　____失敗しそうだ．
　　____私には荷が重すぎる．
　　____私に前途有望な将来は見込めない．
　　____物事が手に負えなくなっている．
　　____もうやめてしまいたい．
　　____きっとよくないことが起こるはずだ．
　　____私はどこかおかしいに違いない．

https://www.appi.org/wright で入手できる．

付録1　ワークシートおよびチェックリスト

思考変化記録

状況	自動思考	情動	合理的な反応	結果
a. 情動をもたらす出来事を記載する b. 情動をもたらす思考の流れを記載する c. 身体的感覚を記載する	a. 情動よりも先に生じた自動思考を書き出す。 b. 自動思考に対する確信度を0〜100%の尺度で点数化する。	a. 悲しみ，不安，怒りなどを具体的に記載する。 b. 情動の度合いを1〜100%の尺度で評点化する。	a. 認知の誤りを突き止める。 b. 自動思考に対する合理的な反応を書き出す。 c. 合理的な反応に対する確信度を0〜100%の尺度で評点化する。	a. その後の情動を具体的に記載し，0〜100%の尺度で評点化する。 b. 行動の変化を書き出す。

出典：Beck AT, Rush AJ, Shaw BF et al: Cognitive Therapy of Depression, New York, Guilford, 1979, pp164-165 を書き改めた．Guilford Press の許可を得て転載．https://www.appi.org/wright で入手できる．

認知の誤りの定義

▶ **選択的抽象化**（根拠の無視または心のフィルターとも呼ばれている）

入手できる情報の一部分にだけ目を向けて結論を引き出す．自身の偏った状況のとらえ方に対する確信を深めるため，目立つデータはふるい落とすか無視する．

具体例：自己価値の低いうつ病の男性．旧友からクリスマスカードが届かない．彼は「友人を失ってしまう．もう誰も自分に関心を抱いてくれない」と考えている．この男性は，ほかに多数のカードを受け取っていること，当の旧友は過去15年間，毎年カードを送ってきていること，この友人は転居と転職のためこの1年間が多忙であったこと，自分はほかの友人たちとは相変わらず良好な関係を保っていることを無視している．

▶ **恣意的推論**

相反する根拠がある，または根拠がないのに結論を出す．

具体例：エレベータ恐怖をもつ女性に対して，自分が乗り込んだエレベータが墜落する確率を予測してもらう．この女性は，エレベータが地上に墜落し自分が負傷する確率は10％以上と回答．多くの人々が，大惨事につながるエレベータ事故の確率は無視できるほど小さいことをこの女性に納得させようとしてきた．

▶ **過剰な一般化**

1つまたは複数の独立した出来事について出した結論を，非論理的に拡張して，多岐にわたる機能領域にまで適用する．

具体例：うつ病の大学生．テストでB評価を受けた．彼はこの成績を不十分と感じている．この学生が「自分はこの授業で困ったことになっている…人生の至るところで落第することになるだろう…どうせ何をやってもダメだ」という自動思考をもつとき，過剰な一般化が起こっている．

▶ 拡大解釈と過小評価

属性，出来事または感覚の意味を誇張または軽視してとらえる．

具体例：パニック発作中に頭がふらふらするように感じ始めるパニック症の女性．彼女は，「気を失うかもしれない…自分は心臓発作か脳卒中にかかっているのではないか」と考えている．

▶ 自己関連づけ

自分との関連性を裏づける根拠がほとんどないにもかかわらず，外的出来事と自分自身とを関連づける．負の出来事に対して過剰な責任や責めを負う．

具体例：景気が下降しており，これまで順調だったビジネスが今や年間予算の決済に懸命の努力を続けている．一時解雇も検討中である．多数の要因によって予算が危機的状況に至ったわけであるが，マネジャーの1人は「すべて自分のせいだ．こうなることを予測して何らかの対策を講じておくべきだった．社員全員の期待を裏切ってしまった」と考えている．

▶ 完全主義的思考（または全か無かの思考）

自分自身，個人的経験またはそのほかの事項に関する判断が，2つのカテゴリーのいずれかに当てはめられる：すべて悪いかすべてよい，完全な失敗か完全な成功，欠陥だらけか申し分なく完璧，など．

具体例：うつ病のダンという男性は，自分と友人エドを比較している．エドは恵まれた結婚をし，彼の子どもたちは学校でもうまくいっているように思える．エドは家庭では非常に幸せであるが，彼の生活は理想からは程遠いものである．エドは，仕事，経済的逼迫および体調不良などさまざまな問題を抱えている．ダンが「エドはすべてうまくいっているのに，自分には何もない」と自分自身に言い聞かせるとき，絶対的思考が起こっている．

https://www.appi.org/wright で入手できる．

自動思考に対する根拠の検証用ワークシート

記入方法：
1. 否定的または問題のある自動思考を特定する．
2. その自動思考を肯定（「妥当とする」）または否定（「妥当ではないとする」）する根拠をすべて書き出す．
3. 「自動思考を妥当とする根拠」の欄にみられる認知の誤りを探した後，修正した思考または代わりとなる思考を1番下の欄に記入する．

自動思考：

自動思考を妥当とする根拠：	自動思考を妥当ではないとする根拠：
1.	1.
2.	2.
3.	3.
4.	4.
5.	5.

認知の誤り：

これまでの思考に取って代わる考え方：

https://www.appi.org/wright で入手できる．

週間活動スケジュール

記入方法：各時間における自分の活動を記入し、各活動について自分が感じた達成感(m)すなわち達成度と、快感(p)すなわち楽しさの度合いを、0~10の尺度を用いて評点化する。
評点0は達成感や快感が皆無であったことを表し、評点10は達成感や快感が最高であったことを表す。

	日曜日	月曜日	火曜日	水曜日	木曜日	金曜日	土曜日
8:00 A.M.							
9:00 A.M.							
10:00 A.M.							
11:00 A.M.							
12:00 P.M.							
1:00 P.M.							
2:00 P.M.							
3:00 P.M.							
4:00 P.M.							
5:00 P.M.							
6:00 P.M.							
7:00 P.M.							
8:00 P.M.							
9:00 P.M.							

https://www.appi.org/wright で入手できる。

スキーマ調査票

実施方法：潜在的に存在している可能性のある思考の原則を見つけ出すためにこのチェックリストを使用します．自分がもっている可能性があると考えられるスキーマをチェックしてください．

健全なスキーマ
- ＿＿＿私は何が起こっても，どうにか対処することができる．
- ＿＿＿何であれ懸命に努力すれば，必ずマスターすることができる．
- ＿＿＿私は生き延びていける人間である．
- ＿＿＿私は人から信頼されている．
- ＿＿＿私は堅実でしっかりした人間である．
- ＿＿＿周囲の人は私に敬意をもっている．
- ＿＿＿何人も私を叩きのめすことはできても，打ち負かすことはできない．
- ＿＿＿私はほかの人のことを気遣う．
- ＿＿＿大抵，事前に準備をしたほうがうまくいく．
- ＿＿＿私は尊敬に値する人間である．
- ＿＿＿私は難問に挑むのが好きである．
- ＿＿＿私にとって怖いものなどいくつもない．
- ＿＿＿私は知的だ．
- ＿＿＿私は物事を解決することができる．
- ＿＿＿私は親しみやすい友好的な人間である．
- ＿＿＿私はストレスに対処することができる．
- ＿＿＿問題が手ごわいほど，私は粘り強くなる．
- ＿＿＿私は自分の過ちから学び，人間として成長することができる．
- ＿＿＿私はよい伴侶（および／または親，子，友人，恋人）である．
- ＿＿＿すべてはうまくいく．

非適応的なスキーマ
- ＿＿＿人から受け入れられるためには常に完璧でいなければならない．
- ＿＿＿1度何かをやると決めたら，必ず成功しなければならない．
- ＿＿＿私はおろかな人間である．
- ＿＿＿女性（男性）がいなければ，私には何の価値もない．
- ＿＿＿私は見せかけだけの人間である．
- ＿＿＿自分の弱さは決して人に見せない．
- ＿＿＿私を愛してくれる人はいない．
- ＿＿＿1つでも間違いをおかせば，すべてを失うことになる．
- ＿＿＿人といてリラックスできることはない．
- ＿＿＿私は何1つやり遂げることができない．
- ＿＿＿私は何をやっても成功しないだろう．
- ＿＿＿私にとってこの世界は恐怖に満ちた場所である．
- ＿＿＿他人は信用できない．
- ＿＿＿どんなときも自分がコントロールしなければならない．
- ＿＿＿私には魅力がない．
- ＿＿＿自分の感情は決して表に出さない．
- ＿＿＿人はいつも私のことを利用しようとしている．
- ＿＿＿私は怠け者である．
- ＿＿＿私の本当の姿を知ったら，皆私を好きではなくなるだろう．
- ＿＿＿受け入れてもらうためには，いつも皆を満足させるようにしなければならない．

https://www.appi.org/wright で入手できる．

付録1　ワークシートおよびチェックリスト

スキーマに対する根拠の検証用ワークシート

記入方法：
1. 自分が変更したい否定的または非適応的スキーマを特定する．この用紙に記入する．
2. そのスキーマを肯定または否定する根拠をすべて書き出す．
3. その非適応的スキーマを肯定する根拠にみられる認知の誤りを探す．
4. 最後に，スキーマを変更するための自分のアイディア，およびそれらのアイディアを実行に移すための計画を書き留める．

変更したいスキーマ：

このスキーマを肯定する根拠：	このスキーマを否定する根拠：
1.	1.
2.	2.
3.	3.
4.	4.
5.	5.

認知の誤り：

根拠の検証を行った結果，このスキーマに対する私の確信度は：

このスキーマ修正に対するアイディア：

スキーマを変更し，より健全に行動するために，これから実施すること：

https://www.appi.org/wright で入手できる．

付録1　ワークシートおよびチェックリスト

ウェルビーイング日記：ウェルビーイングを構築し，維持する

状況	体験したこととウェルビーイングの気持ち	強度（0〜100）	邪魔をしている思考 および／または行動	観察者

https://www.appi.org/wright で入手できる

付録1　ワークシートおよびチェックリスト

安全対策ワークシート

ステップ1：警告サイン
1. _____ 2. _____ 3. _____
ステップ2：内的なコーピング方略 他者と接触せずに，問題から気を逸らす方法
1. _____ 2. _____ 3. _____
ステップ3：気を逸らしてくれる人と社会的状況
1. 名前_____　電話_____ 2. 名前_____　電話_____ 3. 場所_____　4. 場所_____
ステップ4：助けを求められる人
1. 名前_____　電話_____ 2. 名前_____　電話_____ 3. 名前_____　電話_____
ステップ5：危機になったときに連絡をとる専門家または専門機関
1. 臨床家／機関名_____　電話_____ 　　臨床家のポケベルまたは緊急連絡先の電話_____ 2. 臨床家／機関名_____　電話_____ 　　臨床家のポケベルまたは緊急連絡先の電話_____ 3. 地域の緊急窓口_____ 　　緊急窓口の住所_____ 　　緊急窓口の電話番号_____ 4. 自殺予防のいのちの電話：1-800-273-TALK（8255） 5. その他_____
ステップ6：環境を安全にする
1. _____ 2. _____ 3. _____

ステップ7：生きる理由
自分にとって最も大切で，生きがいになるものは

1. _____ 4. _____
2. _____ 5. _____
3. _____ 6. _____

出典：許可を得て書き改めた(© 2008, 2012, 2016 Barbara Stanley, Ph. D., and Gregory K. Brown, Ph. D.). この用紙の使用登録，追加のトレーニングリソースは http://www.suicidesafetyplan.com を参照．

https://www.appi.org/wright で入手できる．

付録1　ワークシートおよびチェックリスト

認知行動療法スーパービジョンチェックリスト*

治療者_____

スーパーバイザー _____ 日付 _____

実施方法：このチェックリストを使用して，CBTにおけるコンピテンシーのモニタリングおよび評価を行う．パートAに挙げられているのは，一般的に各セッションで発揮されるべきコンピテンシーである．そしてパートBには，単一または複数の治療過程で発揮されるべきコンピテンシーが挙げられている．なお，初回または最終回のセッションにおけるパフォーマンスの評価は，このチェックリストの対象外である．

パートA：一般的に各セッションで発揮されるべきコンピテンシー

コンピテンシー	優	可	要改善	実施せず／該当せず
1. 協働経験的関係を維持する				
2. 適度な共感，誠実さを表す				
3. 的確な理解を示す				
4. 適切な専門家意識および境界線を維持する				
5. 適切なフィードバックを引き出し，提供する				
6. CBTモデルの知識を示す				
7. 誘導による発見の使用能力を発揮する				
8. 効果的にアジェンダを設定し，セッションの構成をする				
9. 有用な宿題の見直しおよび設定を行う				
10. 自動思考および／または信念(スキーマ)を特定する				
11. 自動思考および／または信念(スキーマ)を修正する				
12. 行動的介入法を活用する，または患者の問題解決を手助けする				
13. 患者のニーズを満たすよう，CBT手法を柔軟に適用する				

パートB：単一または複数の治療過程で発揮されるべきコンピテンシー

コンピテンシー	優	可	要改善	実施せず／該当せず
1. CBT定式化に基づいた治療の目標および計画を設定する				
2. CBTモデルおよび／または治療介入法について患者を教育する				
3. 非機能的認知に対応した思考記録やそのほかの構造化手法の使用能力を発揮する				
4. 活動または快感を与える出来事のスケジュール設定を活用できる				
5. 暴露および反応妨害，または段階的課題設定を活用できる				
6. リラクセーションおよび／またはストレス管理技法を活用できる				
7. CBTの再発防止手法を活用できる				
コメント：				

＊本チェックリストは，Donna Sudak, M.D., Jesse H. Wright, M.D., Ph.D., David Bienenfeld, M.D., およびJudith Beck, Ph.D., 2001によって開発された．

https:///www.appi.org/wright で入手できる．

付録 2
認知行動療法のリソース

自助本

Basco MR: Never Good Enough: How to Use Perfectionism to Your Advantage Without Letting It Ruin Your Life. New York, Free Press, 1999

Burns DD: Feeling Good: The New Mood Therapy, Revised Edition. New York, Avon, 1999

Craske MG, Barlow DH: Mastery of Your Anxiety and Panic, 3 rd Edition. San Antonio, TX, Psychological Corporation, 2000

Foa EB, Wilson R: Stop Obsessing!How to Overcome Your Obsessions and Compulsions, Revised Edition. New York, Bantam, 2001

Greenberger D, Padesky CA: Mind Over Mood: Change How You Feel by Changing the Way You Think. New York, Guilford, 1996

Wright JH, Basco MR: Getting Your Life Back: The Complete Guide to Recovery From Depression. New York, Free Press, 2001

コンピュータプログラム

FearFighter. Coventry, England, ST Solutions, 1996. Available at: http://fearfighter.com.

Tanner S, Ball J: Beating the Blues: A Self-Help Approach to Overcoming Depression. Randwick, Australia, Tanner and Ball, 1998. Available at: http://beatingtheblues.com.

Virtual reality programs by Rothbaum B et al. Decatur, GA, Virtually Better, 1996. Available at: http://virtuallybetter.com.

Wright JH, Wright AS, Beck AT: Good Days Ahead: The Multimedia Program for Cognitive Therapy. Louisville, KY, Mindstreet, 2004. Available at: http://www.mindstreet.com.

ウェブサイト

Academy of Cognitive Therapy: https://www.academyofct.org
American Psychiatric Association: https://www.psychiatry.org
American Psychological Association: https://www.apa.org

付録2　認知行動療法のリソース

Association for Behavioral and Cognitive Therapies: http://www.abct.org
Beck Institute: https://beckinstitute.org
Dialectical behavior therapy: https://www.linehaninstitute.org
Mindfulness-based cognitive therapy: http://mbct.com
Safety planning resources: http://www.suicidesafetyplan.com
University of Louisville Depression Center: https://louisville.edu/depression

著名な認知行動法家のビデオ

Aaron T. Beck, M.D.: Demonstration of the Cognitive Therapy of Depression: Interview#1 (Patient With Family Problem). VHS or DVD. Bala Cynwyd, PA, Beck Institute for Cognitive Therapy and Research, 1977. Available from: http://beckinstitute.org.

Aaron T. Beck, M.D.: Cognitive Therapy of Depression: Interview#1 (Patient With Hopelessness Problem). VHS or DVD. Bala Cynwyd, PA, Beck Institute for Cognitive Therapy and Research, 1979. Available from: http://beckinstitute.org.

Judith S. Beck, Ph.D.: Brief Therapy Inside Out: Cognitive Therapy of Depression. VHS. Bala Cynwyd, PA, Beck Institute for Cognitive Therapy and Research, 1979. Available from: http://beckinstitute.org.

Arthur Freeman, Ed.D.: Cognitive-Behavioral Couples Therapy (Psychotherapy Videotape Series. IV, Relationships). VHS. Washington, DC, American Psychological Association, 2004. Available from: http://apa.org.

Donald Meichenbaum, Ph.D.: Cognitive-Behavioral Therapy With Donald Meichenbaum, Ph.D. VHS. New York, Insight Media, 2000.
Available from: http://www.insight-media.com.

Christine Padesky, Ph.D.: Cognitive Therapy for Panic Disorder. VHS or DVD. Huntington Beach, CA, Center for Cognitive Therapy, 1993. Available from: http://padesky.com.

Christine Padesky, Ph.D.: Guided Discovery Using Socratic Dialogue. VHS or DVD. Huntington Beach, CA, Center for Cognitive Therapy, 1996. Available from: http://padesky.com.

認知行動療法に特別な関心をもっている専門組織

Academy of Cognitive Therapy (http://www.academyofct.org)
American Association of Directors of Psychiatric Residency Training (http://aadprt.org)
Association for Advancement of Behavior Therapy (http://www.aabt.org)
British Association for Behavioural and Cognitive Psychotherapies

(http://www.babcp.com)
European Association for Behavioural and Cognitive Therapies (http://www.eabct.com)
French Association for Behaviour and Cognitive Therapy (Association Francaise de Therapie Comportementale et Cognitive; http://www.aftcc.org)
International Association for Cognitive Psychotherapy
(http://www. cognitivetherapyassociation. org)

推薦図書

Barlow DH, Cerney JA: Psychological Treatment of Panic. New York, Guilford, 1988

Basco MR, Rush AJ: Cognitive-Behavioral Therapy for Bipolar Disorder, 2 nd Edition. New York, Guilford, 2005

Beck AT: Love Is Never Enough: How Couples Can Overcome Misunderstandings, Resolve Conflicts, and Solve Relationship Problems Through Cognitive Therapy. New York, Harper&Row, 1988

Beck AT, Freeman A: Cognitive Therapy of Personality Disorders. New York, Guilford, 1990

Beck AT, Rush AJ, Shaw BF, et al: Cognitive Therapy of Depression. New York, Guilford, 1979

Beck AT, Emery GD, Greenberg RL: Anxiety Disorders and Phobias: A Cognitive Perspective. New York, Basic Books, 1985

Beck JS: Cognitive Therapy: Basics and Beyond. New York, Guilford, 1995

Clark DA, Beck AT, Alford BA: Scientific Foundations of Cognitive Theory and Therapy of Depression. New York, Wiley, 1999

Frankl VE: Man's Search for Meaning: An Introduction to Logotherapy, 4 th Edition. Boston, Beacon Press, 1992

Freeman A, Simon KM, Beutler LE, et al (eds): Comprehensive Handbook of Cognitive Therapy. New York, Plenum, 1989

Guidano VF, Liotti G: Cognitive Processes and Emotional Disorders: A Structural Approach to Psychotherapy. New York, Guilford, 1983

Kingdon DG, Turkington D: Cognitive Therapy of Schizophrenia. New York, Guilford, 2005

Leahy RL (ed): Contemporary Cognitive Therapy: Theory, Research, and Practice. New York, Guilford, 2004

Linehan MM: Cognitive-Behavioral Treatment of Borderline Personality Disorder. New York, Guilford, 1993

Mahoney MJ, Freeman A (eds): Cognition and Psychotherapy. New York, Plenum, 1985

付録2　認知行動療法のリソース

McCullough JP Jr: Skills Training Manual for Diagnosing and Treating Chronic Depression: Cognitive Behavioral Analysis System of Psychotherapy. New York, Guilford, 2001
Meichenbaum DB: Cognitive-Behavior Modification: An Integrative Approach. New York, Plenum, 1977
Salkovskis PM(ed): Frontiers of Cognitive Therapy. New York, Guilford, 1996 Turk DC, Meichenbaum D, Genest M: Pain and Behavioral Medicine: A Cognitive-Behavioral Perspective. New York, Guilford, 1983
Wright JH(ed): Cognitive-Behavior Therapy(Review of Psychiatry Series, Vol 23; Oldham JM, Riba MB, series eds). Washington DC, American Psychiatric Publishing, 2004
Wright JH, Thase ME, Beck AT, et al(eds): Cognitive Therapy With Inpatients: Developing a Cognitive Milieu. New York, Guilford, 1993

索引

■欧文

A

Abramson, L. Y. 16
Academy of Cognitive Therapy (ACT) 60, 64, 100, 318-321, 324
activity scheduling **155**, 158, 166
Addis, M. E. 3
American Association of Directors of Psychiatric Residency Training (AADPRT) 316
──のコンピテンシー基準 316
──のコンピテンシー基準作業グループ 323
American Foundation for Suicide Prevention 263
automatic thought 8, 109
automatic thoughts questionnaire (ATQ) **121**, 230
autonomy 282

B

BAI 194
Barlow, D. H. 4, 99
BDI-Ⅱ 262
Beating the Blues 102
Beck, A. T. 2, 11
──と Freeman によるパーソナリティ理論 222
『Beck & Beck の認知行動療法ライブセッション』 239
Beck Institute 318
behavioral action plans **152**, 186, 271
behavioral activation 76, **152**

behavioral effectiveness 253
Bowlby, J. 13
Breaking Free From Depression: Pathways to Wellness 99, 127, 228, 252
breathing training 203
brief cognitive behavioral therapy 257

C

Clark, D. A. 1, 2, 7-12, 13, 14, 19, 86, 87, 189, 221
Clark, D. M. 4
Cognitive-Behavior Therapy for Severe Mental Illness: An Illustrated Guide 89, 281, 286, 302
Cognitive-Behavior Therapy Supervision Checklist 323
cognitive behavioral analysis system of psychotherapy (CBASP) 283
cognitive continuum 240, **245**
Cognitive Therapy Awareness Scale (CTAS) 321
Cognitive Therapy of Anxiety Disorders: Science and Practice 190
Cognitive Therapy of Depression 131
Cognitive Therapy Scale (CTS) 319
collaborative empiricism 23, **36**
compensatory belief 293
compensatory coping strategy 305
computer assisted CBT (CCBT) **101**, 228
conceptualization 22, **58**
consciousness 7
constructivism 252
constructivist cognitive therapy 252
core belief 14

357

索引

CT-SP **257**, 263

D
decatastrophizing 200
dialectical 296
dialectical behavior therapy (DBT)
　　　　　　　　　257, **293**, 327
DiClemente, C. C. 56, 298
distraction 199
downward arrow technique 225
Dysfunctional Attitude Scale 234

E
Eメール通信リスト 324
emotion is the royal road to cognition
　　　　　　　　　　　　　111
environmental mastery 282
Ethics for the New Millennium 2
eudaimonic 282
exposure 192
Eysenck, H. 3

F
Fava, G.A. 280, 282, 283
Fear Fighter 102
Feeling Good: The New Mood Therapy
　　　　　　　　　　　99, 127
flooding 205
Flourish 249
focality 58
formulation **58**, 115
Frankl, V. E. 2, 249
Freeman, A. 222
Full Catastrophe Living 249

G
Generalized Anxiety Disorder 7-Item
　Scale (GAD-7) **81**, 194

Good Days Ahead
　　　　　　101-103, 122, 128, 228, 234
graded task assignment (GTA) 171
guided discovery 24,111
guided imagery 273

H
Health Insurance Portability and
　Accountability Act (HIPAA) 103
hedonic 282
here and now 問題 121
*High-Yield Cognitive-Behavior Therapy
　for Brief Sessions: An Illustrated Guide*
　　　　　　　　　22, 89, 215, 282
hope kit 269
hot thought 57

I
if-then 248
imaginal exposure 212
in vivo exposure 212, **216**
intermediary assumption 14
intermediary belief 14
interpersonal relationships 282

L
Lewinsohn, P. M. 3
LGBT 45
Linehan, M. M. 296

M
major depressive disorder 9, 70
Man's Search for Meaning 249
Martell, C. R. 3
Mastery of Your Anxiety and Panic 99
McCullough, J. P. 283, 284
measurement-enhanced care **58**, 84
Meichenbaum, D. H. 3

358

Mind Over Mood: Change How You Feel by Changing the Way You Think　99, 128, 227
mindfulness　296
mindfulness-based cognitive therapy （MBCT）　**284**, 327
Mood Gym　102

N・P

negative cognitive triad　2
pacing　88
Patient Health Questionnaire-9（PHQ-9）　**81**, 262
Penn State Worry Questionnaire（PSWQ）　194
permissive beliefs　299
personal constructs　2
personal growth　282
Pleasant Event Schedule　165
preconscious　9
Prochaska, J. O.　56, 298
── と DiClemente の動機づけモデル　56
purpose of life　282

R

rational-emotive therapy　2
reciprocal inhibition　192
Reinventing Your Life　223
relapse prevention task　272
response prevention　**217**, 301

S

safety behaviors　195
safety plan　258, **262**
Safran, J. D.　45, 54, 57, 58
── と Segal の面接技法　54

schema　8, **13**, 221
secondary beliefs　299
security operation　58
Segal, Z.V.　54, 57, 58, 284
self-acceptance　282
self-fulfilling prophecy　56
Socratic questioning　**24**, 114, 123, 238
Stop Obsessing! How to Overcome Your Obsessions and Compulsions　99
stress-diathesis hypothesis　14
Substance Abuse and Mental Health Services Administration's National Registry of Evidence-Based Programs and Practices　258
substance use disorder（SUD）　297
Suicide Prevention Lifeline　264
Suicide Prevention Resource Center　263
symptom summary worksheet　288
systematic desensitization　**205**, 206
Systematic Treatment Enhancement Program for Bipolar Disorder （STEP-BD）　286

T

Teasdale, J　284
The Anti-Anxiety Workbook　99
The Art of Serenity　249
The Bipolar Workbook: Tools for Controlling Your Mood Swings　100
The Mindful Way Through Depression　249
therapeutic engagement　190
thought change record（TCR）　**131**, 194, 340
thought stopping　197
Toastmasters　211

359

V・W

virtual reality(VR) **102**, 211
well-being therapy(WBT) 282
Williams, J. M. 284
Wolpe, J. 3

Y・Z

Yale-Brown 強迫観念・強迫行為評価尺度 194
Y-BOCS 194
Young, J. E. 223, 234, 293, 320
Young スキーマ質問票 234

索引

■ 和文

あ
アジェンダ設定　78
アセスメント　53
　——，不安症の　193
アセトアミノフェン　265
アドヒアランス，ホームワークの　118
アプリケーション　101, 103
安全確保作業　58
安全行動　195
安全対策　258, **262**
安全対策ワークシート　348

い
生きる理由のリスト　268
意識　7
イメージ技法　199
イメージ暴露　212
『いやな気分よ，さようなら』　99, 128
医療保険の携行性と責任に関する法律
　　　　103

う
ウェルビーイング日記　347
ウェルビーイング療法　282
　——の環境制御力　282
　——の自己受容　282
　——の自律性　282
　——の人格的成長　282
　——の人生の目的　282
　——の対人関係　282
『うつと不安の認知療法練習帳』
　　　　99, 128, 227
『うつ病の認知療法』　131

え
エクササイズ　97

エスシタロプラム　265

か
快感の評点が低くなる理由　160
ガイドされた心的イメージ法　273
拡大解釈と過小評価　12
過剰な一般化　12
過小評価　158
活動アセスメント　157
活動スケジュール作成　155, 158, 166, 186
活動モニタリング　157
患者に対するラベルづけ　47
完全主義的思考　11, 13, 342
寛容的信念　299

き
帰属　142
基礎的スキルトレーニング　196
気分の変化　111, 224
気分レベルの評価　158
希望キット　269
基本的な認知行動モデル　5
　——，社会恐怖患者の一例　6
逆制止　192
逆転移　50, 327
共感性　34
共感のスキル　114
協働的経験主義　23, 36
強迫儀式　191

け
系統的脱感作　205, 206
現実暴露　212, **216**
現象をノーマライズするような論理的説明
　　　　304

こ
構成主義的認知療法　252

361

索引

構造化　24
　——, 認知行動療法の　**73**, 74, 98
構造と表出との適正なバランス　79
行動活性化　76, **152**
行動的アクションプラン　**152**, 186, 271
行動的介入の順序　193
行動の有効性　253
行動リハーサル　**175**, 186, 249
　——の応用　175
合理的な別の考えを作り出す　136
コーピングカード　**147**, 271
コーピングスキル　260
呼吸の訓練　203
心のフィルター　12
根拠
　——の検証　**125**, 240
　——の無視　12
コンピュータ支援 CBT　**101**, 228

さ

再帰属　142
再発予防課題　272
先延ばし　170

し

恣意的推論　12
ジェンダー　45
刺激コントロール法　176
思考記録　**116**, 230
思考記録表
　——, 2つのコラムの　117
　——, 3つのコラムの　117
　——, 5つのコラムの　131
思考停止　197
思考変化記録　**131**, 194, 340
自己関連づけ　12
自己記入式尺度　194
自己に対する中核信念　14

自殺のハイリスク集団　261
自殺予防
　——のいのちの電話　264
　——のための認知療法　257
自殺リスク
　——のアセスメント　260
　——のスクリーニング　260
自助本　99
下向き矢印法　225
自動思考　8, **109**
　——が生じたサイン　110
　——に対する根拠の検証用ワークシート　343
　——の修正　109
　——の同定　110
　——のパターン　230
自動思考質問票　**121**, 230
自動思考チェックリスト　**121**, 339
自分で達成する予言　56
週間活動スケジュール　344
宗教的背景　45
重度うつ病　280
症状チェック　81
症状評価　81
症状要約ワークシート　287
焦点性　58
情動は認知に至る王道である　111
事例
　——の概念化　**22**, 58
　——の定式化　**58**, 115
人種　46
心的イメージ　223
　——のエクササイズ　118
心的イメージ法, ガイドされた　273
信念の修正　172
心理教育　24, **73**, 111
　——, 双極性障害の　287
　——, 統合失調症の　302

362

す

スーパービジョン　327
スーパービジョングループ　324
スキーマ　8, 13, 221
　── に対する根拠の検証用ワークシート
　　　346
　── の修正　238
　── の長所と短所の比較　245
スキーマ調査票　234, 345
スキーマリスト　235
　── の作成　253
ストレス素因仮説　14, 221

せ

生活史の回顧　231
成長志向的CBT　250
正の強化　218
セッション　93
セルフケア行動　178
セルフモニタリング，双極性障害の　287
前意識　9
選択的抽象化　12
全般不安症7項目尺度　81, 194

そ

双極性障害
　── における認知行動的方略による症状
　　緩和　288
　── における服薬アドヒアランスの向上
　　　288
　── に対するCBTの目標　287
創造的　242
ソーシャルスキルトレーニング　296
ソクラテス的質問法　24, 114, 123, 238

た

代償的対処法　305
達成感や達成の度合いの評点化　158

脱破局視　140, 193, 200
段階的課題設定　171
段階的暴露　206
短期認知行動療法　257

ち

注意の転換　199
中核信念　14
　──，非適応的な　221, 240
中立的な質問　117
長所と短所の両方をあわせもった信念
　　　244
治療者
　── のオフィス環境　46
　── の活動レベル　37
　── の疲労　325
　── の燃え尽き　325
治療チーム　275
治療的エンゲージメント　190
治療ノート　98
治療の終結　272
治療目標の設定　74

て

適応的スキーマ　15
転移　48

と

統合失調症　301
トレーニングプログラム，Beck Institute
　の　318

に

2次的信念　299
認知
　── の誤り　11, 128, 341
　── の定式化評価尺度　321
　── の連続体　240, 245

363

索引

認知行動分析システム精神療法　283
認知行動モデル　4
認知行動療法
　——，双極性障害の　286
　——の起源　1
　——の基本モデル　6
　——の絶対禁忌　54
　——ブックストア　100
認知行動療法事例定式化ワークシート
　　　　　　　　　　　　　338
認知行動療法スーパービジョンチェックリスト　**323**, 350
『認知行動療法トレーニングブック 短時間の外来診療編』　89, 215, 282
『認知行動療法トレーニングブック 統合失調症・双極性障害・難治性うつ病編』
　　　　　　　　89, 281, 286, 302
認知再構成法　**25**, 178, 327
認知処理のレベル　7
認知的リハーサル　**146**, 149
認知療法意識尺度　321
認知療法尺度　319

は

パーソナリティ障害の補償的信念　293
バーチャルリアリティ　**102**, 211
媒介仮定　14
媒介信念　14
『バイポーラー（双極性障害）ワークブック』
　　　　　　　　　　　　　100
破局的予測　115
暴露　**192**, 205
暴露療法における問題　209
反応妨害　**217**, 301

ひ

ヒエラルキー作成　206
非機能的態度尺度　234

非指示的なアプローチ　81
否定的認知の3徴　2
非適応的スキーマ　15
評価により増補されるケア　**58**, 84
標準的なCBT　281
開かれた質問　126

ふ

『不安障害の認知療法——科学的知見と実践的介入』　190
不安症
　——に用いられるCBTモデル　191
　——の認知過程　191
フィードバック，患者への　86
物質使用障害　297
フラッディング療法　205
ブレインストーミング　137

へ

ペース調整，CBTセッションの　88
ベック不安尺度　194
ベック抑うつ尺度-Ⅱ　262
ヘドニック　282
弁証法的　296
弁証法的行動療法　257, **293**, 327

ほ

報酬　218
ホームワーク　89
　——の取り組みに関する問題　168
『ポジティブ心理学の挑戦："幸福"から"持続的幸福"へ』　249
ホットな思考　57

ま

マインドフルネス　296
マインドフルネス認知療法　**284**, 327
マインドフルネス瞑想　285

索引

マルチメディアプログラム　101
慢性うつ病　280
『慢性うつ病の精神療法——CBASP の理論と技法』　284
慢性治療抵抗性うつ病　280

み
ミニレッスン　96
民族　45

も
妄想　302
燃え尽きの回避　326
もし〜だったら型　14, **248**
問題解決スキルの欠如　182
問題解決のパフォーマンス欠如　176
問題解決方略のモデリング　182

ゆ
ユーダイモニック　282
誘導による発見　24, **111**, 223
　——，自動思考を明らかにするための　112
ユーモア　41

り
離脱症候群　298
リラクセーショントレーニング　271
臨床評価尺度　194

ろ
ロールプレイ　223
ロールプレイエクササイズ　120

365